北京市属高等学校高层次人才引进与培养计划
——长城学者资助出版
国家中医药管理局第四批全国中医（临床、基础）
优秀人才研修项目资助出版

中医脑病方药应用

主　编　王　蕾
副主编　李　明　谷凌云
编　者（按姓氏笔画排序）
王　林　王　蕾　王若冬　王雨桐
朱迎君　齐　放　安　辰　孙　豪
孙雅琴　李　明　李君玲　李国菁
李康宁　何佳鑫　谷凌云　陈　忻
陈　溆　赵雪松　赵静洁　查青山
詹　平

中国中医药出版社
·北　京·

图书在版编目（CIP）数据

中医脑病方药应用／王蕾主编．—北京：中国中医药出版社，2020.1

ISBN 978－7－5132－5897－5

Ⅰ.①中…　Ⅱ.①王…　Ⅲ.①脑病-中医临床　Ⅳ.①R277.72

中国版本图书馆CIP数据核字（2019）第257332号

中国中医药出版社出版

北京经济技术开发区科创十三街31号院二区8号楼

邮政编码　100176

传真　010－64405750

山东百润本色印刷有限公司印刷

各地新华书店经销

开本 880×1230　1/32　印张 11　字数 254 千字

2020年1月第1版　2020年1月第1次印刷

书号　ISBN 978－7－5132－5897－5

定价　49.00元

网址　www.cptcm.com

社长热线　010－64405720

购书热线　010－89535836

维权打假　010－64405753

微信服务号　zgzyycbs

微商城网址　https://kdt.im/LIdUGr

官方微博　http://e.weibo.com/cptcm

天猫旗舰店网址　https://zgzyycbs.tmall.com

如有印装质量问题请与本社出版部联系（010－64405510）

内容简介

近年来，中医脑病研究引起了广大医疗工作者乃至全社会的重视。中医学对脑及脑病的认识也积累了丰富的理论和临床经验，因此对中医脑病辨治与方药进行整理和挖掘，结合当前脑病科学界的学术前沿，使之更好地指导临床实践，具有较高的学术价值。本书分为总论和各论：总论分为三章，分别介绍了中医脑病概说、中医脑病辨治规律和中医脑病治法与方药应用；各论分为十一章，分别介绍了中风、眩晕、头痛、痴呆、颤病、郁病、癫狂、痫病、痿病、耳鸣耳聋、不寐等病，突出了不同中医脑病临床方药运用特色，对中医脑病的治疗具有重要指导意义。本书可供中医脑病临床、教学和科研工作者及研究生使用。

前　言

脑病是当今世界难治性疾病，严重影响了人们的生活质量，给家庭和社会带来严重的经济和心理负担。因此，对于脑病的防治越来越受到研究学者乃至全社会的高度重视。中医脑病是指多种致病因素导致的脑功能异常的一类病证。中医脑病学是以中医学基本理论为依据，系统阐发脑的生理病理、病因病机、诊断治疗、康复保健等内容的一门学科，是中医学的重要组成部分。两千多年来，中医学对脑的生理功能和病理变化的认识积累了丰富的理论和临床经验，深入剖析了脑及其与相关脏腑、经脉、经络的联系，从整体观和辨证观认识脑病，通过症状发现脑病本质，解决重大脑病的难治环节，从而达到缓解疾病的目的。因此对中医脑病理论和方药运用的挖掘和整理具有重要意义。本书得到北京市属高等学校高层次人才引进与培养计划——长城学者和国家中医药管理局第四批全国中医（临床、基础）优秀人才研修项目的资助。

本书分为总论和各论。总论分为三章。第一章为中医脑病概说，主要介绍脑的概念及解剖形态、脑的生理功能和五脏的关系、中医脑病的概念、中医脑病的发展源流等。第二章为中医脑病辨治规律，主要介绍中医脑病与正虚、内风、痰瘀、气郁及其辨治规律。第三章为中医脑病治法与方药应用，主要介绍补肾法、治风法、解郁法、祛痰化瘀法、开窍法、泻热通腑法、安神定志法与常用方药。各论共分为十一章，分别介绍中风、眩晕、头痛、痴呆、颤病、郁病、癫狂、痫病、痿病、耳鸣耳聋、不寐病的概述、辨证分型、治则治法、方剂选用、用药特点、医论选录、病案选录及名家治疗特色等。各论总结了中医名家治疗脑病的学术思想和临床经验；在方剂选用中列出方剂出处的剂量，并在括号内标注现代的参考剂量。本书的主要特色是在总论中强调中医脑病的治法，在各论强调针对不同脑病的方药运用方法，并配有不同证候对应的若干方剂和药物。

本书在各位编者的共同努力下，历经两年，脱稿付梓，感谢所有参与本书编写的同道及其参阅文献的作者和出版者。虽然本书在编写过程经过多次修改，但仍有不足之处，望读者尤其是业内专家提出宝贵意见，以便再版时修订完善。

首都医科大学中医药学院王蕾教授

2019 年 12 月

目　录

总　论

各　论

总　论

第一章
中医脑病概说

第一节　脑的概念及解剖形态

随着人类疾病谱的变化，脑病已成为严重影响人类生命和生活质量的疾病。中医学对脑的认识源远流长，历代文献对脑的重要性的论述也颇见真谛，特别是明清时期及中华人民共和国成立以来，中医脑髓理论有了长足的发展。挖掘和整理中医脑髓理论，对丰富中医脑髓理论和指导临床无疑有着十分重要的意义。

一、脑的生成

脑的生成始于胚胎，由先天之精化生而成。如《灵枢·经脉》云："人始生，先成精，精成而脑髓生，骨为干，脉为营，筋为刚，肉为墙，皮肤坚而毛发长。"全元起注《黄帝内经素问》第四十七篇说："人先生于脑，缘有脑则有骨髓。"所以《黄帝内经》认为脑是由父精母血结合的先天之精而化生，生成于诸器官之前。脑髓既生之后，补给来源又分为二：首先，由肾精不断化生精髓以充沛。肾有藏精生髓的生理功能，肾精充盛，则髓海得以充养，脑也能发挥正常的生理功能。《素问·逆调论》云"肾不生，则髓不能满"，程杏轩《医述》曰"脑为髓海……髓本精生，下通督脉，命火温养，则髓益充……精不足者，补之以味，皆上行至脑，以为化生之源"，说明了肾精化生为髓，充盈脑髓的整个过程。

其次，脑也赖水谷精微之充养。水谷之精是人体生长发育的物质基础，是人体生命活动的主要来源。《灵枢·五癃津液别》曰："五谷之津液，和合而为膏者，内渗于骨空，补益脑髓而下流于阴股。"王清任的《医林改错·脑髓论》云："灵机记性在脑者，因饮食生气血，长肌肉，精汁之清者，化而为髓，由脊骨上行入脑，又名脑髓。"水谷是气血津液的来源之一，气血津液对脑髓的生成和营养均至关重要，《灵枢·决气》亦云"谷入气满，淖泽注于骨，骨属屈伸，泄泽补益脑髓，皮肤润泽，是谓液"，一旦水谷所化之津液严重缺乏，必致"色夭脑髓消"。张锡纯的《医学衷中参西录·论脑贫血治法》说："血生于心，上输于脑。"由上可知，脑髓是由先天之精所化生，又得肾精的转化为髓和后天水谷的补充以保持其充满。

随着医学的发展，迨至清代，对脑的生成过程又有了新的认识，如清·王惠源在《性原广嗣·胎孕化形生禀元质次序论》中做了形象性的描述："子宫既感凝成孕……如酵水和面，窨郁而热发也，遂成三泡，如雨下滴之水泡，三泡既发，首成三支，心一，肝一，脑颅一，是胎质模形之兆发也。三泡发后，名曰人胚……夫至三泡，以结成脑颅与头之全体，所以须用多精质之体，与其德也。"

二、脑的结构

脑居于颅内，合信的《全体新论》云："头骨居上，共八骨凑合而成，以保护全脑。"《寓意草·卷一》亦云："头为一身之元首……其所主之脏，则以头之外壳包藏脑髓。"其生理解剖，常与髓合并论述，《灵枢·海论》曰："脑为髓海，其输上在于其盖，下在风府。”有关脑的结构，在《道藏》中收载的历代道书中均有较详细的记述。人脑大体上分为“九瓣”或称“九宫”，即四方四隅并中央，皆为神灵居住之所。而现代神经解剖研究明确了人脑由两个额叶、两个顶叶、两个颞叶、两个枕叶以及中央部位间脑共九部分构成。脑内九宫名称及功能，从道书《大洞经》开始逐渐固定下来。《道藏·上清洞真九宫紫房图一卷·九宫紫房三丹田诀》云：“夫却入者从南却往就项后之北是也，两眉间上却入三分为守寸双田……凡一头中有九宫也。”这是对九宫的名称和解剖位置的描述。古人通过研究发现，脑髓结构细致精巧，沟回众多，复杂难分，谓有“百节”。如《道藏·云笈七签·黄庭内景经·至道章》说：“泥丸百节皆有神，脑神精根字泥丸。”古人还认识到脑与脊髓的关系，如宋·邵康节《观物外篇》曰：“今视藏象，其脊骨中髓，上至于脑，下至于尾骶，其两旁附肋骨，每节两向，皆有细络，一道内连腹中，与心肺缘及五脏相通。”说明脑与脊髓相连，并通过“细络”和内脏相通。

清代刘思敬在《彻剩八编内镜·头面脏腑形色观》中对脑的解剖论述更为详细，如“颈节膂髓，连脑为一……脑之皮分内外层，内柔而外坚，既以保全体气，又以肇始诸筋，筋自脑出者六偶，独一偶逾颈至胸，下垂胃口之前，余悉存顶内，导气于五官，或令之动，或令之觉。又从膂髓出筋十三偶，各有细络旁分，无肤不及。其以皮肤接处，稍变似肤，始缘以引气入肤，充满周身，无弗达矣。筋之体，瓤其里，皮其表，类于脑，以脑与周身联系之要约”。说明古人对脑及脊髓、神经的结构和功能已有与现代解剖学较类似的描述。

（李国菁）

第二节 脑的生理功能

脑藏髓，主神志，为元神之官，生命之主宰。脑之经脉为任、督二脉而统帅诸阴诸阳。

一、脑为髓海，为元神之府

脑为至清之脏，不能容邪，犯之则病。如王肯堂在《证治准绳·真头痛》中云“盖髓海真气所聚，卒不受邪，受邪则死，不可治”，因“六腑清阳之气，五脏精华之血，皆会于头，为至清至高之处……至清而不可犯也”。又“头为诸阳之会”，头位居最高，属天阳之位，只有阳气通达，才能“若天与日”，使脑髓转运疏泄，以敷布周身。故脑内蕴清灵纯阳之气，不能容邪，邪犯则病，病则难治。

《医述·卷十一·杂证汇参》云：“脑为髓海……脑髓纯者灵，杂者钝，耳目皆由以禀令，故聪明焉。”脑以清灵为其性，脑清则神识清明，主持有度，灵动机敏。又脑为髓海，髓属液，至清至纯，水谷精微中和合而为膏者才能得藏。清灵之气“喜静谧而恶动扰，静谧则清明内持，动扰则掉摇散乱”（《证治准绳·眩晕》）。在正常情况下，清阳出上窍，浊阴走下窍，以保持脑髓清纯灵动之性。

《素问·脉要精微论》谓“头者，精明之府”，《黄帝内经素问集注·脉要精微论》张志聪注“诸阳之神气，上会于头，诸髓之精，上聚于脑，故头为精髓神明之府”，说明脑是精神汇聚之所，以主神志活动。《颅囟经》云“元真在头曰泥丸，总众神也”，程杏轩引《会心录》曰“夫六腑清阳之气，五脏精华之血皆会于头，为至清至高之处，故谓人之元首，至尊而不可以犯也……盖脑为神脏，谓之泥丸宫而精髓藏焉。人生精气实于下，则髓海满于上，精神内守，病安从来……脑藏髓，脑为元神之府以统全身”。以上所论皆言脑神之至尊至重。脑神总领众神的作用，即言脑是人体生命活动的主宰，只有脑髓充盈，脑神得守，才能发挥其“以御邪气，陶甄万类”的作用，人体生理活动才能得以正常，正如《素问·五常政大论》曰“根于中者，命曰神机，神去则机息”。

元神一语，本出于道家。“元者，初也、始也、根也，动之端也。”（朱熹《性理精义》）此神乃五神之主宰。如唐代的《仙籍旨诀·道生旨》云“元神如主，千神如臣……阳神者，是纯阳之精英，是元神也，非五脏诸体之神，能生其三魂七魄及诸体之神尔。”清·王宏翰的《医学原始·元神元质说》认为：“元神即灵性，一曰灵魂，一曰神性，一曰神灵，即天之所命之灵性也。”元神之发生，是脑髓阴阳互相摩荡之结果，故曰“脑散细微动觉之气”。“动觉”其意有二，“一使周身有运动之德，一使周身有知觉之德”（《医学原始·动觉至细之力德论》）。元神外发而表现为神机，张景岳曰“神为机之主，机为神之使”，神机为元神之使，将元神传达至全身各处。神机所行之路为神经，《本草抄》“用经之权，神经之妙用也”，该“神经”内通清窍、经络、脏腑、血道、气道，外联皮毛、肌腠、筋、骨，故脑髓通过元神、神机、神经，行使统御生命的“神明之主”功能。

李时珍提出“脑为元神之府”，《本草纲目·辛夷发明》云“鼻气通于天，天者，头也，肺也。肺开窍于鼻，而阳明胃脉环鼻而上行。脑为元神之府，而鼻为命门之窍。人之中气不足，清阳不升，则头为之倾，九窍为之不利”。阎孝诚主编的《实用中医脑病学》认为，李时珍虽然提出这一著名论断，但其并未说透。广义之“神”是指生命的外在征象，也即每一个活的机体一切生命机能状态如思维意识、精神状态、语言气息、表情动态、面目五色等的外象表露。狭义之“神”却可以概括为三个方面的含义：一为直觉和思维过程，如《灵枢·本神》所指的神、魂、意、志、思、虑等，这主要是指感知、记忆、思维、想象、志意等过程；二是指情感过程，即喜怒忧思悲恐惊，称为七情，亦称五志，分属五脏，五志的表露反映五神的变化；三是创造性思维，如《素问·八正神明论》所云“神乎神，耳不闻，目明，心开而志先，慧然独悟，若风吹云，故曰神”，即超常智慧与灵感，这实际就是脑为元神的具体表现。

脑髓元神又为五官九窍之司。五官是灵机之窗，故脑又称为“清窍”“清空”“机窍”“窍络”等。窍者，神机出入之所；络者，传导、反射之路。以上所说诸窍，皆由脑之祖窍所统，何以言之？祖窍受元神所主，具开合、升降、出入之能，诸窍为祖窍所使，而生传导、反射之功。因此，脑髓既是接收之器，更是传出指挥之官。五官九窍之生理作用，是脑神生理功能向外之表现。

总之，“夫脑者，一身之宗，百神之会，道合太玄，故曰泥丸”（《修真十书》），故陈绍勋曰“头脑为神、魂、魄、意、志会聚之所”。因此，“五脏精华之血，六腑清阳之气，皆上奉于脑，温养祖窍，而生精神、感觉、意识、思维、记忆、运动以及喜、怒、忧、思、悲、恐、惊、哀、乐、爱、憎、视、听、嗅、味、语言等功能”（《脑髓述要》）。

二、维系经络，内外协调

从形神合一的观点来看，因头为精明之府，神机之源在脑，故邵子说“形统于脑”，《黄庭经·泥丸》亦云“泥丸百节皆有神”。《东医宝鉴》亦云“神为一身之主”“头为天谷以藏神”。所以人体百节都与脑神有密切联系，而经络为传导传达之路，如唐容川曾明确指出：“脏腑经脉，皆交于脑，源流出入，岂无其路。”《灵枢·邪气脏腑病形》云“十二经脉，三百六十五络，其血气皆上于面而走空窍”，此语说明人身十二经脉与其相通的三百六十五络所有的气血运行都上达于头面部，通过头面空窍，脑与全身经脉相联系。如督脉和足太阳经直接入络于脑；其他经脉也通过其经别或经筋间接联系于脑。脑又和脊髓相接，占据人体中轴，通上贯下，联内系外，使脑和周身组织发生密切联系，神气由此游行出入，发挥其重要的生理作用。

在经络与脑的关系中，尤应重视脑和督脉的关系。督脉总督诸阳，贯脊，入颅络脑，统帅和调节全身阳经之气血，如《难经·二十八难》谓“督脉者，起于下极之俞，并于脊里，上至风府，入属于脑”，说明诸经脉上会于脑，在督脉监督下，接受脑的支配，进而调节全身的功能活动。另外督脉还起着输布精髓的作用，李梴在《医学入门·卷首》中言“脑者髓之海，诸髓者皆属于脑，故上至脑，下至尾骶，髓则肾主之”。从现代解剖学观点来看，督脉的循行部位正是中枢神经系统之所在，是脑联络全身脏腑肢节，沟通内外上下的枢纽，所以有“督为脑之经脉”之说。

（李国菁）

第三节　脑与精气神

精、气、神为人身三宝，生理情况下，精化气，气生精，精成髓，气助精，气旺则精足髓充，髓充则脑健。任继学教授认为精、气、神构成人生命之三维体系，并对三者关系论述甚详。

一、精是脑生成的物质基础

“精”有先天与后天之分。脑为髓之海，脑髓是脑最基本物质，其生成来源于先天之精，《灵枢·经脉》云“人始生，先成精，精成而脑髓生”。脑髓初生之时，形成而未判，左右不分，形质莫辨，此之谓无极。中国古代哲学家认为，万事万物之化生，皆始于无极。所谓“无极之真，二五之精妙合而凝……二气交感，化生万物”（《性理精义》），即指此而言。无极之真，“真”指真精、真气，真精在真气催化下成为脑髓。脑髓由阴精阳气相互转化，一分为二，分为左右。脑之左者主动、主升、主开，右者主静、主降、主合，故脑髓为太极之象。这也是无极生太极，太极分两仪之理。《性理精义》云“太极本无极也”，而万物又“统体一太极也”。太极动而生阳，动极而静，静而生阴，一动一静，互为其根。阴柔阳刚，阴舒阳缩，催化脑髓生出“多细络如细腺（线）”，内涵“多精质之体”（《性原广嗣》）。在太极的作用下，方化生出一百六十亿个脑细胞，而编织成人体的重要器官——脑。先天之精固然是脑髓生成之原，但依赖“肾精转化”和水谷精微之气以补充。肾精转化的途径是肾之精髓，灌注骨孔、脊髓而上输于脑，使脑得其养，水谷充养于脑，乃真气之并而充身……，其“五谷之津液，和合而为膏者，内渗于骨，外溢脑髓”（《灵枢·五癃津液别》）。由此可见，精是脑髓生成的基本物质。

二、气是脑发挥功能的根本

气是生命起源化生之本，生长壮老已之由，故为人体主要生理活动之渊薮，所以《灵枢·本脏》说“人之血气精神者，所以奉生而周于性命者也”。而人身内外、上下之气，皆禀受于父母之精。此精内胎祖气，故清·黄元御《四圣心源》曰“祖气者，含抱阴阳”。也就是父母赋予阴气、阳气，二者相互渗透，相互为用，转化为真气。真气者，为气之根，又名元气、原气。“脑为真气之所聚”，由于气具有功能和物质的两重意义，所以脑之真气亦不例外。就功能而言，神的产生依赖于元气与肾精，所谓“气者，神也”。就物质而言，一方面“所受于天，与谷气并而充身者也”（《灵枢·刺节真邪》）；另一方面，气产生于精，精的化生又有赖于气。所以精之活性，必须依赖气之催化作用，才能发挥其功能。“三宝”中元气是维系其他二者的桥梁，在病理情况下，元气虚则精、神俱衰。如王清任《医林改错·脑髓说》云：“脑髓中一时无气，不但无灵机，必死一时，一刻无气，必死一刻。”

三、神为脑之用

神为生命起源之一，又是生命活动存在的象征。神始于男精女血交媾之中，“两精相搏谓之神”（《灵枢·本神》），“夫神者，生之本”，“生者神之本，形者神之具”（《养生类纂·养生部》）。人之生长衰老死亡，无不与神息息相关。《灵枢·上古天真论》认为“形与神具，而尽终其天年”，《灵枢·移精变气论》则更明确指出“得神者昌，失神者亡”。元气是脑主神明的根本，如《素问·六节藏象论》说“气和而生，津液相成，神乃自生”。神是脑的核心功能，若精不化气，气不生精，精气亏虚，脑失所养，则出现不同程度的神志改变。有神衰失用，脑神不足的表现；有神失本位，散乱迷惑的表现；有神明蒙蔽，明君失主的表现。

综上所述，脑与精、气、神关系密切，以精、气为体，神明为用，三者必须相互资生，相互转化才能维持机体正常的生理活动。

（李国菁）

第四节　脑与五脏

五脏是心、肝、脾、肺、肾的合称，其共同生理特点是化生和贮藏精气。五脏的职能虽各有所司，但彼此协调，共同维持生命进程。五脏的生理活动与自然环境的变化及精神情志因素又是密切相关的。《素问·五脏别论》把脑列为“奇恒之腑”，即“脑、髓、骨、脉、胆、女子胞，此六者地气之所生也，皆藏于阴而象于地，故藏而不泻”。随着中医理论的形成和发展，脑在藏象学说中的作用日益引起人们的重视，由于对脑认识的局限，中医学将脑的生理、病理统归于心，而分属于五脏。心是君主之官，五脏六腑之大主，神明之所出，精神之所舍，把人的精神意识和思维活动统归于心，称之曰“心藏神”。但是又把神分为神、魂、魄、意、志五种不同的表现，分别归属于心、肝、肺、脾、肾五脏，所谓“五神脏”。以下就脑与五脏的关系分别加以论述。

一、脑与心

心为五脏之一，位于胸中，两肺之间，膈膜之上，外有心包卫护。其形圆而下尖，如未开的莲花。心的主要生理功能是主血脉，主藏神，起着主宰人体整个生命活动的作用，故称心为“君主之官”“生之本”“五脏六腑之大主”，如《素问·灵兰秘典论》载“心者，君主之官，神明出焉”。而《灵枢·海论》曰“脑为髓海”。明朝李时珍提出“脑为元神之腑”，而髓血互化。张锡纯认为神明之体在脑，神明之用在心，心脑之间相通，这个通路就是神明运行、神机升降的道路。故二者存在着密切的生理关系。

手少阴心经“其支者，从心系上挟咽，系目系”（《灵枢·经脉》），手少阴之别络“名曰通里，去腕一寸半，别而上行，循经入心中，系舌本，属目系”（《灵枢·经脉》），从目系“裹撷筋、骨、血、气之精，而与脉并为系，上属于脑，后出于项中”（《灵枢·大惑论》），故脑与心之间有直接的经脉联系，《医学衷中参西录·痫痉癫狂门》中曰“心脑息息相通，其神明自湛然长醒”，《医学入门·脏腑》认为“神明之心……主宰万事万物，虚灵不昧”，实质为脑之功能。心主神明，脑为元神之腑；心主血，上供于脑，血足则脑髓充盈，故心与脑相通。在病理上，痰浊内生或痰火上泛，郁塞其心与脑相连窍络，则神志失常。二者也可相互影响：若心功能失常，气血不足或瘀阻，不能运行至脑，而脑髓失养；而脑髓受损，神机不运，致心之气机运行不畅，气不运血，心血瘀阻，出现胸闷胸痛、气短乏力、面色晦黯、唇舌青紫、脉涩结代等。研究表明，各种颅脑疾病可引起脑心综合征、心律失常、心肌缺血、心肌梗死、低血压休克、心力衰竭等。临床上脑病或心脑血管疾病可从心论治或心脑同治。

二、脑与脾

脾位于中焦，在膈之下，胃的左方。《素问·太阴阳明论》说“脾与胃以膜相连”，脾的主要生理功能是主运化，统摄血液。脾胃同居中焦，是人体对饮食物进行消化、吸收并输布其精微的主要脏器。人出生之后，生命活动的继续，精气血津液的化生和充实，均赖于脾胃运化的水谷精微，故称脾胃为“后天之本”。脾气的运动特点是主升举。脾为太阴湿土，又主运化水液，故喜燥恶湿。《灵枢·动输》曰：“胃气上注于肺，其悍气上冲头者，循咽，上走空窍，循眼系，入络脑。”而脾与胃互为表里，互有经脉络属，故脑与脾胃在经络结构上存在必然的联系。因此脑脾相通。其一，脾运化水谷精微，为体内气血生化之源，脾又主升清，清气、阳气上达于脑而荣养脑髓；其二，脾运化水液，为体内津液生化之源，而液渗入骨腔则化为髓，上充于脑，正如《灵枢·五癃津液别》所云“五谷之津液和合而为膏者，内渗于骨空，补益脑髓”；其三，脑统帅于脾，使脾气健运，脾之运化和生血功能正常，脾胃共同完成食物的消化、吸收和精微物质的输布。脾主运化水谷精微，又为脑中真气生化之源。因此，脾运化水谷和升清的作用使脑髓得充，真气健旺，而脑主元神功能正常；同时，脾胃运化功能也有赖于脑主元神的调节支配。脑神健旺，则思想开朗，忧思可解，脾意得舒，而不致脾气郁结。脾主运化和升清功能对脑的作用还可从“脾主思”角度认识。《素问·阴阳应象大论》曰“脾……在志为思”，《内经》之所以把“思”作为脾志，是因为脾主运化水谷，以化生气血。正如《素问·八正神明论》所云“血气者，人之神”，《灵枢·营卫生会》“血者，神气也”，《灵枢·平人绝谷》“故神者，水谷之精气也”，因此，水谷精气及化生的气血既是人体生命活动的物质能量来源，更是神明活动的基础。

若脾失健运，气血津液生化不足，则髓海不充，真气不足，引起脾功能失常影响到脑，脑病之后，神机不运，中焦气机闭阻，脾不散精，谷气下流，气血化源不足，肢骸失养，则肌肉萎缩、消瘦乏力；水湿不运，聚而成痰，痰湿中阻，中焦胀满，腑气不通，则腹胀纳呆、呕恶痰多、口臭便秘、舌苔黄厚焦燥；甚或气闭气脱，脾不统血，血溢脉外，吐血便血。脑失所养而出现记忆力减退、思维迟钝等，治宜益气健脾以养脑神，方如归脾汤等。若脾失升清，清阳不升，则脑气失养，九窍不利而见健忘、头昏、眼花、耳鸣等，即李东垣倡导的“脾胃虚则九窍不通论”，治宜益气升阳，方如益气聪明汤等，开升发脾胃清阳之气以治脑病的先河。

三、脑与肺

肺位于胸腔，左右各一，覆盖于心之上。肺有分叶，左二右三，共五叶。肺经肺系（指气管、支气管等）与喉、鼻相连，故称喉为肺之门户，鼻为肺之外窍。肺在五脏六腑中位置最高，覆盖诸脏，故有“华盖”之称。肺叶娇嫩，不耐寒热燥湿诸邪之侵；肺又上通鼻窍，外合皮毛，与自然界息息相通，易受外邪侵袭，故有“娇脏”之称。

肺的主要生理功能是主气司呼吸，主行水，朝百脉，主治节。肺气以宣发肃降为基本运动形式。肺功能正常是保证脑功能正常的基础。脑统帅于肺，使肺气调畅，肺主气、司呼吸、主宣发肃降功能正常。肺主行水，朝百脉，控制和调节全身气、血、津液的运行和输布，使水上行到脑，发挥养脑荣脑作用。从经络联系上看，《灵枢·经脉》在描述足厥阴肝经时曰：“与督脉会于巅”“其支者，复从肝别贯膈，上注肺”，足厥阴肝经是肺脑联系的纽带。因此，肺脑经络相通。从病理关系上看，肺脑也相互影响，如叶天士在《温热论》中曰：“温邪上受，首先犯肺，逆传心包。”即温邪侵犯肺卫后，出现高热、神昏、谵语、肢厥等脑窍病变。肺主气行水功能失常使脑失濡养，脑病之后，脑髓受损，神机不运，肺气逆乱，清气不能吸入上升，浊气不能呼出下降，宗气生成受阻，则全身乏力、语声低微、呼吸气短，甚或出现呼吸深浅及节律的改变，最终呼吸停止；若水液输布、循行和排泄出现障碍，水湿内停，聚而成痰，阻塞气道，出现咳嗽、憋喘、咯痰，甚或咳吐痰血等。总之，某些如慢性阻塞性肺疾病合并脑病等可从肺论治。

四、脑与肝

肝位于腹腔，横膈之下，右胁之内。肝的主要生理功能是主疏泄和主藏血。肝的生理特性是主升主动，喜条达而恶抑郁，故称之为“刚脏”。《素问·灵兰秘典论》说：“肝者，将军之官，谋虑出焉。”肝在体合筋，其华在爪，在窍为目，在志为怒，在液为泪。胆附于肝，足厥阴肝经与足少阳胆经相互属络于肝与胆，相为表里。肝在五行属木，为阴中之阳，与自然界春气相通应。足厥阴肝经“起于大指丛毛之际……循喉咙之后，上入颃颡，连目系，上出额，与督脉会于巅”（《灵枢·经脉》），故肝脑相通。肝功能正常是脑功能正常的先决条件，脑髓在肝的不断升发、调畅气机和藏血功能的综合协调下，形成脑之元神并发挥作用，正可谓“凡上升之气，皆由肝出”（《类证治裁》）。

肝功能失常可影响到脑，若肝不藏血，藏血功能不及引致血液收摄无力，肝血不足不能上养于脑，则脑神失常。若肝主疏泄功能失常，肝气郁结，一则易化火伤阴，使脑失所养；二则气滞血瘀，气行迟缓，则肝阳不足，肝阴偏盛，升少降多，易神志失常。若肝疏泄功能太过，肝气上逆，气血上冲于脑，扰乱脑神，则见脑神失常。《素问·上古天真论》曰："七八肝气衰，筋不能动。"就是指的肝气不足引起的，如患者中风，在中医多认为肝病，又因为肝主升主动主散，中风后定会出现肢体运动障碍，往往引起一侧或两侧偏瘫，而依据西医观点，中风属脑卒中病，是一种脑血管疾病，发病于脑，所以某些脑病可从肝论治。

五、脑与肾

肾为人体重要脏器之一，位于腰部脊柱两侧，左右各一。体具阴阳，系水火之宅。人之五脏六腑和经络的生理活动，皆发源于肾。所以，肾是生命之根。肾藏精，生髓以充养骨骼，脑为髓海，是精髓聚会之处，《素问·经脉》曰："人始生，先成精，精成而脑髓生。"《素问·奇病论》曰："髓者，以脑为主。"《灵枢·海论》中云"督脉贯脊，上至风府，入属于脑"，同时"督脉起于下极之俞，并于脊里"，故督脉上通于脑，下通于肾，而脊是精髓升降之通路。肾寓元阴元阳，为五脏之本，气血生化之根，十二经脉之基，生元神而藏于脑，肾精足则髓足，髓足则脑充，发挥其寓化神机、帅遣阴阳、荣营四肢百末、辖管五脏六腑、行使统帅之功。反之若肾精不足，髓海空虚，则脑失所养，产生种种病变，《素问·逆调论》："肾不生，则髓不能满。"陈修园《医学从众录》指出"精虚则髓海空虚而头重"；均从病理角度反证了脑髓必须靠肾精化生，髓海得满，脑的生理功能才得以发挥。

肾还主作强而出伎巧，故精足则令人能力坚强、智慧灵活。而伎巧之所以出，乃脑之神明为用的结果。"肾藏志"，记忆事物者谓之志，唐容川认为"事物之所以不忘，赖此记忆，记在何处，则在肾经，益肾生精化为髓，而藏之于脑中"（《中西汇通内经精义》），所以人只知脑力足则才智精力从生，而生之者在肾。若肾精不足，还会影响到骨骼的发育和肢体的运动。《灵枢·海论》曰："髓海有余，则轻劲多力，自过其度，髓海不足，则脑转耳鸣，目无所见，懈怠安卧。"唐容川云："精以生神，精足神强，自多伎巧，髓不足者，力不强。"所以，补肾填精益髓为治疗脑病的重要方法。

综上所述，中医理论以五脏为核心构成人体系统，脑与五脏之间的关系甚为密切，彼此不可分开。五脏均可单一或整体影响脑；反之，脑亦可影响任一器官或五脏整体。脑髓为脑的物质基础，脑神为脑的功能表现。脑主神明，不仅是大脑生理功能的重要组成部分，而且又能统帅、调控各脏腑组织的生理功能，统调人体内部的各系统器官之间及肢体的功能活动，保证人体的完整统一；调整人体的功能活动，使之与外界环境相适应。由于精血匮乏，血运迟滞，不能上奉，则脑髓失去精、气、血的滋荣，脑络失养，精神失用，神机失守，结果导致局限性脑功能障碍，表现出感知、神思、语言或运动等功能的失常或丧失，以及对诸脏腑功能调控严重紊乱，即所谓"主不明则十二官危"。

（李国菁　王若冬）

第五节　中医脑病的概念与发展

一、中医脑病的概念

中医脑病是指多种致病因素导致的脑功能异常的一类病证。致病因素有先天禀赋不足、情志失调、年老体弱、外感六淫或痰瘀内阻等。中医脑病学是以中医学基本理论为依据，系统阐发脑的生理病理、病因病机、诊断治疗、康复保健等内容的一门学科，是中医学的重要组成部分。外感性脑病不仅具有明显的季节性，而且症状相似，传染性强，临床表现皆有发热、神昏、惊厥等神志改变，如春温、暑温等。内伤性脑病包括中风、头痛、眩晕、耳鸣、健忘、痴呆、不寐、郁病、癫病、狂病、痫病、颤病、痿病、痉病等。中医脑病涵盖了现代医学神经病学、精神病学相关内容，如脑卒中、高血压、头痛、帕金森病、癫痫、多发性硬化、重症肌无力、多发性抽动、脑瘫、抑郁症、中枢性感染等。

二、中医脑病的源流与发展

现存的古代文献中并无专门针对中医脑病的专著，然而中医对脑病的认识却历史悠久，早在公元前 14 世纪的甲骨文中，即有类似头痛的记载“武丁因疾首而占卜”。在以后的历代医籍中，也不乏对脑病类似症状的描述以及相应治疗的记载。对于现代中医学者来说，如能历览古代医家对脑病的继承和发展，对于中医脑病学的传承将不无裨益。

（一）春秋战国时期是中医脑病理论的萌芽阶段

春秋战国时期是中医理论基本形成时期，也是中医学家对脑病理论认识的萌芽阶段。此期所见的《五十二病方》是中国最古老的汉族传统医学方书，在该书中即提出伤痉、婴儿索痉、癫痫等脑病相关病名，并且提出了相应治法，如对于痉病认为可以熟李子汁治疗，取其酸味缓急柔筋；治疗痫证可以运用雷丸药浴的方法。虽然该书所载方法都较为简单，但却可以称得上是中医脑病证治的最早源流。《黄帝内经》是中医学中奠定人体生理、病理、诊断以及治疗认识基础的巨著，成为研究脑病的最早理论渊源，如认为癫狂发病首要因素是阴阳盛衰，治疗采用针灸、放血法、夺食法（控制饮食法）及服用生铁落饮等，至今仍有一定的临床参考价值。《素问·痿论》明确提出“五脏使人痿”的观点，并提出“治痿独取阳明”的著名论点，至今仍是临床治疗痿病的重要指导原则之一；对于不寐，提出“胃不和则卧不安”的独到论断，对于目前的治疗有积极的指导意义；提出治郁应采取“木郁达之，火郁发之，土郁夺之，金郁泄之，水郁折之”之法，可谓是治疗情志致病的最早法则。

（二）汉至唐宋时期是中医脑病理论的迅速发展时期

汉至唐宋时期，是中医学理论迅猛发展时期，《伤寒杂病论》《诸病源候论》《备急千金要方》《太平惠民和剂局方》等医学著作的面世为中医脑病学增加了更为丰富的内容。《金匮要略》是东汉“医圣”张仲景所著《伤寒杂病论》的杂病部分，对现代相关脑病进行了大量论述，如张仲景对中风的病机及分类作了明确论述，认为络脉空虚，风邪入中是中风的发病机制，主张疏风散邪、扶助正气为主，治疗方剂如侯氏黑散、风引汤等，成为目前辨证论治中风的主要指导根据。除中风外，张仲景还记载了脏躁、梅核气等病证，所提出的甘麦大枣汤、半夏厚朴汤一直沿用至今。对于不寐的治疗也有多方位立法立方，如栀子豉汤、黄连阿胶汤、酸枣仁汤、柴胡加龙骨牡蛎汤等，至今临床应用颇为有效。同时期的著名医家华佗，相传著有《中藏经》，该书中对中风偏枯的治疗大法进行了详细的归纳：“在上则吐之，在中则泻之，在下则补之，在外则发之，在内则温之按之熨之也……脉浮则发之，脉滑则吐之，脉伏而涩则泻之，脉紧则温之，脉迟则熨之，脉闭则按之。”极大地丰富了中风病的证治理论，具有划时代意义。同时华佗创制的“麻沸散”是世界最早的麻醉剂，对脑病中的头风提出开颅的设想，在世界医学史上令人惊叹。

巢元方所著《诸病源候论》，其中的中风候，风癔候、风口喋候、风舌强不得语候、风失音不语候、风痉候、风角弓反张候、风口㖞候，风痱候、风偏枯候、风头眩候、风癫候、五癫候、风狂候、气病诸候、解颅候等均属于脑病范畴，其认为许多脑病均是由“体虚受风，风邪入脑”所致，具有较高的历史学术成就。此外，首先记载解颅之证，阐述该病为“肾气不成”之故。“药王”孙思邈所著《备急千金要方》列“髓虚实”专篇，提出“髓虚者脑痛不安，髓实者勇悍”理论，并列出有关方药和灸法，是中医脑病学说的第一次较为完整的论述。其中创制了续命类三方、竹沥汤、独活汤等治疗中风，并强调灸法并用，综合治疗，对于当今治疗中风仍有重要的指导与启发。除中风方剂外，《备急千金要方》还记载有其他多种脑病治疗的方剂，如治疗癫痫的虎睛丸，治疗癫狂的虎睛汤，治疗奔豚的奔豚汤、治疗神志恍惚的镇心丸、治疗好忘的枕中丸、开心散及菖蒲益智丸等，对中医脑病治疗在方剂学上有重要贡献，是秦汉至隋唐时期，中医脑病治疗的集大成者。

宋代三大官修方书《太平惠民和剂局方》《圣济总录》《太平圣惠方》等也对中医脑病的证治方法进行了极大的补充。《太平惠民和剂局方》提出中风神昏用至宝丹、苏合香丸芳香开窍，此二药已成为目前经典的急救药。北宋末年政府主持编纂的《圣济总录》对中医脑病的证治贡献主要体现在对健忘的论述，该书首先正式提出健忘的名称，认为“健忘之病，本于心虚”，并列安神定志人参汤、养神丸、开心丸等方治疗。《太平圣惠方》始载惊风病名，第 85 卷载有专门治疗小儿急、慢惊风的方剂。严用和以重视脾肾，善于调气而著名，其所著《济生方》中对健忘的病因病机进行了发展，认为脾虚是健忘的主要原因，脾虚可影响到心，故治疗应重视调理心脾，其所创立的归脾汤，至今仍被公认为调理心脾的名方。除此外，认为中风有内外因之分，内因中风“治当调气，不当治风”，治疗中风不得用吐法，且认识到中风重证预后不佳。窦材认为阳气的有无是人体生死存亡的根本，扶阳是治疗疾病的关键。其所著《扁鹊心书》曰“中风之证……然其要不过闭证与脱证而已……至若脱证，唯一于虚，重剂参附或可保全”，认为灸关元，服八风汤、八风丹可不再发作，值得研究。对于头晕，则认为是“因冷痰聚于脑，又感风寒，故积而不散，令人头旋眼晕，呕吐痰涎，老年人宜服附子半夏汤，少壮人宜服半夏生姜汤。若用凉剂则暂时有效，痰愈凝而愈鼓，难以速效矣”，可以说是中医扶阳派治疗脑病的代表。钱乙著的《小儿药证直诀》中对小儿相关脑性疾病多有论述。明确指出急惊风的病位在心肝，而慢惊风的病位在脾胃，因而两者治疗上应区别对待，立“急惊合凉泻，慢惊合温补”的两大治疗原则。专列“解颅”篇，并用六味地黄丸治疗肾虚解颅。总之，汉唐宋时期是中医脑病学说迅猛发展的时期，对中医脑病证治理论有了较完整、较系统的论述，治疗方法丰富多彩，颇有创见，许多名方良剂至今被广泛应用，对后人影响甚大。

（三）金元时期是中医脑病理论学术争鸣时期

金元时期，由于受战乱的影响，太平盛世中很多盛行的经方已经不能指导实践，因此，医家们提出了很多新理论，新方法，体现了学术争鸣的特点，其中最具代表性的就是“金元四大家”。他们各自独特的理论思想在治疗多种脑性疾病中都有体现。金元四大家之首刘河间（刘完素），为寒凉派代表人物，他认为心火旺，肾阳衰是中风、癫狂发病的主要病机，主张用寒药除怫热，开结滞，散风壅，使气血宣通，推崇至宝、灵宝丹，认为其“最为妙药”。主张用通下法治疗中风，如《素问玄机原病式》中使用大承气汤、三化汤分别治疗中风之里热及中风二便不通证。此外，自创著名的地黄饮子治疗肾虚中风，至今仍被广泛运用。朱丹溪（朱震亨）是滋阴学派的代表人物，他认为许多脑病的发生均与“痰”密切相关，如中风、健忘、头眩等，提出“治痰为先，次养血行”的治则。此外，朱丹溪十分注重情志对人体的影响。他认为：“气血冲和，万病不生，一有怫郁，诸病生焉。故人身诸病，多生于郁。”其所作《丹溪心法》对“郁”作专篇论述，提出了六郁之说，创六郁汤、越鞠丸等方。对于痿病，朱丹溪创新立论，将“南方火盛，北方水亏”作为痿病的病机，从而提出“泻南方，补北方”的治疗原则，即泻南方之心火，补北方之肾水，并创立了虎潜丸等治痿名方，具有较大的临床意义。李东垣是补土学派的代表人物，以健脾补气为主要理念进行脑病的治疗。如提出“中风者……乃本气自病也”，即认为气虚为中风的主要病机，并把中风分为中血脉、中腑、中脏三者，认为“痰厥头痛……此足太阴脾所作也”，治疗上，主张用甘温之剂来补益脾胃。张子和（张从正）为攻邪派的鼻祖，在治疗脑病中，亦以祛邪为基本治则，常用汗、吐、下三法，强调中风病人治疗期间勿用酒醴厚味之物，以免助风生痰，确为当今所遵循；所著《十形三疗》中主张用汗法和下法合用治疗狂病，瓜蒂散即是其用吐法治疗狂病的常用方药；认为癫狂与“痰”有密切关系，为后世用吐法治疗奠定了理论基础。除“金元四大家”外，其他医家如元代曾世荣创立了“惊风四证八候”，将急惊风归纳为痰、热、惊、风四证及抽、搦、颤、掣、反、引、窜、视八候，提出镇惊、截风、退热、化痰治法，立琥珀抱龙丸、镇惊丸等方药治疗惊风，沿用至今。元代王履首先提出中风有“类中风”和“真中风”之分，更指出“殊不知因于风者，真中风也；因于火，因于气，因于湿者，类中风，而非中风也”，都为中医脑病的证治理论进行了丰富的补充。

（四）明清是中医脑病理论跨越性发展时期

明清时期，中医学受到西医学的影响，此时期对脑的认识最为突出的是明代李时珍在《本草纲目》中提出“脑为元神之府”的著名论断，元神来自先天，由先天之精化成，藏于脑中，与精神活动有关，为生命之主宰。另外，对脑病的治疗则融入了五脏与脑髓密切关系的观念，如胡麻能益精滋肾，而肾可生髓主脑；辛夷可治疗“寒热头风脑病”，以其具有温中助脾胃清阳之气上行达脑的作用；石胡荽能够治疗“头中寒邪，头风脑痛诸疾”，以其具有辛能入肺，由肺入脑，能驱散入于脑府风寒之邪的作用；槐子具有凉肝之效，因此可以治疗肝经风火上冒于脑而导致的头眩耳鸣目瞀之病。因此，李时珍对脑病的药物治疗，充分体现了中医整体辨证论治的精神。张景岳论治眩晕时认为“无虚不作眩”，“善用补益之剂，尤其推崇大补元煎、十全大补汤，常以补肾填精、益气养血为先导”。其所著《景岳全书·杂证谟》有“癫狂痴呆”专篇，指出痴呆是由郁结、不遂、思虑、惊恐多种病因积渐而成，病位在心和肝胆经，创立了七福饮治疗痴呆，一直沿用至今。

清代汪昂在《本草备要》中也有“人之记性，皆在脑中”的记载。陈士铎在《辨证录》中对诸多脑病的治疗进行了论述，如认为健忘必须心肾兼补，可用生慧汤、扶老丸、强记汤等；专立呆病门，认为呆病起于肝郁，终于胃衰，尤其重视痰与呆病的密切关系，治法应开郁逐痰，健胃通气，可用洗心汤、还神至圣汤、转呆丹等，对后世治疗痴呆有指导意义。对于郁病，《辨证录》记载有无忧汤进行治疗。叶天士以“内风”立论，阐述了“精血衰耗，水不涵木……肝阳偏亢，内风时起”的发病机制，提出滋液息风，补阴潜阳，开闭固脱等治疗法则。熊笏撰《中风论》，是现存较早的中风病专著，提出“卫气衰少为八方邪风所中”是中风病发病的关键，独创“卫气为病”，熊氏还提出中风初起时必有七症，提出治疗中风不可专用补药，而主张用凉药以敛散，十分具有新意。王清任受西方解剖学的影响，认为“人之灵机不在心而在脑”，在病理方面亦发展了传统的“瘀血”理论，对脑病的治疗上注重活血化瘀：对于中风，立补阳还五汤以补气活血治疗偏瘫，开创活血化瘀治疗中风之先河；认为痫病与元气虚，“不能转入脑髓”有关，创立龙马自来丹、黄芪赤风汤治疗；认为癫狂之证病位在脑，病机为气血凝滞，脑气与脏腑之气不相连接，而致精神失常，独辟活血化瘀治疗癫狂之法，创癫狂梦醒汤。张锡纯所著《医学衷中参西录》在某些脑病的认识上也有新意。如认为“宜用峻补肾经之剂，以还精补脑”，创立了滋肾补脑法；明确提出急惊风病位在脑，十分推崇羚羊角，认为其为挽回险症之良药，当脉有动摇，有肝风内动发痉之象时，就用羚羊角预防急惊风。他还创制了定风丹、镇风汤来治疗惊风；对于癫狂的证治，也有其独到之处，发作期无顽痰用荡痰汤，有痰则用荡痰汤加甘遂治疗。病情稳定阶段则用调气养神汤以养神明、滋心血、理肝气，清虚热以善其后，有临床实用价值。张锡纯还为中风病专设 8 方，其中镇肝熄风汤，加味补血汤、搜风汤、逐风汤 4 方，专门针对中风急性期，其余方剂则为恢复期或后遗症期而设，如干颓汤、补脑振痿汤、起痿汤、养脑利肢汤等，并告诫后人脑充血偏枯痿废慎用补阳还五汤，从而为中风病各个时期治疗提供了完整的方法。尤怡在《金匮翼》提出“卒中八法”，即一曰开关，二曰固脱，三曰泄大邪，四曰转大气，五曰逐痰涎，六曰除热风，七曰通窍隧，八曰灸腧穴。其中开关、固脱、通窍、灸腧等至今是治疗中风的重要法则。

中华人民共和国成立以后，随着人们逐渐认识到中医药治疗脑病的优势，中医脑病理论得到了快速发展，现代研究者博综古籍，采撷百家，出现很多中医脑病专家，如王永炎院士、任继学教授、张学文教授等，不仅临床疗效好，更提出了治疗脑病新理念，相继出版了《实用中医脑病学》《中医脑病学》等专著，极大地丰富了中医脑病理论体系，近年来国家建立了中医脑病学国家级临床重点学科、专科，规范了中医脑病诊疗标准，研制开发了许多临床治疗脑病的方剂。目前中医脑病学已成为中医内科学的重要分支，是以中医学的基本理论为依据，系统阐发脑的生理病理、病因病机、诊断治疗、康复保健等内容的一门三级学科，是中医学的重要组成部分。本学科重点研究内伤性脑病如中风、头痛、眩晕、耳鸣、健忘、痴呆、不寐、郁病、癫病、狂病、痫病、颤病、痿病、痉病等。

（李君玲　王蕾　齐放　李明）

参考文献

［1］张雪亮．中医脑髓理论初探［J］．浙江中医学院学报，1991，15（4）：4－5.

［2］合信，陈修堂译．全体新论［M］．上海：上海墨海书馆，1851.

［3］任继学．脑髓述要［J］．中国中医基础医学杂志，

2003，9（3）：161-164.

［4］清·王宏翰．医学原始［M］．上海：上海科学技术出版社，1997.

［5］阎孝诚．实用中医脑病学［M］．北京：学苑出版社，1993.

［6］王咪咪，李林．唐容川医学全书·中西汇通医经精义（下卷）［M］．北京：中国中医药出版社，1999.

［7］清·周学海．读医随笔［M］．江苏科学技术出版社，1983.

［8］李耀辉，姜良铎．肺脑相关论［J］．北京中医药大学学报，2008，（7）：443-444.

［9］孙宇鹏，张伟．从“肺脑相关”论治慢性阻塞性肺疾病合并认知障碍［J］．中医药信息，2016，33（2）：24-26.

［10］赵玉萍，柴剑波，于明，等．癫狂病方药历史沿革及应用特点探析［J］．上海中医药大学学报，2013，27（4）：17-19.

［11］徐瑛，张云鹏．明清时期脑的学说发展举要［J］．辽宁中医杂志，2004，31（12）：990-991.

［12］杨金生．《中风论》及其学术思想探究［J］．中华医史杂志，2003，33（4）：33-35.

［13］韩燕，胡素敏．金元医家对中风证治的认识［J］．江西中医学院学报，2013，25（4）：3-4，9.

第二章
中医脑病辨治规律

第一节 正虚辨治

《灵枢·海论》曰："髓海有余，则轻劲多力……髓海不足，则脑转耳鸣，目无所见，懈怠安卧。"脑为髓海，髓失充养则脑病百生。若正气虚损，脏腑功能失和，气血津液不足以充养髓窍，内外邪气夹击上犯，遂引起脑部各种病证。针对脑病虚证，应采用虚则补之的方法，以扶正培补元气为本。然因虚而致病者临床多病程较长且病势较缓，发病过程中可见虚实兼夹证，辨证治疗时，要注意正邪斗争的变化情况，扶正兼顾理邪。

一、正虚致病的理论基础

（一）肾脏亏损，脑髓失充，髓海空虚

肾脏不司其职与脑病的发生密切相关。《灵枢·经脉》中提到了精与脑的关系，"人始生，先成精，精成而脑髓生"。而前贤亦有"补脑必须填精，而填精必须滋肾"（《辨证奇闻》）之言。可见肾主藏精、生髓的特性对于脑髓的形成至关重要，只有肾精充盛，才能"髓充脑健，神机得用"。精还可化气化血，精不足则气血虚乏，不能充养脑络。此外，阴阳偏衰可影响阴精与阳气互根互用、相互转化，破坏生理状态下的平衡稳态。肾之阴阳为一身阴阳之根本，其失衡甚者可导致人体出现元气衰微的危急状况。

（二）脾脏虚损，化生无源，脑髓失养

脑之精气来源有三，一则为先天之精，二则依赖肾中所藏后天之精转化，其三还来源于水谷精微、气血之濡养。《医林改错·脑髓说》中也提出“灵机记性在脑者，因饮食生气血，长肌肉，精汁之清者，化而为髓”。脾司运化之职，将胃纳之水谷化生为气、血、津液，上输精微物质荣养脑窍。《素问·八正神明论》云：“血气者，人之神，不可不谨养。”脑以髓为体，以神为用，气虚血亏日久，则易为神无所用之势，脑失一统官骸之职。津液乃五谷之精化生之品，主以滋润、濡养脑髓。前贤有“津液相成，神乃自生”（《素问·八正神明论》）之谈，表明津液盈余则脑髓得充、脑神得养，脑功能得以正常发挥。且脾与肾生理上相依为用，若脾脏虚损致后天之本失养，不能充养先天，则髓海失养，脑失其职。

（三）正气不足，内外邪气合击，上犯脑海

正如《证治准绳》云：“盖髓海真气所聚，卒不受犯，受邪则死不可治。”脑为中清之地，性属娇脏，邪犯则发病。其一为外邪侵犯：津血不达脑府，精亏髓空，每使外邪乘机侵袭，而抗争过程中正气不敌外邪，则外邪深入脑髓而发病。此外，正气虚损，五脏六腑功能失司不能协同发挥作用，不止气血津液生化无源，且多生风、痰、湿、瘀之变，内邪积聚，可影响输布渗灌，进一步损伤脑髓，此为正虚致病的另一关键。《医学衷中参西录》中提到“气血亏损，流通于周身者，必然迟缓，血即因之则瘀”，阐明了气血不足引起瘀邪的机理。瘀血流著于脑络，与外邪合击，损伤脑府。精血亏损，则阴液不足可致阴虚生内风，亦有血虚生风之说，内风可引发脑卒中等多种脑部疾病。气虚则气化不利，津液积聚内停而生痰湿之变，进而郁阻清窍，蒙蔽神机，与癫狂、中风和痴呆等脑病的发生密切相关。

二、脑病正虚证型及辨治

脑病正虚者以虚象为主，辨证时首先要明确是否为虚象，虚者在动态反应上多表现为喜静少动，昏睡欲卧；声息为喃喃独语，声弱息微，郑声；舌面少苔，脉象细弱数等，这几个方面应尤为注意。其次要辨别虚证的类型。

（一）肾精亏型

先天精气不足；或年老精气渐损；房劳过度；或者肾精消耗过度如慢性病病程较长消耗精血等，均可耗损肾精，致精不上充。禀赋薄弱，脑髓发育迟缓可有囟门迟闭，智力低下等；肾精不能上承填充髓海，则见头空痛，眩晕，健忘恍惚；精亏不能濡养头目四肢，兼有耳目失聪，四肢痿软；精亏不固可见须发早脱等早衰症状。常见于多种脑病，如五迟、五软、健忘、脑萎缩等。针对精亏髓减者宜循补益肾脏、填精充髓之法。常用方剂为七福饮、河车大造丸、补肾益髓汤、鹿角胶丸等，还可用补脑丸加减。

脑萎缩是以记忆障碍，智能减退，性格行为学改变为特征的脑实质性病变，其临床表现类似于中医学“健忘”“痴呆”等脑病。肾虚精亏，清窍无以为充，则发为脑萎。精不上荣则可见头痛、头晕；髓窍及筋脉失养，而有呆笨迟钝，语言动作失于流利。用补肾填精之二仙汤随证候变化加减。精与气可互相转化，肾精不足，则肾气亦为虚损。肾气温煦蒸腾之用失职，可生痰湿之象。若精亏兼有痰浊上蒙，而见流涎，体胖苔腻，可加佩兰、远志、胆南星；若兼见面色晦黯，身刺痛，舌边紫斑或斑点，提示精亏夹有瘀邪，宜加入化瘀通络之品，如红花、丹参等；若兼有纳呆，便溏，齿痕舌等症，适当配伍山药、砂仁等补脾健胃。眩晕病之肾精不足证，除外视物旋转，行走不稳，腰腿酸软之症，若出现头重如蒙，频唾涎沫，及舌胖苔浊腻，脉濡缓或脉弦滑等舌脉表现，则为精亏夹痰，选方为左归饮加味，加入前胡、桔梗、陈皮等祛痰之品。癫痫多发于婴幼儿期主要可责之于先天薄弱，肾虚精亏。西医认为颅内神经元过度或异常放电是引发癫痫发作的原因，其特征为发作期短暂性的脑功能异常。癫痫发作时以出现突然昏仆，昏不知人，而醒后如常人为基本表现，伴有目瞪直视，四肢抽搐等典型症状。癫痫病因虽复杂多变，其在本为虚。婴幼儿肾常不足，元气未充，外邪易袭脑髓，以致神失所用，表现为昏不知人，而脉络失养，则可见抽搐，症见癫痫频发，神识不清。以大补元煎方加减行补肾填精，柔筋缓痉之用。神识模糊者可配伍大枣、合欢皮、珍珠母等镇静安神。智力发育迟缓者可添加枸杞、益智仁等补脑益智。

（二）脾虚型

过食肥甘厚味，或劳逸失调，七情过度，或者他脏之病累及均可导致脾气虚弱，影响脾主运化及输布的功能。水湿不化泛生痰浊之邪，上行蒙蔽神机。脾虚则木易乘土，肝气犯脾，易致气机不利。脾气虚证常见于眩晕、健忘、痿病等疾病。如癫痫病属脾气虚者，因脑具有喜盈而恶亏的生理特点，中气不足，脾土失运，则精虚血少，筋骨、肌肉失养，则见四肢抽搐；清阳不升，则见神识恍惚；伴有纳呆，便溏，少气乏力等症状，舌淡苔白，脉缓弱，均佐证了脾虚体弱而发作此病的机理。方药可选补中益气汤或归脾汤，循益气健脾之法，加减应用。癫痫病其本在虚，与痰邪密切相关。脾虚夹痰之癫痫者，可闻其喉间痰鸣，除外脾气虚弱的基本特征外，还见体胖嗜睡，头身困重，痰涎壅盛之象，此为痰浊上蒙巅顶，以致神机错乱。急用健脾益气，豁痰开窍法以治之。选方以六君子汤为主配伍涤痰汤加减，在健脾益气基础上兼用化痰祛湿之品，如半夏、陈皮、胆南星等。若痰郁化火而有苔黄腻，脉滑数者，治宜益气健脾，清热除痰。如健忘属脾虚证者兼有烦躁易怒，郁郁寡欢，齿痕舌，苔薄白，脉弦临床表现，表明脾虚兼有肝郁。应当培土益气，疏肝解郁，方以逍遥散合越鞠丸主之。

气虚而致脑病的另一主要证型为气虚血瘀证。前贤认为“元气既虚……血管无气，必停留而瘀”（《医林改错·论抽风不是风》），气虚则血行无力此为其一，气虚致瘀的另一机理为气虚可发展成为阳虚，阳虚内寒则血凝滞亦可为瘀，扰神阻络，加重脑病之虚象。有学者研究表明气虚血瘀证是造成中风患者在后遗症期恢复障碍的主要证型之一。中风病临床以口眼㖞斜，或伴口角流涎为特征，脾气虚见倦怠嗜卧，神疲乏力，瘀血内阻，经络不通，新血不生，津液不能上承滋养脑海，而见神识恍惚，语言謇涩；气血不达四末，则见半身不遂。其证舌下可有瘀斑、瘀点。循益气行血通络之法，选方为补阳还五汤，既可祛脑府之瘀，又可补气化血，促进新血化生，标本兼治。

气血两虚证多见于脑病后期。或因慢性消耗性疾病耗伤气血；或忧思伤脾，生化无源；或因出血性疾病耗血过多，血不载气；或劳倦过度，均为气血俱损的成因。气虚则清阳不升，髓海不充；血虚则脉道空虚，窍失濡养。本病常见的气血两虚证型为心脾两虚证。如健忘属心脾两虚证者，心脾血少，清气不足，脾化无源，则气血两伤，影响脑记忆功能，可致记忆力下降，引起健忘，兼见头晕，或伴有头痛绵绵之状。此外心主血藏脉，脉藏神，若心血耗损，血虚心失所养，又可见不寐，心悸，面唇无华之象。不寐见此证型首选归脾汤、八珍汤，以补气养血，健运脾胃。脾气虚则行血无力且统血无权，血行脉外成为瘀滞；心气虚则血虚脉空，血行缓慢变生瘀邪。气血两虚证易夹瘀犯脑。如心脾两虚型脑卒中，临床可见口眼㖞斜，半身不遂，肢体麻木，言謇，伴爪甲苍白，身倦乏力等表现。若兼见唇紫舌黯，脉虚缓无力而涩者，则提示兼有瘀邪作祟。气虚脾运失调，易夹痰湿。若舌边齿痕显著，其苔腻，脉弦滑或弦数者，此提示夹有痰湿。针对证型的变化，相应的改变药物的配伍。气血两虚兼夹痰湿者，以养血安神，补脾益气为主，伴以豁痰醒神，予以归脾汤合温胆汤疗之。气血两虚夹瘀者，用补益心脾，活血化瘀法进行调理，以归脾汤合补阳还五汤加减化裁。

（三）肾阴阳偏衰型

1. 肾阴虚

肾阴虚之成因广泛，或房事过度；或久病及肾，失于调养；或年老体衰，阴液耗损且无以为生；或情志因素郁而化火伤阴；或温燥之品伤阴。乙癸同源，若肝肾二脏失于协同作用而出现肾阴不足，水不涵木；或肝阴不足，肾阴不充，均可致肝肾阴虚。中风病以其发病普遍、凶险，多伴严重后遗症成为中老年人常见的急重脑血管病之一。临床中风病以肝肾阴虚证型最为常见，其因在于阴虚液少，肝阳上亢，而生内风致病。肝肾阴虚之中风病的典型辨证要点是舌红少苔或无苔脉弦细或细弦数的舌脉之象。阴液不足，不能濡养肢体，筋骨失养，可伴四肢拘挛麻木；肝阴亏虚可见双目干涩；虚火扰神可见烦躁不寐；肝阳上亢则冲动易怒等。可用镇肝熄风汤合地黄饮子加减，行滋肾养肝，益阴息风之法。若兼有气虚表现而见肢软无力，治以益气养阴，配伍药物如黄芪、西洋参等；若兼见口干咽燥，此为阴虚火炽，虚火灼津，配伍麦冬、黄柏、天花粉、知母等，以滋阴降火，养阴生津；若烦热少寐，上扰心神者，此为阴虚内热所致，加黄芩、荷叶等退其热象；若兼见舌黯红，舌尖瘀斑，舌边紫气，此乃阴虚内热，煎熬血液，凝为瘀滞，病久入络，血瘀脑痹，应加活血化瘀之品，如丹参、当归、桃仁、红花等；若伴有喉间辘辘等痰盛之象，此为阴虚灼津，炼液为痰，加清热化痰之品如瓜蒌、黄芩、胆南星、竹茹等，若以湿痰为主则用陈皮、白术。心主火，肾主水，“心无水，则孤火上逆”（《吴医汇讲·卷八》），阐明了心肾不交证的关键在于肾阴虚所致的心肾二脏不相既济，不能相互为用。不寐者见此证型者，乃阴虚不制阳，致心火独亢于上扰动神明，可见烦躁不眠，心悸多梦；肾水亏虚于下，则见腰膝酸软，精关不固则遗精等，此皆为上实下虚之象。咽干口燥，烦热盗汗，面赤等皆佐证阴虚火旺之象。其苔黄舌红，以细数脉为主。选黄连阿胶汤为基础方滋阴泻火，除烦安神以行加减之用。心肾不交与多种脑病的产生有关。有学者提出肾水亏竭，心肾不交则精不舍神，精神失守，必致健忘。贤人亦有“肾水资于心，则智慧生生不息”之说，反之则智慧不生，可见此证与神明不聪之痴呆亦密切相关。

2. 肾阳虚

或素为阳虚体质；或疲劳伤身；或慢性病，病久耗损肾阳；或过服苦寒利下之药，恣食寒凉之品损伤脾阳，皆可导致阳气虚损。五脏之阳离不开肾阳充养，肾阳不足是引起脑病阳虚证的关键。脑病后期因病久阳气耗损，常有多个脏腑受累，脾肾阳虚证为常见证型。阳气为一身动力之源，阳气虚则精血不能运达于脑，则脑髓失养，神明失主，而见精神萎靡，思睡，抑郁等。肾阳虚则温补元阳，以补髓丸加减化裁。因阳气虚损，则温煦运动之力皆减，故阳虚证多可生血瘀，痰湿之患。如脾肾阳虚之痿病，因阳虚则失温煦蒸腾作用，水谷精微不化，濡养不足而见肢体不温痿软不用，治以温补脾肾，常以还少丹加减主之。若病久而内生瘀邪，长留脑脉，如老年患者中风后遗症所致偏瘫，长期卧床，常为阳虚体质易伴瘀阻，而见肢体活动不利，麻木怕冷，舌质黯紫，其脉沉且涩。治法为温补肾阳，健运脾脏，活血通络，在基础方上加桃仁、川芎等以活血化瘀。

由此可见脑病正虚之证与肾、脾、心、肝等脏器功能失司均有关联，尤以肾最为密切。脑病虚证辨证时应围绕本虚为主的本质，以补益肾脏为主，以不同证型的病因病机及临床表现等辨证要点为依据，针对性地采用相应的补益方法及方剂药物进行治疗。此外正气虚损，除外邪侵犯脑府外，气、血、精、津液的运行障碍也产生了以痰、瘀等为主的新的致病因素，遣药组方中要引起注意，在补益的同时配伍消痰除瘀之品，扶正兼顾理邪。

（何佳鑫　李明）

第二节　风邪辨治

中医学认为，风为阳邪，具有开泄、善行数变、易袭阳位的致病特点。脑为诸阳之会，居人体的最上方，因而易受风邪的侵袭。风邪上扰头面，清窍不利，经络中风，可出现头晕头痛、项强，甚则口眼㖞斜等症。相对从外感受的外风而言，内风系自内而生，多由脏腑功能失调所致，与肝的关系最为密切。肾虚精亏或肾阴不足，水不涵木，肝阳上亢，引动内风，其临床表现以眩晕、肢麻、震颤、抽搐等为主要特征。辨证时还要区分外风和内风。因此，本节仅重点阐述风邪致脑病的辨治。

一、风邪犯脑的理论基础

（一）脑居高位，最易受风

脑位于人体最高的位置，人体清阳之气皆上注于头面，手足三阳经皆会聚于头面，故《备急千金要方》说：“头者，诸阳之会也。”脑又为髓海所在，凡五脏精华之血，六腑清阳之气，皆上注于头面，故又称之为清阳之府。风为阳邪，易袭阳位，《素问·太阴阳明论》说“故犯贼风虚邪者，阳受之”，“伤于风者，上先受之”。因此风邪袭来，脑部首当其冲。《素问·风论》云：“风气循风府而上，则为脑风。”伤于头部、面部，发为头风、面风等病。故脑易受风邪的侵扰，可致眩晕头痛等症。

（二）脑为清窍，病多兼风

《寓意草》说：“头为一身之元首……其所主之脏，则以头之外窍包藏脑髓。”若邪气壅塞脉道，或瘀阻清窍，则会导致清窍不利，脑络受阻。外风或兼寒、热等侵袭头面、肌表、经络，可导致头痛、眩晕、口眼㖞斜等症；内风多为脏腑功能失调所致，常出现眩晕、头痛、中风、痉病、颤病等症状。《内经》有“风为百病之长”之说，风邪常与他邪兼夹为患，且风邪所致病证变化多端，因此在脑病过程中，或外风引动内风，或内风兼感外风，二者不可截然分开。

二、从风辨治

（一）从外风辨治

风邪首先侵犯头部，如《素问·太阴阳明论》中指出“伤于风者，上先受之”，十二经脉中阳经会聚于头，所以风邪侵袭头部，会使头部的气血运行不畅，经络血脉阻塞不通，不通则痛，从而导致头痛的发生。外风也可致头眩，如《诸病源候论》中有“风头眩者，由血气虚，风邪入脑引目系故也”，《太平圣惠方》中也有“夫风头旋者，良由体虚，风邪乘与阳脉。诸阳之经皆上注于头面。风邪入脑，遂成头眩”，表明本病病机为正气不足，外风入脑而致头眩。因此在治疗上应以祛外风为主，选用发散表邪的风药如防风、羌活、独活、柴胡、升麻、葛根、川芎、藁本、荆芥等治疗。《医宗必读·头痛》曰：“头痛自有多因，而古方每用风药者，何也？高巅之上惟风可到，味之薄者，阴中之阳，自地升天者也。”《医方集解》采用川芎茶调散主治头痛和头晕，云其“治诸风上攻，正偏头痛，恶风有汗，憎寒壮热，鼻塞痰甚，头晕目眩”，《症因脉治》中治疗风寒眩晕用羌活防风汤加天麻、黄芩。

若络脉亏虚，风邪乘虚而入，经络气血痹阻不通也可引起口眼㖞斜，舌强足废之中风病，《金匮要略·中风历节病脉证并治第五》曰：“夫风之为病，当半身不遂。或但臂不遂此为痹。脉微而数，中风使然。”又“寸口脉浮而紧，紧则为寒，浮则为虚，虚寒相搏，邪在皮肤。浮者血虚，络脉空虚，贼邪不泻，或左或右，邪气反缓，正气即急，正气引邪，㖞僻不遂……”，《成方便读》阐述“夫风之中于经也，留而不去，则与络中之津液气血混合不分，由是卫气失其常道，络中之津液即结而为痰，经络中一有湿痰死血，即不仁且不用”，这些皆认为中风发病与外风入侵有关。因此，可选用侯氏黑散（《金匮要略》）、大秦艽汤（《素问病机气宜保命集》），及小续命汤（《备急千金要方·卷第八·诸风》）等方治疗，融祛风、补虚、清热、化痰、通络于一炉。正如孙思邈谓小续命汤：“治卒中风欲死，身体缓急，口目不正，舌强不能言，奄奄忽忽，神情闷乱，诸风服之皆验，不令人虚方。”

（二）从内风辨治

内风主要和肝、心、脾、肾等功能失调有关，但与肝的关系最为密切，如《素问·至真要大论》云“诸风掉眩，皆属于肝”。肝为风木之脏，主筋。肝阳上亢或肝火上炎时，风热之邪上扰头面而致脑病；肾虚精亏、髓海不足时，又可致脑络失养，虚风内动。可见，内风的病理属性可分为虚、实两方面，二者又相互兼夹，互为因果。因此，在辨治脑病之内风时，要分清虚实，辨别主要脏腑，同时结合各型的辨证要点，采用相应的治法及方药进行治疗。

头痛、眩晕、中风等病常由于肝肾阴亏，水不涵木，浮阳不潜，肝阳上亢而致头目眩晕；甚者阳亢化风，风动而气血逆乱，故可见肢麻震颤，甚者突然昏仆，口眼㖞斜，半身不遂等症，治宜镇肝息风，滋阴潜阳，方药选用天麻钩藤饮、镇肝熄风汤等。

痉病多因外感温热病邪，邪热炽盛，煎灼津液，伤及营血，燔灼肝经而引起高热，神昏躁扰，手足抽搐，甚则惊厥，可用羚角钩藤汤加减，凉肝息风，增液舒筋。神昏惊厥者，选用安宫牛黄丸、至宝丹或紫雪丹，清心泻热，开窍醒神，息风定痉。

颤病是老年人常见的脑病之一。若因久病体虚或肾虚精亏致髓海不足，神机失养，肢体筋脉失主，患者常有头摇肢颤，持物不稳，腰膝酸软，耳鸣健忘的表现，舌质红，舌苔薄白，脉象细数。治疗需填精补髓，育阴息风，方用龟鹿二仙胶合大定风珠加减。日久气血不足，筋脉失养，虚风内动，甚者络脉瘀阻，可出现肢体僵硬，动作迟滞乏力现象，此外还有神疲乏力，面色无华，表情淡漠，心悸健忘等血虚表现，舌体胖大，舌质淡红，舌苔薄白，脉沉濡无力或沉细弱。以人参养荣汤加减益气养血，舒筋祛风，气虚运化无力，湿聚成痰，应化痰通络止颤，加半夏、白芥子、胆南星；血虚心神失养，加炒枣仁、柏子仁；气虚血滞，肢体颤抖，疼痛麻木，加鸡血藤、丹参、桃仁、红花。

总之，外风和内风均为脑病的重要的致病因素。外风和内风可相兼互感，外风可引动内风，内风也可兼感外风。因此在治疗时应合理选用风药，疏散外风和平息内风，为中医脑病的常用治法。

（孙豪　李明）

第三节　痰瘀辨治

中医学认为，脑属元神之官，主神志，协调于五脏六腑，统辖于四肢百骸。脑的功能正常，则脏腑相安，各得其职。脑病则百病丛生，脏腑皆摇。而脏腑功能活动的正常发挥，又是脑主神志，司一身之前提。若脏腑功能失和，阴阳失调，使气血津液代谢障碍，易生痰瘀实邪，导致多种脑病发生。针对疑由痰、瘀或痰瘀互结所致之脑病，在辨治时，应注意顾痰审瘀，有其重要意义。

一、痰瘀犯脑的理论基础

（一）五脏失司，津停血滞，化生痰瘀

人体内痰瘀的化生与五脏功能失调关系密切。《景岳全书·杂证谟》中提出“五脏之病，虽俱能生痰，然无不由乎脾肾”的观点。前贤亦有“肺为贮痰之器”之说（《证治汇补·痰证》）。可见，痰的产生与肺脾肾三脏的关系密切。瘀血是血液

运行失常的病理产物，而血液的运行有赖于五脏司职得当。肝藏血，心主血脉，脾生血且统血，肺助心行血，肾藏精化血，任何一脏的功能失职，都会影响到血液的生成及运行，而致瘀血内生。

（二）痰瘀之邪，窜经扰络，上犯脑窍

脑与五脏结构相系，生理相依。《灵枢·大惑论》云："五脏六腑之精皆上注于目……上属于脑。"《灵枢·邪气脏腑病形》曰："十二经脉，三百六十五络，其血气皆上于面而走空窍。"《针灸大成》载"百脉皆归于头"。上述条文阐明，十二经脉连于头面诸窍，五脏六腑依经络循行将气血津液上输荣脑。经络在生理上是气血津液输布之通道。其中，络脉网布全身，亦是津血渗灌互换之场所。经络在病理上又可成为诸邪窜留人体之道路。如《灵枢·百病始生》曰："是故虚邪之中人也，始于皮肤……留而不去，传舍于经……稽留而不去，息而成积，或着孙络，或着络脉。"若痰瘀之邪积聚流著于经，可使经脉气机不利，津血不能环周运行，日久影响络脉的输布渗灌功能，每使在经之邪乘虚入络。由此令邪气达于全身，诸病始生。脑位处一身之上极，其络脉细小狭窄，若邪入其中，影响气血津液运行，易成储痰留瘀之势，生痰瘀犯脑之患。因此，痰瘀与经络关系密切，其中络脉尤其是痰瘀证的关键病位。

二、从痰、瘀及痰瘀辨治

（一）从痰论治

脑病属痰证者，其"痰"成因甚广、致病甚众。饮食不节，过食肥甘，损伤脾胃；或劳倦忧思，伤及脾阳，皆令脾失健运，水湿内停，积聚成痰；或肺气虚损，通调失司，水津不布，留滞生痰；或肾阳亏虚不能化气行水，水泛为痰；又或肝气郁结，痰得于气郁湿滞。痰邪流窜于经络，上蒙于巅顶，使气血不得入其中，神机不得出于脑窍，致各种脑病的发生。如眩晕病证属痰浊上蒙者，可因痰浊中阻，上蒙清窍，阻遏清阳所致。以目眩和头晕为其基本特征，他症有头重如蒙，思睡，胸闷不舒，口吐痰涎，纳呆，舌胖苔浊腻或厚白而润，脉滑等。痰浊郁久化热，痰火上扰则见口苦，头目胀痛；扰于心脉，故见心悸而烦。痰火灼津见尿赤。舌红苔黄腻，脉弦滑而数，皆为痰火之象。痰浊夹肝阳上扰，可见耳鸣，头痛，面赤易怒，胁痛等症。治疗上，痰浊上蒙者，治以燥湿祛痰，健脾和胃，方药可选半夏白术天麻汤（《医学心悟》）行加减之用；痰火上扰之人，主以降火化痰，清脑止晕，方用黄连温胆汤合天麻钩藤饮加减；痰浊夹肝阳上扰之证，应息风化痰，平肝潜阳，方药常用半夏白术天麻汤和天麻钩藤饮加减。

中风病多以神昏，偏瘫麻木，口舌歪斜，语言謇涩或不语为常见症状。可由痰夹风、热、湿邪阻于脉络所成。风痰者，因内风旋动，痰随风邪内窜于脉络，蒙于清窍而病；热痰者，属痰湿内郁化热，热而生风，引动痰热扰于经脉所成；湿痰常由气虚而生，湿痰阻络发为本病。属风痰者，还可见头晕目眩，痰黏量多，舌淡，苔薄白或白腻，脉弦滑等症。痰浊化热阻于中焦，上则清阳不升而头晕，下则腑气不降而便秘。面赤身热，口臭气粗，躁扰不宁，苔黄腻，脉弦滑等皆由痰热壅盛使然。中风病恢复期或后遗期，因气虚而湿痰内生，痰阻于脉络，多有半身不遂，言语不利，口舌歪斜之症。风痰兼有瘀血内阻者，应息风化痰兼活血通络，可选化痰通络汤予以加减治疗。痰热腑实予化痰通腑之法，方可用星蒌承气汤加减。中风后遗期湿痰内阻，言语不利之人，予以祛风除痰开窍法，方选解语丹（《医学心悟》）为基础行加减变化。

痴呆以记忆力减退、认知功能障碍、精神行为改变以及动作迟笨为主要表现。本病多由痰浊蒙蔽神窍所致。七情所伤，肝气郁结，横逆犯脾，脾气亏虚则运化失职，痰浊内生，蒙蔽清窍，则神明不清，记忆减退，表情淡漠，头身困重，痰多，不思饮食，哭笑无常，悲愁无度，起居难理。若素有脾虚痰病，还可见到气短乏力，面色苍白无泽，舌胖，脉细滑。治法上注重化痰开窍，健脾益气。以洗心汤（《辨证录》）等加减应用治疗。痿病多以肢体筋缓，痿弱乏力，甚则肌肉瘦削，手足不能随意运动为主要表现。多见于西医中的急性脊髓炎、神经脱髓鞘类疾病等。《证治汇补·痿躄》曰："湿痰痿者，肥盛之人，血气不能运动其痰，致湿痰内停，客于经脉……令人四肢不举是也。"过食膏粱厚味或饮食不节，致脾损痰聚，气血不能流至四末，肢体失养，发为痿病。痿病多虚且病程较长，易使气血运行不畅留滞成痰。症状方面除见肢体痿软无力，肌肉瘦削外，还可有头晕或头重昏蒙，面色无华，食少便溏，舌淡苔白，脉细等表现。治疗可循燥湿化痰，健脾清热之法，朱丹溪在《丹溪心法》中用二陈汤加苍术、白术、黄芩、黄柏、竹沥、姜汁治疗此证。

（二）从瘀论治

瘀是血行不利的病理产物。情志不畅，肝失疏泄；心气不足，血虚脉涩；脾虚胃弱，不能统血；肺气亏虚，宗气不足等皆可致瘀。血瘀之证除因于脏腑失调外，亦多见于寒凝、热灼或外伤直接损及脏腑而成者。血瘀于脉道，使新血不达头面，清窍不荣，脑海失养而致各种脑病。如眩晕属瘀血内阻者，多因瘀血内停，阻滞血脉，气血不能上荣头目，脑失所养而致。症状除眩晕外，还可见头痛，面唇紫黯，舌紫有瘀斑瘀点，脉涩等。瘀血日久不去，导致新血不生，心脉失养，又见神疲，健忘，失眠，心悸怔忡之症。针对不同的病因，采用不同的治疗之法：气虚者，益气活血，方选补阳还五汤加减；气滞者，理气化瘀，方用血府逐瘀汤加味；气逆者，调气活血，镇心安神，可以百合汤或桃仁四物汤加镇心安神之品；外伤者，活血通络，可用通窍活血汤加减。头痛病多有跌仆损伤病史，使瘀血长留于脑脉，不通则痛；或因气滞血瘀，久病入络，致气血不能上荣，不荣则痛。血瘀络痹，头痛经久不愈，且痛处不移，痛如锥刺。舌有瘀斑瘀点，脉细涩，皆佐证瘀血内停。亦可用通窍活血汤（《医林改错》）等加减以收活血化瘀之效。

中风病血瘀证，以神志异常、半身不遂、言语不利为主要表现，尚见头痛，肢体疼痛、麻木，口唇紫黯，面色晦黯无光，舌紫黯或布瘀斑、瘀点等。中风闭证，因肝阳暴升，血逆于上，蒙蔽清窍，病者多有突然昏倒，呼之不应的表现，若兼有痰热内盛，还可见身热面赤等热象。治疗应以急症视之，可在西药常规治疗基础上，采用清开灵注射液联合针灸治疗。中风后遗期，症见一侧肢体不能自主活动，舌紫黯或有瘀斑，脉缓而无力，多提示气虚血瘀之象。治疗上常予益气活血，方药以补阳还五汤（《医林改错》）为代表。

癫狂一病，分癫病与狂病，二者皆可由气血凝滞使脑气和脏气不接所成。诚如王清任在《医林改错》所提“癫狂一证……乃气血凝滞，脑气与脏腑气不接”，精神症状可见躁狂或抑郁，幻视幻听，妄想等，常兼面色晦黯，头痛心悸，舌紫瘀斑，苔或白或黄，脉细涩或弦数等症。治疗上皆以活血化瘀理气为法，具体可选用癫狂梦醒汤（《医林改错》）等加减变化。多寐以嗜睡为典型症状，属瘀血阻滞者，每因头部外伤，瘀血阻滞，神明失养导致。他症可见神志迷糊，时寐时醒，头痛头晕等。舌质多紫黯或有瘀斑、瘀点。脉多细涩。治疗以活血通络为法，可用通窍活血汤（《医林改错》）加减应用。

（三）从痰瘀论治

《诸病源候论》云："诸痰者，此由血脉壅塞，饮水结聚而不消散，故能痰也。"痰为津聚，瘀为血滞，津血同源，痰瘀亦可同病。有学者认为诊治脑病时根据"痰瘀可相兼为病"的特征，应注意"见痰及瘀""见瘀及痰""痰瘀同治"。有学者又将脑病痰瘀互结证的临床表现归纳为神明失主、神机失用、九窍失司、七情失常、舌象脉象五个方面，症状特点总结为痰象、瘀象同见。病情特征归结为复杂多变，缠绵难愈；同时也把痰瘀互结证证型细化为八种并附以相应治法。如顽痰瘀毒交阻颅脑之脑瘤病证：今时之人，多劳累伤精，脏腑功能失调导致津停血瘀，痰瘀留聚于脑，闭阻脑窍，使上承之津血更难达至神明，并进一步加重痰聚瘀阻。由于病情发展缓慢，症状不显，故不易察觉。但久病入络，最终症见头痛如劈，剧烈难忍，痛处不移，重者见神昏谵语或躁扰不宁，痰壅抽搐，舌紫黯或胖大，苔白腻，舌下散布瘀斑或瘀点，脉弦滑或细涩。治以破血逐瘀，化痰软坚为大法，以脑泰通汤为基础方行加减之用。

痰瘀是导致多种脑病发生的常见致病因素。瘀阻脑脉，清窍失荣或痰浊中阻，阻遏清阳，上蒙清窍，分别为两者为患的重要病机。痰瘀互结，久病入络，痰瘀难除在很大程度上也影响着疾病治疗及转归。因此，深入研究脑病痰瘀之病因病机规律，对于正确遣药组方，提高临床疗效，具有十分重要的意义。

（安辰　王蕾）

第四节　气郁辨治

《灵枢·本脏》载："经脉者，所以行血气而营阴阳，濡筋骨，利关节者也。"经脉的主要生理功能就是行血气，血气运行畅通则脏腑百骸能够得到渗灌，脑也就能得到濡养，从而发挥其正常的生理功能。且气机流通于身体各处，脑的生理功能也需要气的推动和激发。当出现气机不畅的病理变化时，经脉气血运行不畅，脏腑百骸得不到渗灌，脑部失于濡养，或者气机郁滞于脑甚至逆乱而上，就会出现精神意识和感觉运动的功能异常。在临床辨治上气郁脑病常兼有痰瘀或化火等病理因素。

一、气郁致病的理论基础

（一）气机郁滞，血行不畅

人体之气处于不断运动的状态，其运动形式为升降出入。脑位于天阳，气机上升至此而转为下降，是气机转折之处。气血失常是脑的器质性和功能性病变的基本病机枢纽。根据《素问·举痛论》"百病生于气"，气为一身之主，周流全身，以温煦五脏六腑，使之得以正常活动。正如张景岳所言："夫百病皆生于气，正以气之为用，无所不至，一有不调，则无所不病，故其在外则有六气之侵，在内则有九气之乱。"若外感六淫或内伤七情，则气机升降失常，郁滞于内，甚至逆乱而上，以致脑部功能失常；又"气为血之帅"，气郁则血液温煦推动之力不足，致气血运行不畅，脑部失于濡养。

（二）气郁痰阻，痰浊上蒙

人体的气机升降，与血液循环和水液代谢密切相关，"痰属湿，为津液所化，盖行则为液，聚则为痰，流则为津，止则为涎。其所以流行聚止者，皆气为之也”（《存存斋医话稿·卷一》）。若气机郁结，则津行不畅，影响水液代谢，痰浊生之，上犯清窍。

（三）气郁血瘀，脑络阻滞

在人体中，气机与血行关系密切，气行则血行。气郁则气机运行不畅，导致血行受阻则血液瘀滞于经络。《灵枢·邪气藏府病形》曰：“十二经脉，三百六十五络，其血气皆上于面而走空窍。”若气机郁滞，血瘀内停，则动扰神明，甚则闭阻清窍。

（四）气郁化火，上扰神明

人体气机，以畅达调和为贵，气郁以气机不利为主，气郁日久，可以化火。《临证指南医案》云“郁则所滞，气滞久则必化热”“气有余，便是火”，郁火炎上，扰动神明。脑主神明，可以通过经络系统与五脏建立密切联系，正如《灵枢·大惑论》曰：“五脏六腑之精气，皆上注于目而为之精……而与脉并为系，上属于脑，后出于项中。”当气机郁滞于经络脏腑，郁而化火，火热循经上扰神明，发为脑病。

二、从气郁、郁火论治

气郁脑病是指脑中气机郁滞甚至逆乱而上，辨证的关键在于判断是否为郁象，以及辨别是否已经化火生热。

（一）从气郁论治

气郁型脑病，其成因甚多，波及的范围十分广泛，既可以是外界六淫邪气导致，也可由七情内伤引发，同时也与五脏其他疾病和饮食不宜相关；气机郁滞可涉及人体所有的脏腑经络，在疾病发展过程中，日久可以生痰、生湿，从而影响气血运行、津液输布和饮食的传化，产生瘀血、痰湿等病理产物。人体脏腑经络气机不畅，瘀血、痰湿内生，血流不畅，瘀血阻滞脑络；痰湿上行，蒙蔽清窍；甚则气机逆乱而上，扰动神明，导致脑病发生。如脑中气机郁结，则出现头晕、头胀，随情绪变化加重，且可能伴有精神抑郁；当气机逆乱而上，则出现卒然昏仆，不省人事，两目上视，口噤握拳，呼之不应等症状；若内生瘀血，脑络受阻，则头痛如针刺，痛处固定不移，经久不愈；痰湿内生，上蒙清窍，症见头痛昏蒙、眩晕呕吐，甚至痴呆神昏。治疗气郁证脑病，以调达气机治疗气郁为主，如大、小柴胡汤等，再辅以如龙骨、牡蛎、石决明等潜阳降逆，桃仁、红花、川芎等活血化瘀，南星、瓜蒌、茯苓等化痰祛湿。

癔症是一种常见的神经官能症，其产生有明显的精神因素，主要为感觉、运动功能障碍，是由脏气郁结、脑内气机紊乱、阴阳气血失调导致的，其中最主要的原因是肝气郁滞。肝主疏泄，调节气机、调畅情志，喜条达而恶抑郁。其主疏泄的功能是气的升降出入协调平衡的重要调节机制，以此保证机体脏腑组织的正常功能活动。《素问·气交变大论》云“岁木太过，风气流行，脾土受邪。民病飧泄食减，体重烦冤，肠鸣腹支满，上应岁星。甚则忽忽善怒，眩冒巅疾”。当内伤七情、外感六淫伤及肝脏，肝失疏泄，气机不畅，从而影响全身气机运行，波及脑髓。此病最主要的症状为头胀痛，精神抑郁，默默寡欢，甚或突然昏倒，两目上视，眼睑颤动，呼之不应。常反复发作，愈后无任何后遗症。治疗此类病证应采取疏肝解郁、理气降逆的治法，常用方剂为越鞠丸，柴胡疏肝汤，大、小柴胡汤，五磨饮子等。若出现头部刺痛，位置固定，则辅以活血化瘀之品；若头部昏沉、眩晕，则辅以涤痰化浊之品。

（二）从郁火论治

《丹溪心法》曰："郁者，结聚而不得发越也。"气郁为先，郁久不发，则内遏为火郁。"气有余便是火"指的就是气机郁滞之有余，而非元气、宗气、营卫之气之有余。郁火包括三个方面的内容：一是外感六淫，郁阻化火；二是气滞生痰瘀，郁而化热；三是七情内伤，五志过极而化火。郁火上炎，扰动神明出现谵语、癫狂，症见急躁易怒、目赤耳鸣、身热便秘等。治疗郁火脑病，应以理气、泻火为主；若气郁化火日久不解，则易耗伤阴液，且理气药大多辛香而燥，有助热耗津之弊，故同时应酌情添加护阴之药，以提高疗效。气郁化火导致的脑病，中医常见于癫狂、眩晕、不寐等病，在气郁的基础上出现烦躁、口苦、脉弦数等化热之象，在西医临床上多见于高血压病，精神疾病，内耳性眩晕等疾病。本证采用疏肝理气，清热泻火的治疗法则，辅以滋阴护阴之品，常用方剂为龙胆泻肝汤、丹栀逍遥散、泻青丸等。

（孙雅琴　李明）

参考文献

［1］王永炎，张伯礼．中医脑病学［M］．北京：人民卫生出版社，2007.

［2］闫孝诚．实用中医脑病学［M］．北京：学苑出版社，1993.

［3］冯丽谦，刘涛．滋肾活血化痰法治疗脑病的经验［J］．吉林中医药，2008，28（12）：875－876.

［4］鲍远程．中医脑病的历史沿革及其辨证论治研究［J］．中医药临床杂志，2012，24（11）：1029－1034.

［5］王筠，鞠大宏，陈彦静．从中医"髓""肾""络"理

论探析脑病的发生机制［J］. 中医杂志，2012，53（3）：205－206，237.

［6］朱磊，史亚飞，张彦红. 从脑主神明观综合认识中医脑病［J］. 时珍国医国药，2012，23（7）：1753－1754.

［7］申锦林，于为民. 脑脏气血津液阴阳之我见［J］. 长春中医学院学报，1995，11（47）：19－21.

［8］申锦林，张学文. "虚、瘀、风"与中风之关系［J］. 中医药研究，1994，（6）：6－7.

［9］高长玉. 血管性痴呆的主要证型—血瘀肾虚痰湿证［J］. 江苏中医药，2006，27（12）：7－8.

［10］傅雷，吴敏.《内经》对脑病的认识初探［J］. 江苏中医，1998，19（12）：44－45.

［11］张云岭，张立平. 脑髓消病探讨［J］. 北京中医药大学学报，1994，17（3）：49－51.

［12］董德河，何本鸿，曹继刚，等. 周安方运用泻肝补肾法治疗男科疾病经验［J］. 河南中医，2013，33（1）：92－94.

［13］陶履冰. 辨证治疗脑萎缩病的体会［J］. 山西中医，1992，8（2）：16－17.

［14］薛昌森. 脑萎缩证治初探［J］. 黑龙江中医药，1992，（4）：10－11.

［15］马相斌. 补肾生髓治疗非器质性中枢性眩晕84例疗效观察［J］. 中外女性健康研究，2016，（5）：218－219.

［16］陶奕汐，朱广旗. 朱广旗教授治疗小儿癫痫病经验［J］. 中医临床研究，2013，5（3）：85－86.

［17］李跃，黄燕. 黄燕从脾胃论治郁病的经验［J］. 江苏中医药，2013，45（2）：17－18.

［18］章程鹏，石和元，张书，等．王平教授治疗健忘学术经验［J］．中医药信息，2013，30（6）：90－92．

［19］卜献春，周慎，刘芳，等．刘祖贻学术思想及临证经验集萃（一）—辨治脑病学术经验管窥［J］．湖南中医杂志，2013，29（6）：20－23．

［20］刘晓燕，张军平．从脑腑“以通为补”论治眩晕［J］．新中医，2013，45（5）：11－13．

［21］张心愿．脑卒中的中医辨治新思路［J］．光明中医，2014，29（4）：800－801．

［22］隋华，刘晓亭，战丽彬．阴虚在老年期痴呆中的作用［J］．中医药学刊，2005，23（6）：1090－1091．

［23］高梦媛，郭宏敏．郭宏敏教授运用养阴剔络方治疗脑梗死的经验总结［J］．中国医药导报，2015，12（34）：107－110．

［24］杨飞．杨秀清治疗脑卒中经验［J］．吉林中医药，2009，29（7）：559－560．

［25］马琳．论老年性痴呆与心肾不交［J］．世界中西医结合杂志，2010，5（9）：739－740．

［26］范平，陈革妃．从“治未病”理论探讨阳虚体质抑郁症的防治［J］．河南中医，2011，31（4）：345－346．

［27］高斌．王宝亮教授诊治重症肌无力辨证遣药经验［J］．中医研究，2012，25（11）：56－58．

［28］马珊．中医对脑病的辨证医治［J］．考试周刊，2012，（14）：196－196．

［29］陈玉萍，马淑然王乐鹏．“风为百病之长”机理探析［J］．辽宁中医杂志，2013，40（8）：1584－1586．

［30］江玉，潘洪，闫颖，等. 王明杰教授从风论治脑病的学术思想与临床经验［J］. 时珍国医国药，2015，26（3）：710－712.

［31］刘祥树. 脑病的中医研究进展［J］. 湖北中医杂志，2008，30（11）：60－61.

［32］孙西庆. 脑血辨证之脑病证候与头风病证候对比分析［J］. 中国中医药信息杂志，2008；15（6）：21－24.

［33］李金海. 张锡纯治疗脑病学术思想体会［J］. 中西医结合心血管病电子杂志，2015，3（29）：195－196.

［34］史建钢，梁靓. 天麻熄风胶囊治疗癫痫、抽动症的体会［J］. 中国中西医结合儿科学，2010，2（2）：165－166.

［35］王联庆，张锐. 脑病证治体会［J］. 陕西中医，2004，25（5）：479－480.

［36］杨克勤. 风药在脑病中的应用探讨［J］. 光明中医，2012，27（6）：1081－1083.

［37］张俊龙. 脑与五脏关系论［J］. 山西中医学院学报，2002，3（2）：7－10.

［38］史嵩海，祁占宁，项荣. 李军从痰瘀论治脑病经验［J］. 河南中医，2012，32（6）：683－684.

［39］邓奕辉，李定祥. 五脏血瘀证候特征探讨［J］. 湖南中医药大学学报，2008，28（3）：10－11，48.

［40］吴以岭. 络病病因［J］. 疑难病杂志，2004，3（4）：215－217.

［41］吴以岭，魏聪，贾振华，等. 脉络学说概要及其应用［J］. 中医杂志，2014，55（3）：181－184.

［42］孙良生，余海彬. 久病入络学说的内涵及生理功能简

释［J］. 中医药学刊，2004，22（10）：1904－1906.

［43］李伯，肖延龄，赵春玲. 论经病、络病的异同及临床意义［J］. 中国针灸，2004，24（4）：269－271.

［44］庞立健，刘创. 痰瘀相关与络病理论关系探微［J］. 辽宁中医杂志，2013，40（8）：1574－1575.

［45］林东，裘生梁. 半夏白术天麻汤加减治疗痰浊上蒙型眩晕60例［J］. 浙江中西医结合杂志，2014，24（2）：168－169.

［46］张淑英. 从痰论治眩晕［J］. 实用中医内科杂志，2013，27（7）：67－68.

［47］苏谨. 从痰论治眩晕治验［J］. 光明中医，2010，25（4）：685.

［48］孟占鹏. 化痰通络汤治疗风痰瘀阻型缺血性中风30例［J］. 河南中医，2013，21（11）：1888－1889.

［49］苏业军，何乾超，刘永辉，等. 星蒌承气汤治疗痰热腑实型中风急性期患者的临床观察［J］. 湖北中医杂志，2013，35（1）：5－6.

［50］王永炎，严世芸. 实用中医内科学［M］. 上海：上海科学技术出版社，2009.

［51］王清峰，张丹，李柱. 健脾化痰法治疗老年性痴呆痰浊阻窍证的疗效及机制研究［J］. 中医临床研究，2013，5（2）：12－13.

［52］谭锦培. 痿证辨治［J］. 黑龙江中医药，2013，41（3）：14－15.

［53］兰永龙. 眩晕从瘀论治［J］. 中医临床研究，2011，3（14）：73－74.

［54］卞勇. 通窍活血汤加减治疗瘀血头痛45例［J］. 中医

研究，2011，24（3）：14－15.

［55］谭中元．清开灵注射液联合针灸疗法辅治急性中风的临床研究［J］．临床合理用药杂志，2013，6（1）：20－21.

［56］王瑞雯，万文蓉．中风后遗症的诊疗进展［J］．中国医药指南，2014，12（4）：45－47.

［57］张立杰．癫狂梦醒汤配合针刺治疗癫病12例［J］．辽宁中医杂志，2005，32（10）：1049.

［58］邹锦山．癫狂梦醒汤在精神科的临床应用［J］．中国中医基础医学杂志，2005，11（6）：470.

［59］丁国安，余国汉．中西医结合治疗躁狂症36例疗效观察［J］．中国民政医学杂志，2001，13（4）：229－230.

［60］梁忠杰，张明亚．多寐治验［J］．吉林中医药，2008，28（4）：245.

［61］雷亚玲，李仕林．浅析李军教授对痰瘀交结型脑病的论治［J］．现代中医药，2010，30（3）：6－7.

［62］李军．颅脑痰瘀证治论［J］．陕西中医学院学报，2002，25（2）：1－3.

［63］宋建民，刘彦廷．痰瘀致毒与中风的机理探讨［J］．现代中医药，2006，26（1）：53－55.

［64］王兵，赵彪，侯炜，等．朴炳奎辨治脑瘤经验［J］．中医杂志，2013，54（17）：1455－1457.

［65］卜献春，周慎，刘芳，等．刘祖贻学术思想及临证经验集萃（一）—辨治脑病学术经验管窥［J］．湖南中医杂志，2013，29（6）：20－23.

［66］周慎．脑病六因论［J］．长春中医学院学报，1995，11（49）：21－22.

［67］郭春莉，肖长国，张洪斌．从脑的生理探讨脑病的发生［J］．山东中医药大学学报，2005，29（3）：178－180.

［68］颜德馨．从“气为百病之长，血为百病之胎”论治心脑病（二）［J］．天津中医药，2009，26（6）：441－442.

［69］周慎．脑病六辨论［J］．湖南中医药导报，2003，9（6）：3－6.

［70］陈澈，陈颖，周莉，等．脑病痰浊病机源流探讨［J］．中国中医基础医学杂志，2014，20（8）：1168－1172.

［71］鲍远程．现代中医神经病学［M］．北京：人民卫生出版社，2003.

［72］王晓燕，王允生．癔病的中医药治疗［J］．光明中医，2005，20（2）：39－42.

［73］唐学游．脑郁辨治体会［J］．陕西中医，1995，16（9）：401－402.

［74］艾霞，高强强．“气郁化火”证治琐谈［J］．现代中医药，2005，（3）：11－12.

［75］孙国杰．中医治疗学［M］．第六版．北京：中国医药科技出版社，1990.

第三章
中医脑病治法与方药应用

第一节　补肾法与常用方药

在脑病的治疗中，补肾法是以补养肾脏方药为主以治疗脑病肾虚不足证的疗法，属于八法中的“补法”，《素问·三部九候论》中言“虚则补之”，《素问·阴阳应象大论》曰“形不足者，温之以气，精不足者，补之以味”。肾藏精，精化气，肾为水火之脏，内寓元阴元阳，其证候以虚损为多，根据其证型的变化补肾法可有填精、补气、滋阴、温阳、阴阳双补等区别。五脏为一体，相互滋生，相互影响，肾阴阳为各脏腑阴阳之根本，若肾虚损阴阳失调，会影响其他各脏腑，其他脏腑虚损日久也必累及于肾，故补肾的同时需兼顾调补其他脏腑。

一、补肾填精法

脑为髓海，髓由精生，而肾主藏精，肾精不足为脑病虚证常见原因。肾精虚损，多因先天不足，后天失养；或年高体衰；或房劳过度；或情绪低落，脱营失精；或久病及肾，伤及肾精所致。可引起发育迟缓、眩晕或认知及记忆障碍等临床表现。补肾填精法是指运用厚味养阴及血肉有情之品以补肾益精，滋养阴血。适用于肾精亏虚所致的智力低下，头晕耳鸣，记忆力减退，痴呆等。治则以补肾填精生血益髓为基本。补肾填精法代表方剂有河车八味丸、龟鹿二仙胶、七福饮、扶老丸等。常用药物如龟甲胶、鹿角胶、紫河车等血肉有情之品以及熟地黄、制何首乌、山茱萸、枸杞子等阴柔腻重之养阴补肾药物等。

二、补肾益气法

补肾益气法用于脑病肾气虚为主之证。肾藏精，精化气，肾气为肾精所化之气，主封藏，有推动、气化、固护卫表的功能。肾气虚包括肾阴肾阳两个方面俱虚，在脑病方面主要表现为气化功能不足及气的推动作用减弱。常用药物多由大量填补肾精药物如山茱萸、枸杞子、熟地黄等，配伍少量温补肾阳药如附子、桂枝等，目的在于化生肾气。《素问·阴阳应象大论》曰："壮火之气衰，少火之气壮。壮火食气，气食少火。壮火散气，少火生气。"补益肾气的少火生气法代表方为金匮肾气丸。

三、滋补肾阴法

以甘寒或甘平滋润的药物为主，应用于肾阴液不足，真阴不足的脑病证型。肾阴为五脏之元阴，能濡养脏腑之阴，也需要五脏之阴充养。若肾阴亏虚，则其他脏腑失于濡养，他脏阴虚受损也可累及肾阴，阴阳互根，且互相消长，肾阴虚则破坏阴阳平衡。

（一）滋养肾阴法

滋养肾阴法适用于一般肾阴虚证，常见咽干口燥，腰膝酸软，头晕耳鸣，遗精，舌红少苔，脉细数等阴虚之象。常用药物为生地黄、山茱萸、枸杞子、女贞子、墨旱莲等以滋补肝肾。寓泻于补法代表方剂如六味地黄丸，纯补无泻的代表方为左归丸、左归饮及虎潜丸等。

（二）滋阴降火法

滋阴降火法一般为滋阴药配伍清热药，主要用于肝肾阴虚所致阴虚火旺者。可伴有两颧潮红，潮热盗汗，五心烦热、无苔等症状。常添加药物为黄柏、知母、牡丹皮等以清热降火。代表方如知柏地黄丸、大补阴丸等。

（三）滋阴潜阳法

滋阴潜阳法是指运用滋阴、潜阳的中药治疗肝肾阴虚而致肝阳偏亢之证。临床可兼见头晕目眩，头疼且胀，烦躁易怒，胸胁胀痛，情绪激动不稳，目涩耳鸣，舌质红，脉弦数等肝阳上亢之象。常可配伍熟地黄、白芍、麦冬、龙骨、牡蛎、龟板等药物滋阴潜阳。滋阴潜阳法以镇肝熄风汤为代表方。

（四）滋阴养血法

滋阴养血法用于肾阴亏虚或久病耗气伤阴，阴血不足者。可兼见面色萎黄或苍白无华，两目干涩，四肢麻木，经少色淡等。常配伍当归、芍药、阿胶、菟丝子等药物。代表方如归芍地黄丸。

（五）滋阴息风法

滋阴息风法多用于热病后期，热邪久留伤阴致肝肾阴虚而发虚风内动之变。其症可兼见身热不甚，手足心热，手足抽搐蠕动，舌绛苔少，脉虚数。滋阴息风法旨在滋养肝肾之阴，濡养四肢，阴足则制阳，平息内风。常用药物有钩藤、珍珠母、生石决明、枸杞子、生龙骨、生牡蛎、鳖甲、龟甲等。代表方剂如滋阴息风汤、大定风珠、左归饮合镇肝熄风汤。

（六）滋阴疏肝法

适用于阴虚肝郁证，主要用于由于情绪抑郁而引起的疾病。肾水虚亏不能滋肝或肝肾阴虚则肝木抑郁，而肝喜条达，不舒则引起气机郁滞。可兼有胸胁胀痛，吞酸吐苦，咽干口燥等症状。滋补肾阴，则肝得润养，疏肝理气，则气机调畅。常用药物有生地黄、枸杞子、沙参、川楝子等。代表方如一贯煎等。

（七）交通心肾法

该法滋肾阴，敛肾阳，滋阴以降心火，安心神，交通心肾，用于心肾不交证。肾阴虚损肾水亏于下，心火亢于上，则水火不相既济。其症兼见心悸，烦躁不寐，健忘多梦，五心烦热，腰酸耳鸣，面部潮红，汗出等。常用中药为天冬、麦冬、生地黄、茯神、远志、酸枣仁、柏子仁等。代表方如交泰丸、黄连阿胶汤、天王补心丹等。

四、温补肾阳法

肾阳为一身阳气之根本，肾阳亏虚则温煦无力，气化失司。治疗以益火之源，温振肾阳为主，恢复肾阳功能，具体分为以下几个方面：

（一）温肾助阳法

此法用于肾阳虚弱者，可见形寒肢冷，精神萎靡，腰膝酸冷疼痛，五更泄泻，尿少浮肿，小便清长，夜尿频多，或阳痿阴缩、宫寒不孕等特征性临床表现。舌脉表现为舌淡胖，脉沉迟无力。常用补肾阳药物为附子、肉桂、仙茅、淫羊藿、肉苁蓉、菟丝子、杜仲、川续断等。代表方如纯补无泻之右归丸及桂附八味丸。

（二）温补脾肾法

此法用于脾肾阳虚，除肾阳虚症状外，还兼有腹胀纳呆，便溏，小腹疼痛，喜温喜按，泄泻等。多由肾为先天之本，脾为后天之本，两者相互滋生，相以为用。命门火旺上蒸脾土，则中焦温和而自治；脾土之阳亦可充养命门之火。脾阳受损，不能充养肾阳，或肾阳虚损，不能温暖脾阳导致脾肾阳虚。故应兼补脾肾之阳，用温补脾肾的方法，旺命门之火，温中焦脾土，以治脑病中肾水泛滥，水湿困脾之象如长期腹泻，水肿等症。常用药物为干姜、附子、白术、苍术、砂仁、肉豆蔻等。代表方剂如四神丸、四逆加人参汤及附子理中汤等。

（三）温阳利水法

此法用于肾阳虚，阴寒内盛，气不化水，导致水液内停，症见全身水肿，腰以下肿甚，尿少或无尿；或肾阳不足，不能温化肾水，心阳亦虚，则水饮上犯而见心下逆满，气上冲胸，心悸气短，小便不利者。治以补肾阳，温化水饮。常用药物为附子、茯苓、白术、桂枝等。以真武汤、济生肾气丸等为代表方。

（四）回阳救逆法

此法用于人体气血逆乱，阳气衰亡欲脱的危急重证—厥证与脱证。心为君火，肾为相火，肾阳为阳气之根，肾阳亏虚，心阳衰竭，而至阳气衰竭欲脱之证，则见四肢厥冷，面色苍白，冷汗淋漓，烦躁不安，甚则神昏，舌淡，脉微欲绝等。此为危急之证，急用人参、附子、干姜、肉桂、龙骨、牡蛎、五味子等药物温补元阳，回阳固脱。代表方如参附汤、参附龙牡救逆汤、四逆汤等。形不足者，温之以气，佐以人参、甘草等药物补气和中。

五、阴阳并补法

此法用于肾阴阳两虚证。若脑病患者病程较长，日久未愈，因阴阳互根互用，可引起阳损及阴，或阴损及阳，出现肾阴阳俱损之证，既可见精神萎靡，腰膝酸软，夜尿频繁，小便清长，舌质淡胖等阳虚表现，又兼有眩晕耳鸣，失眠梦遗，口燥咽干等阴虚之象。善补阳者，必以阴中求阳；善补阴者，必以阳中求阴。临床用药需根据阴阳虚损程度进行配伍加减。常用平补肾阴阳药为熟地黄、枸杞子、菟丝子、杜仲、山药等。阴阳并补法代表方如地黄饮子、二仙汤等，皆有滋肾阴，补肾阳，调补机体阴阳之功。

（何佳鑫　李明）

第二节　治风法与常用方药

在脑病的治疗中，治风法是针对外风和内风而设立的治疗脑病风证的疗法。有疏散外风和平息内风两大类。

一、疏散外风

疏散外风适用于风邪引起的头痛、头眩、中风等外风证。主要以辛散疏风药，酌情配伍散寒、清热、祛痰、通络、养血之品。如川芎茶调散擅长祛风止痛，方中集羌活、白芷、细辛、荆芥、防风、薄荷辛散祛风药于一体，专治风邪头痛。大秦艽汤和小续命汤均可治疗风邪初中经络证。大秦艽汤祛风清热，养血活血，以秦艽为主配以当归、熟地黄养血柔筋，生地黄、石膏、黄芩清热养阴；而小续命汤则有祛风散寒，益气温阳之功，方中配伍麻黄、生姜发散风寒，人参、附子、肉桂温阳益气，适用于阳虚之体风寒外中经络之证。侯氏黑散依据《素问·至真要大论》“风淫于内，治以辛凉，佐以苦甘，以甘缓之，以辛散之”之法而设，其中大量菊花为君药，以平肝息风；防风、细辛以祛风散邪；人参、白术以健脾益气；黄芩以清热坚阴；当归、川芎以补血活血，血行风灭；茯苓通心气而行脾湿；桔梗以和膈气；干姜、桂枝温阳；牡蛎、白矾，酸敛涩收，敛阴截痰、填塞空窍，又能祛空窍顽痰，全方共奏祛风，清热，化痰，益气养血之功。

二、平息内风

内风的病理属性当分虚、实。内风之实证，治宜平肝息风，多以平肝息风药为主组方，因热盛伤津灼液，或炼液为痰，故常配清热、养阴、化痰之品；内风之虚证，多指阴虚血亏而生风，治宜滋阴息风，多以滋阴养血药为主组方，或配平肝潜阳之品。温病大家叶天士通过总结前人治风经验，深入研究而提出“甘药息风”“非柔润不能调和”“肾虚忌燥，以辛润温药”的论点。

（一）凉肝息风法

凉肝息风法适用于温热病邪传入厥阴，肝经热盛，热极动风之证，或夹痰火上扰，气血上逆，以致神窍闭阻。本法以清热凉肝息风为主，配以养阴增液舒筋为辅，兼以化痰安神。热极动风，风火相煽，多用羚羊角、钩藤、桑叶、菊花清热疏泄，凉肝息风；阴液损耗，肝脉拘急，加生地黄、白芍养阴柔肝，舒筋缓急；邪热亢盛，灼津成痰，配以川贝母、鲜竹茹化痰清热；热扰心神，加茯神、酸枣仁等平肝宁心安神；邪热内闭，神昏谵语，配合紫雪或安宫牛黄丸清热开窍；抽搐甚者，配合止痉散加强息风止痉；便秘者，加大黄、芒硝通腑泻热。凉肝息风法代表方剂如俞根初《通俗伤寒论》中羚角钩藤汤，被何秀山喻为“凉肝息风，增液舒筋之良方”，临床多用于治疗肝经热盛动风证。

（二）平肝息风法

平肝息风法适用于肝肾不足，肝阳偏亢，生风化热之证。本法以平肝息风为主，佐以清热安神、补益肝肾。肝阳上亢，目赤者，多用天麻、钩藤、石决明平肝息风，清热明目，并多配以牛膝、益母草引血下行，活血利水，有利于肝阳平降；肝肾不足，无力潜阳，加杜仲、桑寄生补益肝肾以治本；火热上扰，配以黄芩、栀子清热泻火；热扰心神者，加首乌藤、茯神宁心安神；眩晕头痛剧烈者，可加羚羊角、龙骨、牡蛎增强平肝潜阳息风；若肝火亢盛，口苦面赤，心烦易怒，加龙胆草、夏枯草清肝泻火；脉弦细者，加生地黄、枸杞子、何首乌以滋补肝肾。本法肝肾同治，以息风为主；心肝同调，以平肝为主。代表方剂为《中医内科杂病证治新义》天麻钩藤饮，本为高血压头痛头晕而创立，通过中西医汇通结合，以肝火厥逆，上攻头脑为其病机。

（三）镇肝息风法

张锡纯称本证为内中风，系由肝肾阴虚，肝阳偏亢，阳亢化风，气血逆乱所致。《素问·调经论》云："血之与气，并走于上，则为大厥，厥则暴死。气复则反生，不反则死。"本证以肝肾阴虚为本，阳亢风动、气血逆乱为标，本虚标实，本缓标急，急当治其标，以镇肝息风为主，补益肝肾为辅的治法施治。阴虚阳亢，肝肾不足，加怀牛膝、赭石引血下行，补益肝肾；配以代赭石、牡蛎、龙骨和龟甲质重沉降，镇肝降逆；阴虚热象重者加玄参、天冬清热滋阴；肝气不疏者加川楝子、茵陈、麦芽疏肝气，清肝热。要注意加入甘草、麦芽等药，护胃和中，并防介石类药物碍胃。本法代表方出自张锡纯的《医学衷中参西录》，为镇肝熄风汤，此方运用广泛，可用于脑胶质瘤的脑充血、脑出血造成的偏瘫、口眼㖞斜、舌强语謇等。此外还有建瓴汤，张锡纯言建瓴汤一方"服后能使脑中之血如建瓴之水下行，脑充血之证自愈"，方中重用滋养阴液，柔肝息风之品，辅以重镇潜阳，养血安神之药，既能平肝潜阳，又能宁心安神，使肝阳得平，内风息除。

（四）滋阴息风法

本证由于温病迁延日久，邪热灼伤真阴，或因误汗、妄攻重伤真阴所致。真阴大亏，水不涵木，虚风内动，真阴欲竭。此时邪热已去八九，真阴仅存一二。治宜重用味厚滋补药以滋阴养液，填补欲竭之真阴，平息内动之虚风。阴虚风动，肝阴不足，鸡子黄、阿胶、生白芍、生地黄、麦冬等滋阴养液柔肝；阳亢风动者，加龟甲、鳖甲、牡蛎等介类潜镇之品，滋阴潜阳，重镇息风；若兼气虚喘急，加人参补气定喘；气虚自汗，加人参、龙骨、小麦补气敛汗；气虚心悸，加人参、小麦、茯神补气宁神定悸；若低热不退，加地骨皮、白薇以退虚热。本法代表方大定风珠出自《温病条辨》，是治疗温病后期，真阴大亏，虚风内动之常用方，主下焦温病，热邪久羁，劫烁真阴，神倦瘛疭，脉气虚弱，舌绛苔少，时时欲脱者。《通俗伤寒论》中阿胶鸡子黄汤也是针对邪热羁留，阴虚风动的代表方，具有滋阴息风之功，配有钩藤、茯神，兼有凉肝息风，定神安志之功。

（五）养血息风法

本法系中风证内邪已除，外邪已尽者；及小儿惊痫搐急，慢惊风。代表方有朱丹溪《医学正传》中的愈风汤，主治产后中风口噤，牙关紧急，手足瘛疭，角弓反张。或由产后、失血大病初愈等血虚正弱之时，沐发汗出，感受外寒而致。正虚不足以抗邪外出，邪入经络，日久经脉瘀滞，血瘀其中，致使病程日久，缠绵难愈，反复发作。例如养血祛风汤（《证治准绳》），用白芷、菊花、蔓荆子通达少阳以散风邪，若邪在他经，痛在他处，可按经用药。

以上介绍了五种息风法及相应的代表方剂，但临床上并不拘泥于此，须仔细辨别证型，随证施治。

（孙豪　李明）

第三节　祛痰化瘀法与常用方药

脏腑功能失和，使气血津液代谢障碍，易生痰瘀实邪，导致多种脑病发生。痰邪流窜于经络，上蒙于巅顶，使气血不得入其中，神机不得出于脑窍；血瘀于脉道，使新血不达头面，清窍不荣，脑海失养而致各种脑病。痰为津聚，瘀为血滞，津血同源，痰瘀亦可同病。治法宜化痰祛瘀。

脑病痰证宜燥湿祛痰，因常夹风邪，故常兼用息风之品。瘀证常兼气虚、气滞之证，故治宜益气活血或行气活血。痰瘀互阻证治宜涤痰化瘀。

一、燥湿化痰法

该法适用于脑病痰浊中阻，上蒙清窍，阻遏清阳之证，临床多见于痴呆、眩晕患者。陈士铎在《辨证录·呆病门》论：“由于胃气之衰，肝郁则木克土而痰不能化，胃衰则土制水而痰不能消，于是痰居于胸中而盘踞于心外，使神明不清而成呆病矣。”脾主运化，乃生痰之源。脾运失司，痰湿中阻，运化失常，致清阳不升，浊阴不降，气血不能上荣于头目，故见眩晕；水气凌心则心悸怔忡；恶心呕吐乃痰浊内阻之症。治当燥湿祛痰。方用半夏白术天麻汤加味。程钟龄《医学心悟》一书“有湿痰壅遏者，书云，头眩眼花，非天麻、半夏不除是也，半夏白术天麻汤主之”。

二、息风化痰法

该法适用于肝阳上亢或肝风夹痰者，方药常用半夏白术天麻汤和天麻钩藤饮加减。

三、活血化瘀法

该法适用于瘀血内停，阻滞血脉，气血不能上荣头目，脑失所养之证。临床多见于头痛、多寐患者。头痛病多有跌仆损伤史，瘀血长留脑脉，不通则痛。其痛处不移，痛如锥刺，经久不愈。多寐属瘀血内停者，多由瘀血阻滞，神明失养导致。方用通窍活血汤，王清任《医林改错》称其为“表里通经第一方”。

四、益气活血法

该法适用于中风后遗症之气虚血瘀证，患者半身不遂，言语謇涩，舌紫黯或有瘀斑，苔白脉缓。方用补阳还五汤益气活血。张锡纯《医学衷中参西录》：“至清中叶王勋臣出，对于此证，专以气虚立论，谓人之元气，全体原十分，有时损去五分，所余五分，虽不能充体，犹可支持全身。而气虚者，经络必虚，有时气从经络处透过，并于一边，彼无气之边，即成偏枯。爰立补阳还五汤。”补阳还五汤加苍术、黄柏等清热利湿之品或枸杞子、桑寄生等滋补肝肾之品可用于治疗痿病；加息风化痰之品可用于治疗颤病。

五、活血行气法

该法适用于瘀血阻滞胸中，不通则痛，胸痛，清阳不升，头部气血逆乱，导致的气滞血瘀型头痛。方用血府逐瘀汤活血化瘀、行气开胸止痛。王清任《医林改错》：“癫狂一证……乃气血凝滞，脑气与脏腑气不接。”癫狂病亦可用活血行气法，使瘀血去，气滞清，神志自清，方用癫狂梦醒汤。

六、涤痰化瘀法

该法适用于脑病痰浊入络与瘀血互结导致的清窍闭阻证。临床多见于缺血性中风和脑外伤综合征等。痰瘀互阻是缺血性中风急性期的主要证候，根据“急则治其标”的原则，当以祛痰化瘀为急务。治以祛痰化瘀方。由人工牛黄、茯苓、半夏、橘红、枳实、竹茹、胆南星、全蝎、僵蚕、水蛭、大黄、甘草组成。方中君以人工牛黄、水蛭合用以豁痰息风、化瘀通络；臣以橘红、半夏合用以燥湿化痰；佐以茯苓健脾渗湿，胆南星清热化痰、息风定惊，竹茹清热化痰、除烦止呕，枳实消痰除痞、降气导滞；全蝎、僵蚕化痰息风、通络止痉，大黄通腑泻热、活血逐瘀，使以甘草补气渗湿，使湿无所聚，痰无所生，以固其本。诸药并用，共奏具有祛痰化瘀、息风通络、通腑开窍之良效。也可用桃红四物汤合二陈汤加减，或温胆汤加化痰祛瘀药物。

脑外伤后综合征是脑震荡或脑挫伤等伤后仍有头晕、头痛等症的脑神经功能性症候群。该病本缘于血瘀阻脑络，清窍失养，但患者多伴头重身困，胸闷，逢阴雨天加重，舌苔白腻，脉细濡或滑，故痰瘀互阻，蒙闭清窍当为此类患者病机。治宜活血化瘀，化痰开窍，方用桃红四物汤合温胆汤加减。

综上可知，痰瘀为病，多因脾失健运或嗜食肥甘，导致湿痰内生，或因肝郁化火，炼液生痰，痰湿久留，阻遏气机，导致肝经气滞血瘀，痰瘀互结，阻于络脉，则不荣于脑髓；或因跌打损伤、内伤七情，导致气血津液代谢异常，继而化生痰瘀，导致痰瘀相互交结的病理状态的发生。痰瘀互结，久病入络，在很大程度上影响着脑病的治疗及转归。除了以上六法，祛痰化瘀法治疗脑病时，应注重虫类药和化痰、活血药物的联合应用。常用的虫类药物有全蝎、僵蚕、地龙、水蛭等，具有药性猛烈、入络搜邪的特点，可起沉疴痼疾。如在脑瘤的治疗中，在使用石菖蒲豁痰开窍，生蒲黄活血化瘀，痰瘀并治的基础上，常配虫类药剔络透邪外出以治疗脑瘤。

（朱迎君　李明）

第四节　解郁法与常用方药

气郁型脑病多由外感六淫或七情内伤导致肝气郁滞，以致脑内气机紊乱甚或逆乱而上，且气郁日久易生痰生瘀、化火生热伤阴，扰动神明。此类病证的辨证要点在于辨别热象的有无，化热前以理气为主，兼以治疗兼证；化热后以泻火为主，加以理气、护阴之品。

肝气郁滞者，治宜疏肝理气，多以理气药为主组方，气滞日久生痰则配以化痰祛湿药，生瘀则配以活血化瘀药。气郁化热者，治宜清热理气，多以清热泻火药为主组方，配以调理气机、保护阴液的药物。因证组方，辨证施治，是中医临床处方的重要特点，气郁证亦如此。

一、疏肝解郁法

本证是肝脏受损，肝气郁滞，导致全身气机运行不畅，脑中气机郁滞所致，治宜疏肝理气，多用柴胡、香附、郁金等药；疏肝理气药易劫肝阴，须配伍芍药、甘草等养血柔肝之品。其中，出自《景岳全书》的柴胡疏肝汤，原方用于治疗胁肋疼痛、寒热往来，是疏肝理气经典方剂；另外，大柴胡汤、小柴胡汤、逍遥散、气郁汤等亦为代表方剂。

二、化痰解郁法

本证是由肝气郁滞日久导致，气机不畅则生痰湿，痰浊上扰，发为脑病，治宜理气化痰。若以痰为主，多用半夏、瓜蒌、南星等药；若以湿为主，则多用茯苓、白术等药；若痰郁化火，则配伍青黛、栀子等药。其中，半夏厚朴汤、四七汤、温胆汤为代表方剂。

三、化瘀解郁法

本证是气机郁滞，血行不畅导致瘀血产生所致，“气滞”与“瘀血”互为因果，治宜行气化滞、活血化瘀，多用桃仁、红花、赤芍、川芎等药。若血瘀入络，则用全蝎、地龙、三棱、莪术等药；若气机郁滞较重，则用川楝子、香附、青皮等药。其中复元活血汤、血府逐瘀汤等为代表方剂，也是近年的研究热点，有着良好的临床治疗效果。

四、清肝解郁法

本证是由气郁日久，生痰生瘀，郁而化热所致，郁热上扰神明，发为此病，治宜清热泻火、理气解郁，兼以养阴护阴。肝火盛者，多用龙胆草、黄芩等药；肝郁乘脾者，多用白术、茯苓等药。其中清肝汤、丹栀逍遥散、龙胆泻肝汤为代表方剂。

以上方剂为治疗气郁证不同发展阶段的代表方剂，临床上须仔细辨证施治。

（孙雅琴　李明）

第五节 开窍法与常用方药

窍闭神昏证多因邪气壅盛，蒙蔽清窍所致。症见神机闭阻，不省人事，牙关紧闭，两手握固等。闭证病属实，有寒闭、热闭之分。热闭由温热之邪内陷心包所致，常伴见面赤、身热、苔黄、脉数等热象；寒闭由因寒邪、气郁、痰浊等蒙蔽心窍引起，常伴见面青、身凉、苔白、脉迟等寒象。治法当通窍开闭、苏醒神识。

热闭者，宜用“凉开”法，清热解毒、祛痰开窍；寒闭者，宜用“温开”法，散寒化浊、温通开窍。临床多用于急救，中病即止，不可久服。

一、凉开法

本法适用于热性病，邪热犯脑，或中暑、疫毒痢、急黄等所引起的神昏、惊厥、谵语等症。包括清热开窍法和涤痰开窍法。

（一）清热开窍法

本法适用于温热病邪热内陷心包，痰热壅闭清窍证，亦治中风昏迷，小儿惊厥。方用安宫牛黄丸、紫雪丹、至宝丹。安宫牛黄丸出自《温病条辨》，擅长清热开窍，豁痰解毒。临床可用于治疗小儿热性惊厥，重症小儿脑炎、急性脑梗死伴高热，高血压脑出血、颅脑外伤昏迷等。紫雪丹出自《外台秘要》，有清热开窍，息风止痉之功，尤其适用于伴惊厥、手足抽搐的高热昏迷患者，临床用于治疗精神分裂症躁狂型患者疗效颇佳。至宝丹出自《苏沈良方》，擅长清热开窍，化浊解毒。本方常用于急性脑血管病、脑震荡、流行性乙型脑炎、流行性脑脊髓膜炎、癫痫等证见痰热内闭者。

安宫牛黄丸、至宝丹、紫雪丹合称为“凉开三宝”。症见高热烦躁、神昏谵语、中风昏迷，或小儿惊厥等，可用清热开窍、豁痰解毒的安宫牛黄丸；神昏窍阻而又痉厥者，用开窍镇痉的紫雪丹；若秽浊之毒尤甚，而又见痰盛气粗，则可用至宝丹。

（二）涤痰开窍法

本法常用于癫狂、痫病实热顽痰或风痰蕴热证。方用滚痰丸和定痫丸。滚痰丸出自元代王珪《泰定养生主论》，其创痰证学说，开“怪病治痰”之先河。该方多用于癫狂、惊悸等证见实热顽痰者，因其泻火逐痰，药效峻捷，故名“滚痰”。临床用于痰热内扰型多动症、精神分裂症，脑外伤所致躁狂型精神障碍疗效亦佳。定痫丸出自程国彭《医学心悟》，“痫者，忽然发作，眩仆倒地，不省高下，甚则瘈疭抽掣，目斜、口喎，痰涎直流，叫喊作畜声……虽有五脏之殊，而为痰涎则一，定痫丸主之”。主要用于癫狂、痫病见风痰蕴热者。功擅清热涤痰息风，开窍安神定痫。定痫丸加减亦可用于治疗脑梗死患者见失眠者。

二、温开法

本法适用于寒邪或痰浊内闭，或中风、中毒而见神昏阴闭者。常用方剂有苏合香丸、七气汤、五磨饮子、返魂汤、通关散等。苏合香丸出自《外台秘要》，擅芳香开窍，行气止痛。多用于治疗流行性乙型脑炎、癫痫等证属寒闭或寒凝气滞者。其用于急性中风和面瘫患者亦收效颇佳。七气汤出自《备急千金要方》用治七情六气郁结，内结积聚，坚牢如杯，心腹绞痛，不能饮食，时发时止，发即欲死。五磨饮子出自《医便》，皆为行气破结之品，力猛势峻，用于因大怒而致气闭假死的大怒暴厥证。亦可用于中风后呃逆持续发作患者。返魂汤出自《观聚方要补》，主治癫痫，痰积日久，神气散化，魂魄离乱。通关散出自《丹溪心法附余》，功能通关开窍。症见突然昏厥，人事不省，牙关紧闭，面色苍白，痰涎壅盛。

（朱迎君　李明）

第六节　安神定志法与常用方药

神志不安往往因各种原因所导致的脏腑阴阳偏盛偏衰而起，其中又以心、肝、肾脏功能失调作为常见。其发病或由外受惊恐，情志刺激，致心肝神魂不宁者；或由情志不遂，肝气郁结，郁而化火，内扰心神者；或为思虑太过，阴血暗耗，心神失养，神不宁舍者；或为劳损心肾，肾精不藏，心肾水火不能互济者。其病机虽较复杂，但其证候不外虚实之分。以惊恐、喜怒、烦躁、狂乱等为主要表现者，一般多属实证；以心悸、健忘、失眠、多梦等为主要表现者，一般多属虚证。治法当安神定志。实证宜重镇安神，虚证宜滋养安神。

一、镇心安神法

该法适用于心火偏亢，阴血不足所致的神志不安之证，方用朱砂安神丸，该方出自《内外伤辨惑论》“如心浮气乱，以朱砂安神丸镇固之”，有镇心安神，清热养血之功。主要用于治疗失眠、惊悸、抑郁等症见心烦，失眠，惊悸，梦扰，怔忡，头晕，耳鸣，舌红者。

二、交通心肾法

本法适用于失眠、癫痫、健忘等见心肾不交者。方用磁朱丸、朱雀丸、交泰丸。磁朱丸出自《备急千金要方》，主要用于治疗失眠、癫痫等证见心肾不交者。症见心悸失眠，耳鸣耳聋，视物昏花等。磁石与朱砂合用，滋肾阴，抑心火，交通心肾，潜阳明目。朱雀丸出自《是斋百一选方》，用于治疗心火不降、肾水不升，心肾气机失调导致的失眠、健忘等，症见心神不定，恍惚不乐，事多健忘，心悸怔忡。明代李中梓强调健忘的病机为“心不下交于肾，浊火乱其神明；肾不上交于心，精气因而不用。火居上则因而为痰，水居下则因而为燥，扰扰纭纭，昏而不宁。故补肾而使之时上，养心而使之善下，则神气清明”，并总结出心肾不交，宜用朱雀丸。交泰丸出自《韩氏医通》，清火安神，交通心肾，用于心阳独亢、肾水不足，心肾不交之失眠。症见心烦不寐，入睡困难，心悸多梦，伴头晕耳鸣，腰膝酸软，潮热盗汗，五心烦热，咽干少津，舌红少苔和脉细数等。

三、滋阴清热法

本法适用于失眠、焦虑症、神经衰弱、抑郁症、老年痴呆等见阴虚火旺证。方用黄连阿胶汤清心热，补肾阴。该方出自《伤寒论》，“少阴病，得之二三日以上，心中烦，不得卧，黄连阿胶汤主之。”

四、养血安神法

该法适用于失眠、抑郁症等证见阴血亏虚，神志不安者。方用天王补心丹和酸枣仁汤，天王补心丹出自《校注妇人良方》，养血安神，滋肾养阴，症见心悸失眠，虚烦神疲，梦遗健忘，手足心热，口舌生疮，舌红少苔，脉细而数等。酸枣仁汤出自《金匮要略》，养血安神，清热除烦，症见虚烦失眠，头目眩晕，咽干口燥，舌红，脉弦细等。临床与甘麦大枣汤合用还可用于治疗紧张性头痛。

五、化痰和胃法

该法用于痰饮内阻，胃气不和所致的失眠。方用半夏秫米汤，出自《灵枢·邪客》，方中以半夏和胃，秫米化浊，胃和则卧安。

六、益气镇惊法

该法适用于失眠、惊悸、怔忡、癫痫见心气不足、神明不安者。方用安神定志丸（《医学心悟》），益气镇惊，安神定志。主治症见心神不安，多梦易惊，心悸不眠，舌淡苔白，脉细弱等。

（朱迎君　李明）

第七节　泻热通腑法与常用方药

痰热腑实证是痰热壅阻肠腑之候。中风急性期多为肝阳上亢，阳升风动，气血逆乱，脑窍蒙蔽，阳火亢盛，炼液生痰，加之木横土衰，脾胃运化传导失职，则糟粕内停，发为痰热腑实证。患者症见突然发病半身不遂、偏身麻木为主症，兼见便秘、眩晕、痰多、苔黄或黄腻、脉弦滑。治以泻热通腑法，急以星蒌承气汤泻热化痰，软坚攻下。全瓜蒌 30～40g，胆南星 6～10g，生大黄 10～15g（后下），芒硝 10～15g（冲服）。该方由王永炎先生创制，凡由痰热壅盛导致痞、满、燥、实等临床见症，或虽未成腑实，但因腑气不降，浊邪上犯，气血循行受阻而出现神志不清，半身不遂，言语謇涩等症，皆可用之。全瓜蒌清热化痰散结，利大肠，使痰热下行；胆南星清热化痰，息风定惊，二味合用清化痰热，散结宽中。生大黄苦寒峻下，荡涤胃肠积滞；芒硝咸寒软坚，润燥散结，助大黄以通腑导滞。诸药合用，共奏化痰通腑、息风通络之功。

泻热通腑法属上病下取之法，其推陈出新，使邪有出路，腑气通畅，脾胃气机升降复常，气血方能正常敷布，畅达血脉，又能直折肝气之暴逆，引血下行。泻热通腑，已成为治疗急性中风病危重症的主要治法。

（朱迎君　李明）

参考文献

［1］王永炎，张伯礼．中医肾脏病学［M］．上海：上海中医药大学出版社，2008.

［2］沈庆法．现代中医肾脏病理论与临床［M］．上海：同济大学出版社，2008.

［3］张振广，王彦晖．郁证与虚证的关系初探［J］．世界中医药，2009，4（1）：1－2.

［4］第五永长．老年性痴呆“髓空痰浊”病机及治法再识［J］．中医杂志，2016，57（12）：1075－1077.

［5］刘志君．中医药治疗老年性痴呆研究探要［J］．实用中医内科杂志，2005，19（1）：13－14.

［6］崔名雯．郑绍周教授应用补肾益气法治疗中风病经验

[J]. 中医临床研究, 2013, 5 (4): 47-48.

[7] 陈海鹏, 马融, 张喜莲, 等. 从“少火生气法”论治儿童脑性瘫痪合并癫痫 [J]. 山东中医杂志, 2017, 36 (2): 145-147.

[8] 代永生. 中药对脑梗塞患者的康复治疗效果分析 [J]. 北方药学, 2015, 12 (7): 169.

[9] 杨俊, 张耀升. 六味地黄丸治疗脑病举隅 [J]. 中医研究, 2008, 21 (10): 49-50.

[10] 程运文. 脑外伤后综合症补肾六法 [J]. 新疆中医药, 1988, (4): 9-11.

[11] 欧阳迪, 谢玮铭. 左归丸治疗神经系统疾病举隅 [J]. 内蒙古中医药, 2015, 34 (5): 57.

[12] 俞珊珊. 大补阴丸联合低分子肝素钠治疗脑梗死恢复期阴虚火旺证临床观察 [J]. 新中医, 2015, 47 (12): 24-26.

[13] 康年松, 别晓东. 论脑外伤无苔症 [J]. 江西中医药, 2008, 39 (5): 21-22.

[14] 张俊峰. 脑梗死患者应用滋阴潜阳法治疗的有效性及安全性初评 [J]. 光明中医, 2017, 32 (5): 670-672.

[15] 洪天一, 韩一龙, 梁超. 中医药治疗缺血性脑卒中后遗症 [J]. 吉林中医药, 2016, 36 (6): 578-579, 593.

[16] 王震宇, 刘晶晶, 王娜. 中医论治老年颤证的临床思路 [J]. 中医研究, 2013, 26 (10): 55-56.

[17] 许程燕. 滋阴息风汤联合美多芭治疗肝肾阴虚型帕金森病非运动症状的临床疗效研究 [J]. 中医临床研究, 2017, 9 (30): 13-14, 28.

[18] 宋知行. 董廷瑶老师治疗小儿癫痫的经验 [J]. 江苏

中医杂志，1983，(6)：11－12.

[19] 刘树春．滋阴疏肝法治疗梅核气 47 例［J］．北京中医，1997，16（4）：33.

[20] 韩永强，顾莉君，刘锦．天王补心丸治疗脑卒中后失眠症 60 例疗效观察［J］．中国实用医药，2011，6（21）：185.

[21] 鲍远程．中医脑病的历史沿革及辨证论治研究［J］．中医药临床杂志，2012，24（11）：1029－1034.

[22] 陆曦．中西医结合治疗老年性痴呆［J］．福建中医药，1989，20（1）：29.

[23] 赵艳玲．中医辨证治疗老年痴呆 30 例临床观察［J］．基层医学论坛，2008，12（32）：1020.

[24] 吕向阳，张向东．经方辨治脑卒中性抑郁症［J］．国医论坛，1998，14（3）：11.

[25] 兰美华，吴红彦．中医治疗老年性痴呆研究进展［J］．实用中医药杂志，2011，27（9）：644－646.

[26] 袁虎，张俊．加味四逆汤治疗脑出血伴血管源性脑水肿 30 例［J］．光明中医，2017，32（1）：71－72.

[27] 孙秀丽，牛磊，宫洪涛．宫洪涛教授从肝肾论治痴呆的经验［J］．甘肃中医，2008，21（6）：9－10.

[28] 李枝朝．地黄饮子治疗老年痴呆症 18 例［J］．四川中医，2011，29（2）：89.

[29] 李冀．方剂学［M］．北京：中国中医药出版社，2012.

[30] 陈伯青，罗远萍．叶天士治风法则及其组方用药规律浅析［J］．湖南中医杂志，2002，18（4）：44－45.

[31] 张腾，聂志玲．“治风先治血”应用于中风病的理论

探讨［J］. 中国中医急症，2012，21（7）：1097－1097.

［32］王和贞. 祛痰化瘀法治疗眩晕反复发作67例［J］. 中国中医急症，2010，19（7）：1234.

［33］苏谨. 从痰论治眩晕治验［J］. 光明中医，2010，25（4）：685.

［34］卞勇. 通窍活血汤加减治疗瘀血头痛45例［J］. 中医研究，2011，24（3）：14－15.

［35］梁忠杰，张明亚. 多寐治验［J］. 吉林中医药，2008，28（4）：245.

［36］王瑞雯，万文蓉. 中风后遗症的诊疗进展［J］. 中国医药指南，2014，12（4）：45－47.

［37］兰永龙. 眩晕从瘀论治［J］. 中医临床研究，2011，3（14）：73－74.

［38］邹锦山. 癫狂梦醒汤在精神科的临床应用［J］. 中国中医基础医学杂志，2005，11（6）：470.

［39］王朝霞，方习红，王鹏. 祛痰化瘀胶囊治疗痰瘀阻络型脑梗死急性期100例［J］. 中西医结合心脑血管病杂志，2009，7（4）：408－411.

［40］曹永升，刘莹，李军. 化痰祛瘀法治疗缺血性脑中风50例临床观察［J］. 成都中医药大学学报，2009，32（3）：39－40.

［41］张勇. 温胆汤加味治疗缺血性脑中风80例［J］. 河南中医，2005，25（9）：63－64.

［42］方铄英. 祛瘀化痰法治疗脑外伤后综合征38例［J］. 广西中医药，2006，29（3）：24.

［43］白海侠，周海哲. 李军教授治疗脑病痰瘀交结证用药特点探微［J］. 陕西中医，2008，29（6）：702－703.

［44］樊永平．国医大师王绵之治疗脑病用药特点［J］．中华中医药杂志，2013，28（7）：2020－2022.

［45］王秋红．柴胡疏肝汤临床运用举隅［J］．河南中医，2005，（6）：61.

［46］吴剑宏，陈幸谊．血府逐瘀汤方剂的现代药理研究进展［J］．中成药，2013，35（5）：1054－1058.

［47］钟政武，刘日才，周招美．安宫牛黄丸佐治小儿热性惊厥36例［J］．浙江中医杂志，2010，45（9）：663.

［48］李静，殷二航，李九英．安宫牛黄丸治疗重症小儿脑炎的疗效观察［J］．中国实用医药，2013，8（27）：174－175.

［49］龙燮，吴海波．安宫牛黄丸治疗急性脑梗死伴高热临床观察［J］．中国中医急症，2014，23（10）：1922－1923.

［50］王建峰．安宫牛黄丸治疗大面积脑梗死合并高热30例［J］．陕西中医，2011，32（3）：290－291.

［51］张文燕，曲勇．安宫牛黄丸治疗高血压脑出血临床观察［J］．中国中医急症，2005，14（11）：1045－1072.

［52］李求兵，杨学青，田心，等．安宫牛黄丸治疗老年重症急性脑血管疾病疗效观察［J］．中西医结合心脑血管病杂志，2013，11（4）：402－403.

［53］吴祖善．安宫牛黄丸治疗颅脑外伤昏迷的临床研究［J］．中医学报，2013，28（7）：960－961.

［54］陈禄兴．紫雪丹治疗精神分裂症［J］．湖北中医杂志，1982，（2）：21－22.

［55］张雯，于文静，白雪，等．王素梅运用礞石滚痰丸加减治疗注意力缺陷多动障碍临证经验［J］．中国中医基础医学杂志，2015，21（2）：226－227.

[56] 孔德荣. 滚痰丸治疗精神分裂症80例临床研究 [J]. 中原医刊, 1998, 25 (8): 47-48.

[57] 彭璠, 陈泽奇, 罗杰坤. 礞石滚痰丸治疗脑外伤并发躁狂型精神障碍疗效观察 [J]. 中国中医药信息杂志, 2010, 17 (6): 79-80.

[58] 许杰红, 赖新生, 赖东兰. 针刺结合定痫丸加减治疗小儿癫痫64例 [J]. 中医杂志, 2004, 45 (5): 349.

[59] 郭鼎天. 定痫丸化裁治疗痫证8例 [J]. 陕西中医, 2007, 28 (11): 1522.

[60] 陈晓杰, 赵智伟. 定痫丸治疗颅内肿瘤所致癫痫52例 [J]. 中医临床研究, 2015, 7 (13): 73-74.

[61] 吴钊. 定痫丸加减治疗脑梗死失眠36例 [J]. 光明中医, 2015, 30 (1): 74-75.

[62] 冷伟. 苏合香丸治疗急性中风108例 [J]. 中国药物经济学, 2012 (4): 132-133.

[63] 潘进财. 苏合香丸治疗面瘫23例 [J]. 新疆中医药, 1997, 15 (2): 47.

[64] 苏连华. 五磨饮子治疗中风后呃逆的临床观察 [J]. 中国民康医学, 2011, 23 (2): 171-244.

[65] 周颖. 补肾宁心法治疗老年性失眠65例 [J]. 辽宁中医杂志, 2001, 28 (4): 230.

[66] 李建国, 黄庆元. 朱砂安神汤治疗精神分裂症幻听34例疗效观察 [J]. 甘肃中医, 2004, 17 (8): 20.

[67] 陈纪娟. 加味磁朱丸治疗癫痫 [J]. 山东中医杂志, 1996, 15 (9): 424.

[68] 魏绪华. 磁朱丸加味治疗痫证 [J]. 江西中医药,

2002，13（3）：24.

［69］余运龙．加味交泰丸治疗失眠40例［J］．湖北中医杂志，2008，30（6）：46－47.

［70］张飚．酸枣仁汤合交泰丸加减治疗不寐50例［J］．长春中医药大学学报，2008，24（1）：64－65.

［71］孙巧云，穆秀华，李爱华．辨证治疗失眠的临床体会［J］．实用中西医结合临床，2009，9（6）：68－70.

［72］周晓波．黄连阿胶汤加味治疗阴虚火旺型失眠证临床观察［J］．世界中西医结合杂志，2007，2（9）：524－525.

［73］梁小赤，朱克武．黄连阿胶汤加减治疗广泛性焦虑症30例疗效观察［J］．山西中医，2004，20（2）：22－23.

［74］黄坚红，王成银．黄连阿胶汤加味治疗脑卒中后焦虑症36例［J］．陕西中医，2007，28（2）：149－151.

［75］张春光，朱家鹏，许晓霞．黄连阿胶汤治疗紧张性头痛23例［J］．中医药信息，2000，（1）：15.

［76］王霞．黄连阿胶汤治疗神经衰弱60例［J］．现代医药卫生，2003，19（9）：1162－1163.

［77］徐国祥．黄连阿胶汤加减治疗抑郁症38例小结［J］．时珍国医国药，2000，11（1）：74.

［78］沈建平，吉庆．天王补心汤治疗阴虚内热型失眠36例疗效评价［J］．天津中医药，2011，28（3）：217.

［79］张万廷，杨宏宇．天王补心丹加味治疗阴血亏虚型失眠66例［J］．河南中医学院学报，2006，21（2）：57－58.

［80］韩永强，顾莉君，刘锦．天王补心丸治疗脑卒中后失眠症60例疗效观察［J］．中国实用医药，2011，6（21）：185.

［81］任宏伟．甘麦大枣汤合酸枣仁汤治疗心血管神经症30

例 [J]. 辽宁中医杂志, 2006, 33 (1): 78-79.

[82] 阮一帆, 阮文锋. 天王补心丹治疗中风后焦虑症30例疗效观察 [J]. 齐齐哈尔医学院学报, 2011, 32 (13): 2113-2114.

[83] 韩旭, 范圣凯, 张捷. 抑郁症的辨证施治临床观察50例 [J]. 北京中医, 2003, 22 (1): 31-32.

[84] 杨海波, 杨启瑞. 甘麦大枣汤合酸枣仁汤治疗紧张性头痛 [J]. 山东中医杂志, 1994, 13 (10): 467.

[85] 魏霞, 何明华. 半夏秫米汤复方治疗重症失眠30例报告 [J]. 河南中医, 1994, 14 (4): 240.

[86] 吕萍. 半夏秫米汤加味治疗失眠60例 [J]. 长春中医药大学学报, 2012, 28 (03): 472.

[87] 农田泉. 加味半夏秫米汤治疗失眠68例临床观察 [J]. 河北中医, 2012, 34 (8): 1169-1170.

[88] 韩冬梅, 韩媛媛. 安神定志丸配合针灸治疗老年气虚痰浊型失眠疗效观察 [J]. 陕西中医, 2013, 33 (12): 1631-1632.

[89] 高旭阳, 闫文翠. 安神定志丸合酸枣仁汤加减治疗不寐症患者临床观察 [J]. 黑龙江中医药, 2013, (3): 16-17.

[90] 简文佳, 时晶, 田金洲. 王永炎先生运用化痰通腑法治疗中风浅析 [J]. 天津中医药, 2015, 32 (2): 65-67.

[91] 卢明, 刘茂才, 黄燕. 中医脑病临证证治 [M]. 广州: 广东人民出版社, 2006.

[92] 李贤. 加味星蒌承气汤治疗中风急性期的临床研究 [J]. 辽宁中医杂志, 2008, 35 (1): 87-88.

[93] 赵成梅. 加减星蒌承气汤治疗脑梗死急性期 (痰热腑实

证）临床观察［J］. 中国中医急症，2013，22（6）：990-991.

［94］陈沛，凌丽丽，江澜，等. 星蒌承气汤治疗急性缺血性中风病痰热腑实证临床观察［J］. 中西医结合心脑血管病杂志，2016，14（18）：2097-2100.

各　论

第一章 中风

第一节 概述

中风又名卒中。因本病起病急骤、证见多端、变化迅速，与风性善行数变的特征相似，故以中风名之。本病是以卒然昏仆，不省人事，伴口眼㖞斜，半身不遂，语言不利为主症的病证。病轻者可无昏仆而仅见半身不遂及口眼㖞斜等症状。根据中风的临床表现特征，西医学中的急性脑血管疾病与之相近，包括缺血性中风和出血性中风，如短暂性脑缺血发作、局限性脑梗死、原发性脑出血和蛛网膜下腔出血等，均可参照本节进行辨证论治。

第二节 辨证论治

本病的发生，病情有轻重缓急的差别，轻者仅限于血脉经络，重者常波及有关脏腑，所以，临床常将中风分为中经络和中脏腑两大类。中经络一般无神志改变而病轻，中脏腑常有神志改变而病重。

一、中经络

（一）风痰入络证

1. 主症

肌肤不仁，手足麻木，突然发生口眼㖞斜，语言不利，口角流涎，舌强语謇，甚则半身不遂，或兼见手足拘挛，关节酸痛等症，舌苔薄白，脉浮数。

2. 症析

正气不足，气血衰弱，故肌肤不仁，手足麻木。正气不足，脉络空虚，卫外不固，风邪得以乘虚入中经络，痹阻气血，故口眼㖞斜，语言不利，口角流涎，舌强语謇，甚则半身不遂，风邪外袭，营卫不合，正邪相争，故恶寒，发热，肢体拘急，关节酸痛，舌苔薄白，脉浮数。

3. 治法

祛风化痰通络。

4. 选方

（1）真方白丸子（《瑞竹堂经验方》）

组成：大半夏（汤泡七次）、白附子（洗净，略泡）、天南星（洗净，略泡）、天麻、川乌头（去皮尖，略泡）、全蝎（去毒，炒）、木香、枳壳（去瓤，麸炒）各一两（6g）。

用法：上为细末，生姜汁为丸，如梧桐子大。每服二十丸，食后、临卧茶清热水送下，一日三次；瘫痪，温酒送下；小儿惊风，每服二丸，薄荷汤送下（现代用法：水煎，分2～3次服）。

功用：化痰通络。

主治：风痰入络证。

方解：方中白附子祛风痰，通经络，解毒散结；半夏、天南星燥湿化痰，祛风定惊；天麻平肝息风；全蝎祛风除湿，息风止痛；川乌祛风除湿，温经散寒止痛，以助温经通络之力；木香、枳壳理气宽中，以其行气之力助其通经。诸药合用，具有较强的祛风化痰通络的之力。语言不清者，加石菖蒲、远志祛痰宣窍；痰瘀交阻，舌紫有瘀斑，脉细涩者，可酌加丹参、桃仁、红花、赤芍等活血化瘀。

（2）化痰通络汤（《临床中医内科学》）

组成：茯苓15g，半夏10g，生白术15g，天麻10g，胆南星10g，天竺黄10g，丹参15g，香附10g，酒大黄6g。

用法：水煎，分2～3次服。

功用：活血化瘀，化痰通络。

主治：风痰瘀血，痹阻脉络。

方解：方中半夏、茯苓、白术健脾化痰祛湿；胆南星、天竺黄清化痰热；天麻平肝息风；香附疏肝理气，调畅气机，助脾运以化湿；又配以丹参活血化瘀；大黄通腑泻热凉血，以防腑实，此大黄用量宜轻，以涤除痰热积滞为度，不可过量。诸药合用，标本兼治，痰浊化，瘀血散，脉络通则诸症除。本方以化痰配伍活血通络药为主。瘀血重，舌质紫黯或有瘀斑，加桃仁、红花、赤芍以活血化瘀；舌苔黄腻，烦躁不安等有热象者，加黄芩、栀子以清热泻火；头晕、头痛加菊花、夏枯草以平肝息风。风痰互结，瘀血阻滞，日久易从阳化热，故临证用药不宜过于温燥，以免助热生火。

5. 用药特点

常用药物主要有半夏、胆南星、白附子、天麻、全蝎等。半夏辛温，有毒，入脾、胃经，功用为燥湿化痰，降逆止呕，消痞散结，主治“伤寒寒热，心下坚，胸胀咳逆，头眩，咽喉肿痛，肠鸣”（《神农本草经》），“消心腹胸膈痰热满结，咳嗽上气，心下急痛坚痞，时气呕逆，消痈肿，疗痿黄，悦泽面目，堕胎”（《名医别录》）。胆南星苦寒微辛，凉，归肺、肝、脾经，功用为清热化痰，息风定惊，用于痰热咳嗽，咯痰黄稠，中风痰迷，癫狂惊痫，《本草汇言》曰“治小儿惊风惊痰，四肢抽搐，大人气虚内热，热郁生痰”，《药品化义》谓“主治一切中风，风痫，惊风，头风，眩晕，老年神呆，小儿发搐，产后怔忡”。白附子味辛甘，性温，有毒，归胃、肝经，功效为燥湿化痰，祛风止痉，解毒散结止痛。半夏、胆南星、白附子三者均可祛风化痰。天麻甘平，归肝经，功效为息风止痉，平肝潜阳，祛风通络；全蝎辛平，有毒，归肝经，用于息风镇痉，攻毒散结，通络止痛。天麻、全蝎两味均可息风通络。

（二）风阳上扰证

1. 主症

平素头晕头痛，耳鸣目眩，突然发生口眼㖞斜，舌强语謇，或手足重滞，甚则半身不遂等症，舌质红苔黄，脉弦。

2. 症析

肾阴亏虚，肝阳上亢，故平时头晕头痛，耳鸣目眩。肾阴不足，心肾不交，则少寐多梦。风阳内动，扰痰走窜经络，脉络不畅，故忽然口眼㖞斜，舌强语謇，半身不遂。肝风见脉弦之象。

3. 治法

潜阳息风。

4. 选方

（1）镇肝熄风汤（《医学衷中参西录》）

组成：怀牛膝一两（30g），生赭石一两（30g），龙骨五钱（15g），生牡蛎五钱（15g），生龟板五钱（15g），生杭芍五钱（15g），玄参五钱（15g），天冬五钱（15g），川楝子二钱（6g），生麦芽二钱（6g），茵陈二钱（6g），甘草钱半（4.5g）。

用法：水煎，分2～3次服。

功用：镇肝息风，滋阴潜阳。

主治：阴虚阳亢，气血逆乱。

方解：方中重用怀牛膝引血下行，使内动肝风随血而下，并兼有滋补肝肾之用；赭石质重沉降，镇肝降逆；生龙骨、生牡蛎、龟甲滋阴潜阳、息风止痉；玄参、天冬滋阴清热；生白芍养血柔筋；生麦芽、茵陈清泄肝热，疏理肝气；甘草调和诸药。诸药合用，共奏滋养肝肾，平肝潜阳之效。本方镇潜治其标，滋阴以治其本，标本兼顾，用于阴虚风动之眩晕、头痛、舌强、肢颤等。

（2）天麻钩藤饮（《中医内科杂病证治新义》）

组成：天麻9g，钩藤12g，生决明18g，山栀、黄芩各9g，川牛膝12g，杜仲、益母草、桑寄生、首乌藤、朱茯神各9g。

用法：水煎，分2～3次服。生石决明先煎。

功用：平肝息风，清热活血，补益肝肾。

主治：肝阳偏亢，肝风上扰证。

方解：方中天麻、钩藤平肝息风，生石决明咸寒质重，平肝潜阳，清热明目，与天麻、钩藤合用，加强平肝息风之力，川牛膝引血下行，并能活血利水；杜仲、桑寄生补益肝肾以治本；栀子、黄芩清肝降火，以折其阳亢。益母草合川牛膝活血利水，有利于平降肝阳，首乌藤、朱茯神宁心安神。本方以平肝息风药为主，配伍清热泻火、安神定志、引血下行之品。伴头晕头痛加菊花、桑叶；便干便秘加生大黄；若症见神识恍惚，迷蒙者，为风火上扰清窍，为由中经络向中脏腑转化，可配合灌服安宫牛黄丸以开窍醒神；若风火之邪夹血上逆，可加用凉血降逆之品以引血下行。

5. 用药特点

常用药物主要有天麻、钩藤、珍珠母、石决明等。钩藤性甘苦，微寒，归肝经，心经，《本草述》云“治中风瘫痪，口眼㖞斜，及一切手足走注疼痛，肢节挛急。又治远年痛风瘫痪，筋脉拘急作痛不已者”，《本草汇言》云“钩藤，祛风化痰，定惊痫，安客忤，攻痘之药也”。珍珠母咸、寒，归肝、心经。《中国医学大辞典》谓“滋肝阴，清肝火。治癫狂惊痫，头眩，耳鸣，心跳，胸腹膜胀，妇女血热，血崩，小儿惊搐发痉”。石决明，咸平，平肝息风，潜阳，除热明目，《本草经疏》云“能主诸目疾也”，《医学衷中参西录》谓“石决明味微咸，性微凉，为凉肝镇肝之要药……故善治脑中充血作疼作眩晕，因此证多系肝气、肝火夹血上冲也”。

二、中脏腑

（一）闭证

1. 痰热腑实证

（1）主症

素有头痛眩晕，心烦易怒，突然发病，半身不遂，神识昏蒙，语言謇涩或不语，偏身感觉异常，口舌歪斜，头痛目眩，咳痰，痰多，腹胀，便干便秘，数日未行，舌质红或黯红，苔黄腻，脉弦滑。

（2）症析

肝肾阴虚，肝阳上亢，故平时头晕头痛，心烦易怒，突然发病，半身不遂，口舌歪斜，舌强语謇或不语；邪中脏腑，表现为神识昏蒙；阴虚风动表现为肢体强急；肝阳化火，上扰清窍则头痛目眩；痰热内结则表现为痰多而黏，腑气不通则有腹胀，便秘；舌质黯红，或有瘀点瘀斑，苔黄腻，脉弦滑或弦涩皆为痰热瘀滞之象。

（3）治法

通腑泻热，化痰活血。

（4）选方

星蒌承气汤（《临床中医内科学》）

组成：生大黄 10g，芒硝 6g（冲），全瓜蒌 15g，胆南星 10g，枳实 10g，丹参 15g。

用法：水煎，分 2～3 次服。

功用：通腑泻热，化痰祛瘀。

主治：痰热腑实之中风（急性期）。

方解：方中生大黄、芒硝荡涤肠胃，通腑泻热；全瓜蒌、胆南星清热化痰；枳实行气散结，除满导滞，丹参活血通络。诸药相合，清除阻于胃肠的痰热毒邪，令腑气通畅，又急下存阴，祛瘀通络，并可降胃腑之气，折伐暴逆之肝气，为化痰通腑之代表方，适用于中风急性期痰热腑实证。伴有明显肝阳上亢者加羚羊角粉、天麻、钩藤；血瘀明显者加桃仁、红花；热象明显者加栀子、黄芩；年老体弱津亏者加生地黄、麦冬、玄参。

（5）用药特点

常用药物主要有大黄、瓜蒌、丹参等。大黄苦寒，归脾、胃、大肠、肝、心包经，《本草纲目》云“凡病在气分，及胃寒血虚，并妊娠、产后，并勿轻用，其性苦寒，能伤元气、耗阴血故也”。《本草新编》谓“大黄性甚速，走而不守，善荡涤积滞，调中化食，通利水谷，推陈致新，导瘀血，滚痰涎，破癥结，散坚聚，止疼痛，败痈疽热毒，消肿胀，俱各如神。欲其上升，须加酒制；欲其下行，须入芒硝；欲其速驰，生用为佳；欲其平调，熟煎尤妙。欲其少留，用甘草能缓也”。瓜蒌性寒，味甘苦，归肺、胃、大肠经，功效为化痰止咳平喘。《本草便读》曰：“瓜蒌，性味与花粉相同，惟润降之功过之。故凡上焦郁热，垢腻痰火咳嗽等证，皆可用之。”丹参性微寒，味苦，归心、肝经，祛瘀止痛，活血通经，清心除烦，用于月经不调，经闭痛经，癥瘕积聚，胸腹刺痛，热痹疼痛，疮疡肿痛，心烦不眠；肝脾肿大，心绞痛，《神农本草经》：“主心腹邪气，肠鸣幽幽如走水，寒热积聚；破癥除瘕，止烦满，益气。”

2. 痰火郁闭证

（1）主症

突然昏仆，不省人事，牙关紧闭，口噤不开，两手握固，大小便闭，肢体强痉，面赤身热，气粗口臭，躁扰不宁，苔黄腻，脉弦滑而数。

（2）症析

肝阳暴张，阳升风动，气血上逆，夹痰火上蒙清窍，故突然昏仆，不省人事，即《素问·调经论》曰：“血之与气，并走于上，则为大厥。”风火痰热之邪，内闭经络，故见面赤身热、口噤、手握、气粗口臭、便秘、苔黄腻、脉弦滑数等。

（3）治法

息风清火，豁痰开窍。

（4）选方

①羚角钩藤汤（《通俗伤寒论》）

组成：羚角片钱半（4.5g），霜桑叶二钱（6g），京川贝四钱（12g），鲜生地五钱（15g），双钩藤三钱（9g），滁菊花三钱（9g），茯神木三钱（9g），生白芍三钱（9g），生甘草八分（2.4g），淡竹茹五钱（15g）。

用法：水煎，分2~3次服。

功用：凉肝息风，增液舒筋。

主治：肝风内动，热盛动风之证。

方解：本方清肝息风止痉，治热动肝风之高热、抽搐等症。

以羚羊角配伍钩藤，重在清热息风，配以桑叶、菊花清肝热，平肝息风，伍以生地黄、白芍养阴柔筋，以贝母、竹茹清热化痰，生甘草调药，为治肝经热盛动风的常用方。若痰多加天竺黄、胆南星以增清热化痰之力；抽搐甚加全蝎、地龙息风止痉；大便燥结，宜配大黄、芒硝攻下泻热，釜底抽薪；若神昏，另服安宫牛黄丸清热开窍。

②羚羊角汤（《医醇賸义》）

组成：羚羊角0.3g，龟板30g，生地黄15g，牡丹皮15g，白芍15g，柴胡15g，薄荷15g，蝉衣15g，菊花15g，夏枯草15g，生石决明30g，大枣15g。

用法：水煎，分2～3次服。

功用：清肝息风，辛凉开窍。

主治：肝风内动之证。

方解：方中羚羊角为主药，具有平肝息风、清热解毒之功，龟板滋阴潜阳，生石决明、夏枯草平肝潜阳、清热息风；配合薄荷、菊花、蝉蜕疏散风热；生地黄、牡丹皮、白芍养阴清热凉血。诸药合用，共奏清肝息风，辛凉开窍之功。痰多者，加竹沥、胆南星；热甚者，加黄芩、栀子；蒙闭心窍加石菖蒲、远志化痰开窍。

（5）用药特点

常用药物主要有羚羊角、天竺黄、石菖蒲等。羚羊角味咸性寒，归肝经、心经，《本草纲目》云：“羚羊角，入厥阴肝经。肝开窍于目，其发病也，目黯障翳，而羚羊角能平之。肝主风，在合为筋，其发病也，小儿惊痫，妇人子痫，大人中风搐搦，及经脉挛急，历节掣痛，而羚羊角能舒之。魂者肝之神也，发病则惊骇不宁，狂越僻谬，而羚羊角能安之。血者肝之藏也，发病则瘀滞下注，疝痛毒痢，疮肿瘰疬，产后血气，而羚羊角能散之。相火寄于肝胆，在气为怒，病则烦懑气逆，噎塞不通，寒热，及伤寒伏热，而羚羊角能降之。”天竺黄甘寒，《日华子本草》谓“治中风痰壅，卒失音不语，小儿客忤及痫痰”，《开宝本草》云“主小儿惊风天吊，镇心明目，去诸风热，疗金疮止血，滋养五脏”。石菖蒲辛苦温，归心、胃经，《药性论》曰“治风湿顽痹，耳鸣，头风，泪下，杀诸虫，治恶疮疥瘙”，《本草纲目》云“治中恶卒死，客忤癫痫，下血崩中，安胎漏，散痈肿，捣汁服，解巴豆、大戟毒”。郁金辛苦，凉，《唐本草》谓：“主血积，下气，生肌，止血，破恶血，血淋，尿血，金疮。”

3. 痰浊郁闭证

（1）主症

突然昏仆，不省人事，牙关紧闭，口噤不开，两手握固，肢体强痉，大小便闭，面白唇暗，静卧不烦，四肢不温，痰涎壅盛，苔白腻，脉沉滑缓。

（2）症析

痰湿偏盛，风夹痰湿，上蒙清窍，内闭经络，故见忽然昏仆，不省人事，口噤不开，两手握固，肢体强痉等症。痰湿属阴，故静卧不烦。痰湿阻滞阳气，不得温煦，故四肢不温，面白唇黯。苔白腻，脉沉滑缓等为湿痰内盛之象。

（3）治法

化痰息风，宣郁开窍。

（4）选方

①涤痰汤（《奇效良方》）

组成：天南星（姜制）、半夏（汤洗七次）各二钱半（7.5g），枳实（麸炒）二钱（6g），茯苓（去皮）二钱（6g），橘红一钱半（4.5g），石菖蒲、人参各一钱（3g），竹茹七分（2g），甘草半钱（1.5g）。

用法：上作一服，水二盅，生姜五片，煎至一盅。食后服。（现代用法：水煎，分2~3次服。）

功用：化痰息风，宣郁开窍。

主治：痰蒙心窍，神志呆滞。

方解：方中二陈汤燥湿化痰，理气和中，加南星增强燥湿化痰之功，竹茹清热化痰，枳实以增强破气消痰、散结除痞之功，痰湿易蒙清窍，故加石菖蒲化痰开窍，人参益气扶正。诸药合用，可涤痰开窍。兼有动风者，加天麻、钩藤以平息内风；有化热之象者，加黄芩、黄连。

②苏合香丸（《太平惠民和剂局方》）

组成：苏合香、龙脑各一两（30g），麝香、安息香（用无灰酒一升熬膏）、青木香、香附、白檀香、丁香、沉香、荜茇各二两（60g），熏陆香（制）一两（30g），白术（诃黎勒煨）、朱砂各二两（60g），乌犀屑二两（水牛角代，60g）。

用法：上为极细末，炼蜜为丸，如梧桐子大。腊月合之，藏于密器中，勿令泄气。每朝用四丸，取井花水于净器中研破服。老小每碎一丸服之，另取一丸如弹丸，蜡纸裹，绯袋盛，当心带之。冷水暖水，临时斟量。（现代用法：以上15味，除苏合香、麝香、冰片、水牛角浓缩粉代犀角外，朱砂水飞成极细粉；其余安息香等十味粉碎成细粉；将麝香、冰片、水牛角浓缩粉研细，与上述粉末配研、过筛、混匀。再将苏合香炖化，加适量炼蜜与水制成蜜丸，低温干燥；或加适量炼蜜制成大蜜丸。口服，每次1丸，小儿酌减，每日1~2次，温开水送服。昏迷不能口服者，可鼻饲给药。）

功用：芳香开窍，行气止痛。

主治：寒闭证。

方解：方中苏合香、麝香、冰片、安息香芳香开窍，辟秽化浊，共为君药。臣以木香、香附、丁香、沉香、白檀香、乳香以行气解郁，散寒止痛，理气活血。佐以辛热之荜茇，温中散寒，助诸香药以增强驱寒止痛开郁之力；水牛角清心解毒，朱砂重镇安神，二者药性虽寒，但与大队温热之品相伍，则不悖温通开窍之旨；白术益气健脾、燥湿化浊，诃子收涩敛气，二药一补一敛，以防诸香辛散走窜太过，耗散真气。

（5）用药特点

常用药物主要有苏合香、麝香、冰片、安息香等芳香开窍药，但各有其特点。苏合香早在东汉陶弘景《名医别录》就谓之“味甘，温，无毒。主辟恶，杀鬼精物，温疟蛊毒，痫痓，去三虫，除邪，令人无梦魇。久服通神明，轻身长年”。明代李时珍《本草纲目》释曰：“苏合香气香窜，能通诸窍脏腑，故其功能辟一切不正之气。”因此苏合香具有开窍醒神，辟秽止痛之功。麝香为鹿科动物林麝、马麝或原麝成熟雄体香囊中的干燥分泌物，药性辛温，入心、脾经，具有开窍醒神、活血通经、消肿止痛等功效，临床广泛用于热病神昏、中风痰厥、气郁暴厥、中恶昏迷、胸痹心痛、心腹暴痛等。冰片辛、苦，微寒，归心、脾、肺经，能开窍醒神，清热止痛，用于治疗窍闭神昏、疮疡、咽喉肿痛、口舌生疮等症。如《本草纲目》记载冰片能“疗喉痹、脑痛、鼻瘜、齿痛、伤寒舌出、小儿痘陷。通诸窍，散郁火”，《医林纂要》谓其“散郁火，能透骨热，治惊痫、痰迷、喉痹，舌胀、牙痛、耳聋、鼻瘜、目赤浮翳、痘毒内陷、杀虫、痔疮、催生，性走而不守，亦能生肌止痛。然散而易竭，是终归阴寒也”。安息香辛、苦，平。归心、脾经，功能开窍醒神，行气活血，止痛，用于中风痰厥、气郁暴厥、中恶昏迷、心腹疼痛、产后血晕、小儿惊风等，《唐本草》曰“主心腹恶气”，《本草纲目》“治中恶，劳瘵”等。

（二）脱证

1. 主症

突然昏仆，不省人事，目合口张，鼻鼾息微，手撒肢冷，汗多，大小便自遗，肢体软瘫，舌痿，脉细弱或脉微欲绝。

2. 症析

阳浮于上，阴竭于下，阴阳有离别之势，正气虚脱，心神不收，故见忽然昏仆，不省人事，目合、口张、鼻鼾、手撒、舌痿、大小便失禁等五脏败绝的危症。呼吸低微，多汗不止，四肢厥冷，脉细弱而微等均是阴精欲绝，阳气暴脱之征。

3. 治法

回阳救阴，益气固脱。

4. 选方

（1）参附汤（《正体类要》）

组成：人参四钱（25g），附子（炮，去皮）三钱（9g）。

用法：水煎，分2~3次服。

功用：益气回阳固脱。

主治：脱证。

方解：方中人参大补元气，附子温肾壮阳，二药合用以奏益气回阳固脱之功。汗出不止加山萸肉、黄芪、龙骨、牡蛎以敛汗固脱；兼有瘀象者加丹参。

（2）生脉散（《医学启源》）加味

组成：人参五分（9g），麦冬五分（9g），五味子五粒

(6g)，附子（6g）。

用法：水煎，分2～3次服。

功用：回阳救阴，益气固脱。

主治：脱证。

方解：参附汤补气回阳，用于阳气衰微，汗出肢冷欲脱；生脉散益气养阴，用于津气耗竭。两方同用功能益气回阳，救阴固脱，主治阴竭阳亡之证。亦可用参麦注射液或生脉注射液静脉滴注。

5. 用药特点

常用药物主要有人参，附子等。人参性温，味甘、微苦，《神农本草经》谓“补五脏，安精神，定魂魄，止惊悸，除邪气，明目开心益智。久服轻身延年”，《本草纲目》云“治男妇一切虚证，发热自汗，眩晕头痛，反胃吐食，痁，滑泻久痢，小便频数淋沥，劳倦内伤，中风中暑，痿痹，吐血、嗽血、下血，血淋、血崩，胎前、产后诸病”。附子辛、甘，大热，有毒，归心、肾、脾经，《汤液本草》云“附子，入手少阳三焦、命门之剂，浮中沉，无所不至，味辛大热，为阳中之阳，故行而不止，非若干姜止而不行也。非身表凉而四肢厥者不可僭用，如用之者以其治逆也”，《本草纲目》曰“治三阴伤寒，阴毒寒疝，中寒中风，痰厥气厥，柔痉癫痫，小儿慢惊，风湿麻痹，肿满脚气，头风，肾厥头痛，暴泻脱阳，久痢脾泄，寒疟瘴气，久病呕哕，反胃噎膈，痈疽不敛，久漏冷疮。合葱涕，塞耳治聋”。

（三）恢复期

1. 风痰郁阻证

（1）主症

口眼㖞斜，舌强语謇或失语，半身不遂，肢体麻木，舌黯紫，苔滑腻，脉弦滑。

（2）症析

风痰上阻，经络失和，故舌强语謇，肢体麻木，舌黯紫，苔滑腻，脉弦滑皆为风痰郁阻之象。

（3）治法

祛风化痰，宣窍通络。

（4）选方

①解语丹（《医学心悟》）

组成：白附子（炮）、石菖蒲（去毛）、远志（去心，甘草水炮炒）、天麻、全蝎（去尾，甘草水洗）、羌活、僵蚕（炒）、胆南星（牛胆制多次更佳）各一两（30g），木香五钱（15g）。

用法：上为末，面糊丸，龙眼大。每服一丸，薄荷汤下（现代用法：水煎，分2～3次服。

功用：搜风化痰，行瘀通络。

主治：舌强不语。

方解：常用药为天麻、胆南星、天竺黄、半夏、陈皮息风化痰；地龙、僵蚕、全蝎搜风通络；远志、石菖蒲化痰宣窍，豨莶草、桑枝、鸡血藤、丹参、红花祛风活血通络。痰热偏盛者，加全瓜蒌、竹茹、川贝母清化痰热；兼有肝阳上亢，头晕头痛，面赤，苔黄舌红，脉弦劲有力，加钩藤、石决明、夏枯草平肝息风潜阳；咽干口燥，加天花粉、天冬养阴润燥。

②解语汤（《简易方》引《资寿方》）

组成：防风、天麻（煨切，姜汁拌焙）、附子（炮）各一钱五分（4.5g），酸枣仁（炒研）二钱五分（7.5g），羚羊角（镑）、官桂、羌活各八分（3g），甘草（炙）五分（1.5g）。

用法：上药水煎，加竹沥半杯、姜汁数匙，冲服（现代用法：水煎，分2~3次服)。

功用：温经通络，息风开窍。

主治：治中风不语。

方解：本方治中风客于心脾二经，舌强不能言，半身不遂，口眼㖞斜，神气不清。本方与地黄饮子同义，但彼重在肾，此重在脾。方中羚羊角、天麻平肝息风，附子、肉桂温通心阳，酸枣仁养血安神，羌活、防风通络疏风，竹沥、姜汁化痰和胃，甘草缓急和中。临床如见言语不利为主者，可加石菖蒲、远志、僵蚕；半身不遂为主者，加黄芪、桑枝和穿山甲等。

(5）用药特点

常用药物主要有地龙、僵蚕、远志、丹参等。地龙咸寒，归肝、脾、膀胱经，具有息风止痉，通络平喘之功，《本草纲目》谓其“性寒而下行，性寒故能解诸热疾，下行故能利小便、治足疾而通经络也”。僵蚕咸辛平，归肝、肺经，《本草纲目》谓其“散风痰结核、瘰疬、头风、风虫齿痛，皮肤风疮，丹毒作痒……一切金疮，疔肿风痔”。远志苦辛，微温，入心、肺、肾经，《本草纲目》谓“远志，入足少阴肾经，非心经药也，其功专于强志益精，治善忘。盖精与志，皆肾经之所藏也。肾经不足，则志气衰，不能上通于心，故迷惑善忘”，陈言《三因极一病证方论》曰“远志酒治痈疽，云有奇功，盖亦补肾之力尔”，《药品化义》曰“远志，味辛重大雄，入心开窍，宣散之药”，凡痰涎伏心，壅塞心窍，致心气实热，为昏聩神呆、语言謇涩，为睡卧不宁，为恍惚惊怖，为健忘，为梦魇，为小儿客忤，暂以豁痰利窍，使心气开通，则神魂自宁也”。丹参性微寒，味苦，归心经、肝经，《本草纲目》谓其“活血，通心包络，治疝痛。然有论其可以生新安胎，调经除烦，养神定志，及一切风痹、崩带、癥瘕、目赤、疝痛、疮疥肿痛等症，总皆由其瘀去，以见病无不除，非真能以生新安胎，养神定志也”。

2. 气虚络瘀证

（1）主症

肢体偏枯不用，肢软无力，面色萎黄，舌苔薄白，舌质淡紫或有瘀斑，脉细涩或细弱。

（2）症析

气虚不能运血，气不能行，血不能荣，气血瘀滞，脉络瘀阻，而致肢体废不能用。舌苔薄白，舌质淡紫或有瘀斑，脉细涩或细弱，皆为气虚络瘀之象。

（3）治法

益气养血，化瘀通络。

（4）选方

①补阳还五汤（《医林改错》）

黄芪（生）四两（30～120g），当归尾二钱（6g），赤芍一钱半（4.5g），地龙（去土）一钱（3g），川芎一钱（3g），桃仁一钱（3g），红花一钱（3g）。

用法：水煎，分2～3次服。

功用：益气养血，化瘀通络。

主治：中风后遗症。

方解：重用生黄芪补气以气旺则血行；桃仁、红花、赤芍、当归尾、川芎活血化瘀通经；地龙活血通络。本方为治疗气虚血瘀中风的代表方。血虚甚，加枸杞、首乌藤以补血；阳失温煦之肢冷，加桂枝温经通脉；腰膝酸软，加怀牛膝、桑寄生、杜仲、川续断以壮筋骨，强腰膝。

②黄芪桂枝五物汤（《金匮要略》）

组成：黄芪三两（9g），芍药三两（9g），桂枝三两（9g），生姜六两（18g），大枣十二枚（12 枚）。

用法：水煎，分 2～3 次服。

功用：益气温经，和营通痹。

主治：中风后之营卫虚弱。

方解：黄芪甘温补气，补表里之气。桂枝散风寒而温经通痹，与黄芪配伍，益气温阳，和血通经。芍药养血和营而通血痹。桂枝合芍药，调和营卫及表里。生姜辛温发散，疏散风邪。大枣甘温补中，养血益气。诸药配伍，共奏益气温经，和血通痹之效。

（5）用药特点

常用药物主要有黄芪、桂枝、川芎等。黄芪，《神农本草经》列为上品，原名黄耆，李时珍在《本草纲目》释名谓“耆，长也。黄耆色黄，为补药之长，故名”。《医学衷中参西录》曰“黄芪，性温，味微甘，能补气，兼能升气，善治胸中大气”，《长沙药解》曰“黄芪，味甘，气平，入足阳明胃、手太阴肺经，入肺胃而补气，走经络而益营，医黄汗血痹之证，疗皮水风湿之疾，历节肿痛最效，虚劳里疾更良，善达皮腠，专通肌表”。桂枝辛甘温，归心、肺、膀胱经，《本草汇言》谓：“桂枝，散风寒，逐表邪，发邪汗，止咳嗽，去肢节间风痛之药也。气味虽不离乎辛热，但体属枝条，仅可发散皮毛肌腠之间，游行臂膝肢节之处。”川芎味辛性温，归肝、胆、心包经，《日华子本草》谓其“治一切风，一切气，一切劳损，一切血，补五劳，壮筋骨，调众脉，破癥结宿血，养新血，长肉，鼻洪，吐血及溺血，痔瘘，脑痈发背，瘰疬瘿赘，疮疥，及排脓消瘀血”，《本草正》

谓："川芎，其性善散，又走肝经，气中之血药也……芎归俱属血药，而芎之散动尤甚于归，故能散风寒，治头痛，破瘀蓄，通血脉，解结气，逐疼痛，排脓消肿，逐血通经。"

3. 肝肾亏虚证

（1）主症

半身不遂，患肢僵硬，拘挛变形，舌强不语，或偏瘫，肢体肌肉萎缩，舌红脉细，或舌淡红，脉沉细。

（2）症析

肾虚精气不能上承，故半身不遂，患肢僵硬，拘挛变形，舌强不语，或偏瘫，肢体肌肉萎缩，舌红脉细，或舌淡红，脉沉细。

（3）治法

滋养肝肾。

（4）选方

①左归丸（《景岳全书》）

组成：大怀熟地黄八两（24g），山药（炒）四两（12g），枸杞子四两（12g），山茱萸肉四两（12g），川牛膝（酒洗，蒸熟，精滑者不用）三两（9g），菟丝子（制）四两（12g），鹿胶（敲碎，炒珠）四两（12g），龟胶（切碎，炒珠）四两（12g）。

用法：先将熟地黄蒸烂，杵膏，余为细末，炼蜜丸，梧桐子大。每食前用滚汤或淡盐汤送下百余丸（现代用法：蜜丸，每服9g，日2~3次；亦可作汤剂，水煎服）。

功用：滋阴补肾，填精益髓。

主治：真阴不足证。

方解：方中重用熟地黄滋肾填精，大补真阴，为君药。山茱萸养肝滋肾，涩精敛汗；山药补脾益阴，滋肾固精；枸杞子补肾益精，养肝明目；龟、鹿二胶，为血肉有情之品，峻补精髓，龟甲胶偏于补阴，鹿角胶偏于补阳，在补阴之中配伍补阳药，取“阳中求阴”之义，均为臣药。菟丝子、川牛膝益肝肾，强腰膝，健筋骨，俱为佐药。诸药合用，共奏滋阴补肾，填精益髓之效。

②地黄饮子（《圣济总录》）

组成：熟干地黄、巴戟天（去心）、山茱萸（炒）、肉苁蓉（酒浸切焙）、附子（炮裂，去皮脐）、石斛（去根）、五味子（炒）、桂（去粗皮）、白茯苓（去黑皮）各一两（30g），麦门冬（去心，焙）、远志（去心）、菖蒲各半两（15g）。

用法：上一十二味，剉如麻豆，每服三钱匕，水一盏，生姜三片，枣二枚，劈破，同煎七分。去滓食前温服（现代用法：水煎服）。

功用：滋肾阴，补肾阳，开窍化痰。

主治：中风之喑痱证。

方解：方用熟地黄、山茱萸滋补肾阴，肉苁蓉、巴戟天温壮肾阳；配伍附子、肉桂之辛热，以助温养下元，摄纳浮阳，引火归原，石斛、麦冬、五味子滋养肺肾，金水相生，壮水以济火；石菖蒲与远志、茯苓合用，是开窍化痰，交通心肾的常用组合；姜、枣和中调药。综观全方，标本兼治，阴阳并补，滋阴药与温阳药的药味及用量相当，补阴与补阳并重，上下同治而以治本治下为主。诸药合用，使下元得以补养，浮阳得以摄纳，水火既济，痰化窍开则喑痱可愈。

（5）用药特点

常用药物主要有熟地黄、鹿角胶、龟甲胶、炮附子等。熟地黄为生地黄的蒸制品，性味则转苦为甘，微寒转微温，归肝、肾经。《本草正》云："熟地黄性平，气味纯静，故能补五脏之真阴，而又于多血之脏为最要，得非脾胃经药耶？且夫人之所以有生者，气与血耳。气主阳而动，血主阴而静。"《本草从新》谓其"滋肾水，封填骨髓，利血脉，补益真阴聪耳明目，黑发乌须。又能补肺阴，上久泻，治劳伤风痹，阴亏发热，干咳痰嗽，气短喘促，胃中空虚觉馁，痘证心虚无脓，病后胫股酸痛，产后脐腹急疼，感证阴亏，无汗使闭，诸种动权，一切肝肾阴亏，虚损百病，为壮水之主药"。鹿角胶甘咸温，入肝、肾经，《药性论》曰"主补男子腰肾虚冷，脚膝无力，梦交，精溢自出，女人崩中漏血，炙末空心温酒服方寸匕。又主赤白带下，入散用"。《本草纲目》云其"精补髓，养血益阳，强健筋骨。治一切虚损、耳聋、目黯、眩晕、虚痢"。龟甲胶甘咸寒，归肝、肾、心经，《神农本草经》谓："龟甲，味咸平。主漏下赤白、破癥瘕核疟、五痔、阴蚀、湿痹、四肢重弱。"附子大辛，大热，有毒，归心、脾、肾经，《汤液本草》云"附子，入手少阳三焦、命门之剂，浮中沉，无所不至，味辛大热，为阳中之阳，故行而不止，非若干姜止而不行也。非身表凉而四肢厥者不可僭用，如用之者以其治逆也"。《本草汇言》谓"附子，回阳气，散阴寒，逐冷痰，通关节之猛药也。诸病真阳不足，虚火上升，咽喉不利，饮食不入，服寒药愈甚者，附子乃命门主药，能入其窟穴而招之，引火归原，则浮游之火自熄矣。凡属阳虚阴极之候，肺肾无热证者，服之有起死之殊功"。

第三节 医论选录

《金匮要略·中风历节病脉证并治》曰："寸口脉浮而紧，

紧则为寒，浮则为虚，寒虚相搏，邪在皮肤；浮者血虚，络脉空虚；贼邪不泻，或左或右；邪气反缓，正气即急，正气引邪，㖞僻不遂。邪在于络，肌肤不仁；邪在于经，即重不胜；邪入于腑，即不识人；邪入于脏，舌即难言，口吐涎。”

按：本段阐述了中经络、中脏腑的临床表现，指出了正气亏虚是中风发作的原因。提出人体内部阴阳失调是导致中风病的主要致病原因，并根据脏腑各自的生理功能以及失调时所产生的病理变化，将中风病分别在表浅部（入络）、在经脉部（入经）、在六腑部（入腑）、在五脏部（入脏）进行辨证。仲景将中风病的病位具体在络、经、腑、脏，络为经之表，经为络之里，腑为脏之外，脏为腑之内，其病位不同，则临床表现不同，病情轻重差异。通过病变特点及临床表现，可判断病邪侵袭的部位，这对于临床诊疗方案的制定及判断预后情况具有重要的意义。

《临证指南医案·中风》华岫云按：“今叶氏发明内风，乃身中阳气之变动。肝为风脏，因精血衰耗，水不涵木，木少滋养，故肝阳偏亢，内风时起，治以滋液息风，濡养营络，补阴潜阳……或风阳上僭，痰火阻窍，神识不清，则有至宝丹芳香宣窍，或辛凉清上痰火……至于审证之法，有身体缓纵不收，耳聋目瞀，口开眼合，撒手遗尿，失音鼾睡，此本实先拨，阴阳枢纽不交，与暴脱无异，并非外中之风，乃纯虚证也。故先生急用大剂参附以回阳，恐纯刚难受，必佐阴药，以挽回万一。若肢体拘挛，半身不遂，口眼㖞斜，舌强言謇，二便不爽，此本体先虚，风阳夹痰火壅塞，以致营卫脉络失和，治法急则先用开关，继则益气养血，佐以消痰清火，宣通经隧之药，气充血盈，脉络通利，则病可痊愈。”

按：本段指出了内风乃身中阳气之变动，指出了肝阳上亢在中风发作中的重要作用，治以滋液息风，濡养营络，补阴潜阳，或化痰开窍，同时指出了闭证和脱证的治法。

《医学衷中参西录·治内外中风方》言："内中风之证，曾见于《内经》。而《内经》初不名为内中风，亦不名为脑充血，而实名之为煎厥、大厥、薄厥……盖肝为将军之官，不治则易怒，因怒生热，煎耗肝血，遂致肝中所寄之相火，掀然暴发，挟气血而上冲脑部，以致昏厥。"

按：本段回顾了历代文献对中风之名的记载，论述了肝脏与中风的关系。《内经》对中风的病名称之为煎厥、大厥、薄厥，如《素问·脉解》曰："肝气当治而未得，故善怒，善怒者名曰煎厥。"盖肝为将军之官，怒而使肝火上冲，夹气血而上冲脑部，以致昏厥。《素问·调经论》曰："血之与气，并走于上，此为大厥，厥则暴死。气反则生，气不反则死。"盖血必随气而上升，上升之极，必至脑中充血，严重者可导致脑出血，《素问·生气通天论》曰："阳气者大怒则形气绝，而血菀于上，使人薄厥。"

第四节　病案选录

病案一：

痰浊郁闭案（《丁甘仁中风医案》）

罗左，年甫半百，阳气早亏，贼风入中经，营卫痹塞不行，陡然跌仆成中，舌强不语，神识似明似昧，嗜卧不醒，右手足不用。风性上升，痰湿随之，阻于廉泉，堵塞神明也。脉象尺部沉细，寸关弦紧而滑，苔白腻，阴霾弥漫，阳不用事，幸小溲未遗，肾气尚固，未至骤见脱象，亦云幸矣。急拟仲景小续命汤加减，助阳祛风，开其痹塞，运中涤痰，而通络道，冀望应手，始有转机。净麻黄四分，熟附片一钱，川桂枝八分，生甘草六分，全当归三钱，川芎八分，姜半夏三钱，光杏仁三钱，生姜汁（冲服）一钱，淡竹沥（冲服）一两，另再造丸（去壳研细末化服）一粒。

二诊：两进小续命汤，神识稍清，嗜寐渐减，佳兆也。而舌强不能言语，右手足不用，脉息尺部沉细，寸关弦紧稍和，苔薄腻。阳气本虚，藩篱不固，贼风中经，经痹塞，痰湿稽留，宗气不得分布，故右手足不用也。肾脉络舌本，脾脉络舌旁，痰阻心脾之络，故舌强不能言，灵机堵塞也。虽见小效，尚不敢有恃无恐，再拟维阳气以祛邪风，涤痰浊而通络道，努力前进，以观后效。熟附片一钱，云茯苓三钱，川桂枝八分，姜半夏二钱，生甘草六分，枳实炭一钱，全当归二钱，光杏仁三钱，大川芎八分，炙僵蚕二钱，生姜汁一钱冲，淡竹沥一两冲。

三诊：又服三剂，神识较清，嗜寐大减，略能言语，阳气有流行之机，浊痰有克化之渐，是应手也。惟右手足依然不用，腑气六七日不行。苔腻，脉弦紧渐和，尺部沉细，肾阳早亏，宗气不得分布，腑中之浊垢，须阳气通，而后能下达，经腑之邪风，必正气旺，始托之外出。仍拟助阳益气，以驱邪风，通胃涤痰，而下浊垢，腑气以下行为顺，通腑亦不可缓也。生黄芪三钱，桂枝八分，附子一钱，生甘草五分，当归三钱，川芎八分，云茯苓三钱，风化硝五分，全栝蒌三钱，枳实炭一钱，淡苁蓉三钱，半硫丸一钱五分吞服。

四诊：腑气已通，浊垢得以下行，神识已清，舌强，言语未能自如，右手足依然不用，脉弦紧转和，尺部沉细，阳气衰弱之体，风为百病之长，阴虚之邪风，即寒中之动气，阳气旺一分，邪风去一分。湿痰盘踞，亦藉阳气充足，始能克化。经所谓阳气者，若天与日，失其所则折寿而不彰，理有信然。仍助阳气以祛邪风，化湿痰而通络道，循序渐进，自获效果。生黄芪五钱，生白术二钱，生甘草五分，熟附子一钱，桂枝八分，全当归三钱，川芎八分，姜半夏三钱，西秦艽二钱，怀牛膝二钱，嫩桑枝三钱，指迷茯苓丸（包）五钱。

服前方，诸恙见轻，仍守原法扩充。生黄芪用至八钱，间日用鹿茸二分，研细末，饭为丸，陈酒吞服，大活络丹，每五日服一粒，去壳研末，陈酒化服，共服六十余帖，舌能言，手能握，足能履。接服膏滋方，药味与煎药仿佛，以善其后。

按：本案患者正虚痰盛，闭阻经络，蒙蔽清窍，影响神明，故首用仲景小续命汤去防风、防己、人参、大枣、白芍、黄芩加竹沥、姜半夏、当归以补阳祛风，开其痹塞，运中涤痰，经络得通，故而神识稍清，嗜寐渐减，是好转的迹象。患者仍有阳气大虚，痰湿稽留所致之舌强不能言，手足不用之象，故用黄芪、肉苁蓉、桂枝、附子益气温阳补肾，加瓜蒌、枳实、芒硝、茯苓、半夏涤痰畅腑，润肠通便，使阳气旺一分，邪风去一分，阳气充足，湿痰得化，也体现“病痰饮者当以温药和之”的治法。患者进60余剂，症状明显好转，神识清，舌能言，手能握，足能履，继服膏方，以巩固疗效。

病案二：

阴虚风动案（《孙氏医案·新都治验》）

太塘程晓山，程松谷从弟也。客湖州，年四十，悬壶之日，湖中亲友举贺，征妓行酒，宴乐月余。一日忽言曰：近觉两手小指及无名指掉硬不舒，亦不为用。口角一边常牵扯引动，幸为诊之。六脉皆滑大而数，浮而不敛。其体肥，其面色苍紫。予曰：据脉滑大为痰、数为热、浮为风。盖湿生痰、痰生热、热生风也。君善饮，故多湿。近又荒于色，故真阴竭而脉浮，此手指不舒，口角牵扯，中风之症已兆也。所喜面色苍紫，其神藏，虽病犹可治。切宜戒酒色，以自保爱。为立一方，以二陈汤加滑石为君，芩连为臣，健脾消痰，撤湿热从小便出；加胆星、天麻以定其风，用竹沥、姜汁三拌三晒，仍以竹沥打糊为丸，取竹沥引诸药入经络化痰。外又以天麻丸滋补其筋骨，标本两治。服二料，几半年，不惟病痊，且至十年无恙。迨行年五十，湖之贺者如旧，召妓宴乐者亦如旧，甘酒嗜音，荒淫而忘其旧之致病也。手指、口角牵引、掉硬尤甚，月余中风，左体瘫痪矣（瘫痪俗所谓半身不遂也）。归而逆予诊之，脉皆洪大不敛，汗多不收，呼吸气促。予曰：此下虚上竭之候。盖肾虚不能纳气归原，故汗出如油喘而不休，虽和缓无能为矣，阅二十日而卒。处方如下：半夏9g，陈皮10g，茯苓15g，炙甘草10g，滑石15g，黄芩5g，黄连3g，胆南星10g，天麻15g，竹沥10g，生姜10g，白术15g，天麻10g。

按：孙一奎治疗中风，高度重视预防，抓住了中医治疗中风的关键，并提出三大措施。一是长期服药预防，用天麻丸阴阳并举，滋补肝肾，行荣卫，壮筋骨，巩固根基，重在预防，兼祛风邪，防治结合。二是戒色，防止房劳过甚耗损肾精，以有利于天麻丸发挥作用；因而清代喻昌进一步明确指出房室过度是引发中风的重要诱因，故节欲房事是预防中风之本。三是戒酒，防止损伤脾胃；过饮则助湿生痰，影响脾胃健运，还可以助热；同时还应远厚味，薄膏脂。这不但充分体现了孙一奎治未病的预防思想，更符合现代治疗中风病预防重于治疗的原则。

第五节 名家治疗中风特色

一、张锡纯治疗中风特色

张锡纯衷中参西，在治疗中风病方面具有自己的特色。脑贫血性中风属于类中风的范畴。张氏沿用王安道的观点，将中风分为真中风和类中风两类。前者为先天不足，正气亏损，脉络空虚，感受外风，发病率很低；后者为内生之风，临床常见多为后者。类中风又分为脑充血性中风和脑贫血性中风，即脑出血和脑缺血，张氏特设镇肝熄风汤和加味补血汤，分治脑充血性中风和脑贫血性中风，疗效显著。张氏认为，“脑贫血者，其脑中之血过少，又无以养其脑髓神经，是以究其终极，皆可使神经失其所司也”。其病机因“上气不足，脑为之不满，耳为之苦鸣，头为之倾，目为之眩”（《灵枢·口问》）所致。故治疗当“峻补其胸中大气，俾大气充足，自能助血上升，且能斡旋其脑部，使不至耳鸣、头倾、眩也”（《医学衷中参西录》）。加味补血汤为张锡纯治疗脑贫血性中风的有效方剂，组成为生黄芪一两，当归五钱，龙眼肉五钱，真鹿角胶三钱，丹参三钱，明乳香三钱，明没药三钱，甘松二钱。用药善用益气补血，活血化瘀之类的药，又多用血肉有情之品。

二、李振华教授治疗中风特色

李教授博学多闻，精研医理，治学严谨，善于辨证论治，在长期的医疗实践中，积累了丰富的临床经验，擅长治疗内科杂病。尤其对脾胃病的治疗，创出“脾宜健，肝宜疏，胃宜和”的九字法治疗原则，形成了以脾胃学说为指导的系统独特的学术思想。李教授认为中焦脾胃的功能与中风病的发生及其病机演变密切相关，并指出如下四个方面均能导致中风的发生，一，脾伤失运，痰浊内生；二，脾胃亏虚，正气不足；三，肝脾失调，化生内风；四，枢机不利，气血逆乱。所以在中风病的治疗过程中，亦应重视健脾化痰，疏肝解郁，和胃通腑之法的应用。李教授在学术上提出了脾之气（阳）虚证多见，基本无实证或脾阴虚证。胃多实证，有胃阴虚证，脾胃病理与肝密切相关。治胃兼顾脾，治脾兼顾胃，同时要重视疏肝，但用药各有侧重。并创立“脾宜健，肝宜疏，胃宜和”的学术思想，有效的指导着临床实践。从李教授对中风病因病机的阐述可知，脾胃及肝的功能状态与中风病的发生密切相关。所以李教授在中风病的治疗过程中，亦特别重视健脾、疏肝、和胃。

三、颜正华教授治疗中风特色

颜正华教授论治中风一病，辨证论治，思路严谨，认为本病多以气虚血瘀为本。临证中，颜教授针对中风证属气虚血瘀者，常以补阳还五汤为基本方灵活加减，收效甚佳。颜教授认为，中风多表现为气虚血瘀，中风之虚主要为气虚，中风之实主要为瘀血。气虚则推动无力，血行迟缓，甚而形成血瘀。故临证治疗中风时，多以“益气活血通络”为基本治则。补气则能推动血液运行，活血则能使瘀血消散、脉络畅通，两者相辅相成，从而缓解中风的临床表现。临证中，颜教授诊治中风常以补阳还五汤为基本方灵活加减，收效甚佳。补阳还五汤是清代王清任所创。王清任在《医林改错·半身不遂本源》中云：“夫元气藏于气管之内，分布周身，左右各得其半。人行坐动转，全仗元气。若元气足，则有力；元气衰，则无力；元气绝，则死矣。若十分元气，亏二成，剩八成，每半身仍有四成，则无病。若亏五成，剩五成，每半身只剩二成半，此时虽未病半身不遂，已有气亏之症，因不疼不痒，人不自觉。若元气一亏，经络自然空虚，有空虚之隙，难免其气向一边归并。如右半身二成半，归并于左，则右半身无气；左半身二成半，归并于右，则左半身无气。无气则不能动，不能动名曰半身不遂。”补阳还五汤方中重用生黄芪，大补元气，使气旺则血行，瘀消而不伤正，为君药。配以当归尾活血和血，且有化瘀不伤血之妙，是为臣药。川芎、赤芍、桃仁、红花助当归尾活血祛瘀；地龙长于行散走窜，通经活络，均为佐药。诸药合用，使气足以推动血行，瘀去络通，则筋肉得养，痿废可愈。

补阳还五汤为颜教授治疗中风的基础方，遇心悸、失眠者，加酸枣仁、首乌藤、合欢皮等养心安神药；肢麻者加桑枝、威灵仙、秦艽等祛风通络之品；痰瘀互结者，酌加石菖蒲、远志以化痰开窍；神昏、头痛严重、大便不解者加生大黄泻下通腑；兼风火上扰清窍者，宜和潜降汤同用。颜教授喜用平和之品，通补相合，顾护脾胃。如喜用益气升阳之生黄芪等，活血之桃仁、红花、赤芍、丹参等，化痰之胆南星、石菖蒲等，安神之首乌藤、炒酸枣仁等，健运脾胃之生薏苡仁、茯苓等，行气之香附、枳壳、陈皮等，通络之威灵仙、地龙、桑枝、秦艽等。同时在中风的辨证论治中，颜教授注重在顾护脾胃，应用理气药时，多遵循“忌刚用柔”之旨而选陈皮、绿萼梅、佛手、枳壳等理气不伤阴之品。补益脾胃药多选用白术、山药、党参、薏苡仁等甘平微温益气健脾之品和南北沙参、玉竹、麦冬、百合、甘草加白芍等柔润养阴不碍脾胃之品。

（赵雪松　王蕾）

参考文献

［1］国嵩，吴建林．张锡纯治疗脑贫血性中风病特色刍议．中国中医药现代远程教育，2013，11（15）：11－12.

［2］刘向哲．国医大师李振华教授从脾胃论治中风病经验．中华中医药杂志，2011，26（12）：2884－2886.

［3］吴嘉瑞，张冰．国医大师颜正华教授益气活血法诊疗中风经验．中华中医药杂志，2012，27（3）：634－636.

第二章
眩　　晕

第一节　概　　述

眩晕是以头晕，眼花为主症的一类病证，又称“眩冒”“掉眩”“头眩”“风眩”。眩即眼花，晕是头晕，两者常同时并见，故统称为“眩晕”。轻者眼花，头重脚轻，有摇晃、漂浮感，闭目可止；重者如坐车船，旋转不定，不能站立、行走，甚至仆倒或恶心、呕吐、出汗、面色苍白等。一般无神志异常。各年龄均有发病，可反复发作，影响工作生活。本病以内伤为主，多由虚损所致。常由情志失调，饮食、劳倦不节等致病因素，长期作用，相互影响，肝、肾、脾三脏功能失常，致清窍失养，或清阳受阻而发病。现代医学多种疾病均可出现眩晕，可参照本章辨证论治。如梅尼埃病，迷路炎，脑动脉硬化，椎—基底动脉供血不足，颅内占位性病变，高血压，低血压，贫血，眼疲劳，抑郁症，更年期综合征等。

第二节　辨证论治

眩晕病位在脑，与肝、肾、脾三脏功能密切相关。发病以三脏阴阳、气血盛衰变化为本，以风、火、痰、瘀等邪气为标，相互影响，互为因果，形成肝肾亏虚，虚风内动；气血亏虚，清窍失养；肾精亏虚，脑髓失充；痰浊阻遏，升降失常；痰火气逆，上犯清窍；瘀血闭窍等证型。分证论治如下。

一、肾精亏虚证

（一）主症

眩晕，耳鸣，腰膝酸软，神疲健忘，少寐多梦。偏阴虚者，五心烦热，颧红咽干，舌嫩红少苔，脉弦细数；偏阳虚者，形寒肢冷，面色㿠白或黧黑，舌胖嫩，脉沉细。

（二）症析

肾精亏虚，无以充脑，故眩晕神疲；肾主骨，腰为肾之府，肾虚故腰膝酸软；肾开窍于耳，肾虚故耳鸣、耳聋；心肾不交，水火不济，故少寐、梦多、健忘；肾精不足，阴不维阳，虚热内生，故五心烦热，颧红咽干，舌红少苔，脉细数；精亏无以化气，阴损及阳，故形寒肢冷，面色㿠白或黧黑，舌胖嫩，脉沉细。

（三）治法

补肾填精。偏阳虚者兼温阳，偏阴虚者兼滋阴。

（四）选方

1. 地黄饮子（《圣济总录》）

组成：熟地黄、巴戟天（去心）、山茱萸（炒）、肉苁蓉（酒浸切焙）、附子（炮裂，去皮脐）、石斛（去根）、五味子（炒）、桂（去粗皮）、白茯苓（去黑皮）各一两（30g），麦门冬（去心焙）、远志（去心）、菖蒲各半两（15g）。

用法：上一十二味，剉如麻豆，每服三钱匕，水一盏，生姜三片，枣二枚，劈破，同煎七分。去滓食前温服。

功用：滋肾阴，补肾阳。

主治：肾虚不能上承之证。

方解：本方方义已在中风章节论述。亦可治肾阴阳俱虚所致之眩晕。

2. 左归丸（《景岳全书》）

组成：大怀熟地黄八两（24g），山药（炒）四两（12g），枸杞子四两（12g），山茱萸肉四两（12g），川牛膝（酒洗，蒸熟，精滑者不用）三两（9g），菟丝子（制）四两（12g），鹿胶（敲碎，炒珠）四两（12g），龟胶（切碎，炒珠）四两（12g）。

用法：先将熟地黄蒸烂，杵膏，余为细末，炼蜜丸，梧桐子大。每食前用滚汤或淡盐汤送下百余丸（现代用法：蜜丸，每服9g，日2~3次；亦可作汤剂，水煎服）。

功用：峻补肾阴，填精益髓。

主治：真阴不足之证。

方解：本方方义已在中风章节论述。亦可治真阴不足，精髓亏损所致之头晕。

3. 右归丸（《景岳全书》）

组成：熟地黄八两（24g），山药（炒）四两（12g），枸杞子（微炒）四两（12g），山茱萸（微炒）三两（9g），菟丝子（制）四两（12g），鹿角胶（炒珠）四两（12g），杜仲（姜汁炒）四两（12g），肉桂二两（6g~12g），当归三两（9g），制附子自二两渐可加至五六两（6g~18g）。

用法：将熟地黄蒸烂杵膏，余为细末，加炼蜜为丸，如弹子大。每嚼服二三丸，以滚白汤送下（现代用法：蜜丸，每服9g；亦可作汤剂，水煎服）。

功用：温补肾阳，填精益髓。

主治：元阳不足之证。

方解：方中除用桂、附外，还加入鹿角胶、菟丝子、杜仲，以加强温阳补肾之功；又加当归、枸杞子，配合熟地黄、山药、山茱萸以增滋阴养血益髓之效。即《景岳全书》所说“善补阳者，必于阴中求阳”之意。主治肾阳不足，命门火衰之头晕。

（五）用药特点

常用药物主要有：熟地黄、枸杞子、山茱萸、菟丝子、鹿角胶等。性味多甘温，入肝、肾经，具有填精益髓，养血补虚之功效。熟地黄，甘微温，归肝、肾经，功效为补血养阴，填精益髓，可用于肝肾阴虚诸证，如《本草从新》载其“滋肾水，封填骨髓，利血脉，补益真阴，聪耳明目，黑发乌须”，《本草纲目》载其“填骨髓，长肌肉，生精血，补五脏内伤不足，通血脉，利耳目”。枸杞子甘平，入肝、肾经，滋肾润肺，补肝明目，善治肝肾阴亏之腰膝酸软，头晕目眩，如《药性论》谓其“能补益精，诸不足，易颜色，变白，明目，安神”，《本草述》载其“治中风眩晕，虚劳”。山茱萸酸涩微温，归肝、肾经，补益肝肾，涩精固脱，用于眩晕耳鸣，腰膝酸痛等症，《药性论》谓其“补肾气，兴阳道，添精髓，疗耳鸣”，《日华子本草》谓其“暖腰膝，助水脏，除一切风，逐一切气，破癥结，治酒皶”。菟丝子甘温，归肝、肾、脾经，长于补肾益精，养肝明目，《本经逢原》谓“菟丝子，祛风明目，肝肾气分也”。鹿角霜咸温，归肝、肾经，功效为补虚助阳，《本草便读》载：“鹿角胶、鹿角霜，性味功用与鹿茸相近，然总不外乎血肉有情之品。能温补督脉，添精益血。”可配伍其他药物，如石菖蒲化湿开胃，开窍豁痰，醒神益智；远志安神益智，祛痰，消肿；知母、生地黄清热凉血，养阴，生津；钩藤、蒺藜清热平肝，息风定惊；仙茅、淫羊藿温肾阳壮；祛除寒湿；眩晕重者加生龙骨、生牡蛎、生磁石之类，以重镇潜阳。

二、气血虚弱证

（一）主症

眩晕，动则加甚，劳累则发，神疲懒言，气短声怯，心悸怔忡，健忘少寐，纳谷不香，面色㿠白或萎黄，唇甲无华，舌淡嫩，有齿痕，脉细弱。

（二）症析

气血虚弱，脑失所养，故头晕目眩；动则气耗，故劳累则发或尤甚；气虚阳气不布，故神疲懒言；肺脾气虚，故气短声怯，面色㿠白或萎黄；血虚不能养心，心神不宁，故心悸怔忡，少寐健忘；气虚脾失健运，故纳呆；血虚不能濡养周身，故唇甲、面色无华。舌淡，脉细弱皆为气血两虚之征象。

（三）治法

补气养血。

（四）选方

1. 归脾汤（《济生方》）

组成：白术、茯神（去木）、黄芪（去芦）、龙眼肉、酸枣仁（炒，去壳）各一两（30g），人参、木香（不见火）各半两（15g），甘草（炙）两钱（6g），当归一钱（3g），远志（蜜炙）一钱（3g）。

用法：上㕮咀，每服四钱（12g），水一盏半，加生姜五片，枣一枚，煎至七分，去滓温服，不拘时候（加生姜、大枣，水煎，分2~3次服）。

功用：益气补血，健脾养心。

主治：气血亏虚之证。

方解：方中黄芪、人参性味甘温，补脾益气；龙眼肉甘平，补心安神，益脾养血；共为主药。白术助人参、黄芪补脾益气；茯神、酸枣仁补心安神；当归滋养营血；远志交通心肾，宁心安神；木香引之，理气醒脾，使诸多益气养血之品补而不滞；炙甘草调和诸药；生姜、大枣调和营卫。取益气养血养心安神之效。治脾气虚寒，不能运血归经之头晕。

2. 补中益气汤（《内外伤辨惑论》）

组成：黄芪（病甚、劳役、热甚者一钱）、甘草（炙）各五分（9g），人参（去芦）三分（6g），当归（酒焙干或晒干）二分（6g），橘皮（不去白）二分或三分（6g～9g），升麻二分或三分（6g），柴胡二分或三分（6g～9g），白术三分（9g）

用法：上㕮咀，都作一服，水二盏，煎至一盏，去滓，食远稍热服（现代用法：水煎，分2～3次服）。

功用：补中益气。

主治：清阳下陷证。

方解：黄芪补中益气升阳为主药；配以人参、白术、甘草甘温益气，补益脾胃；陈皮调理气机，当归补血和营；升麻、柴胡协同参、芪升举清阳。综合全方，一则补气健脾，使后天生化有源；一则升提中气，恢复中焦升降之功能。治气虚不能运血上荣之头晕。

3. 八珍汤（《正体类要》）

组成：人参三钱（9g），白术三钱（9g），茯苓三钱（9g），当归三钱（9g），川芎三钱（9g），白芍三钱（9g），熟地黄三钱（9g），甘草三钱（9g）。

用法：水煎，分2～3次服。

功用：气血双补。

主治：气血两虚诸证。

方解：人参、白术、茯苓、甘草，甘温之品也，所以补气；当归、川芎、芍药、地黄，质润之品也，所以补血。气旺则百骸资之以生，血旺则百骸资之以养，人之身，气血而已，不可使其失养者也。共治血气俱虚，元神失养之头晕。

（五）用药特点

常用药物主要有黄芪、人参、当归、熟地黄、龙眼肉、远志等。多为性味甘、微温，入肺、心、脾经，具有补益心脾、养血安神之功效。黄芪甘温，归肺、脾经，功效为补气健脾，升阳举陷为主，《医学衷中参西录》谓："能补气，兼能升气，善治胸中大气（即宗气）下陷。"人参甘微苦，平，归脾、肺、心经，功效为大补元气，复脉固脱，补脾益肺，生津，安神，《神农本草经》载其"主补五脏，安精神，定魂魄，止惊悸，除邪气，明目，开心益智"，《本草纲目》谓其"治男妇一切虚证，发热自汗，眩晕头痛，诸病"。当归甘辛温，归肝、心、脾经，功效为补血活血，调经止痛，《名医别录》载其"温中止痛，除客血内塞，中风痉、汗不出，湿痹，中恶客气、虚冷，补五藏，生肌肉"，《本草再新》谓其"治浑身肿胀，血脉不和，阴分不足，安生胎，堕死胎"。熟地黄甘微温，归肝、肾经，功效为补血养阴，填精益髓，《珍珠囊》谓"大补血虚不足，通血脉，益气力"，《本草纲目》载"填骨髓，长肌肉，生精血。补五脏内伤不足，通血脉，利耳目"。龙眼肉甘温，归心、脾经，功效为补益心脾，养血安神，《神农本草经》谓"主五脏邪气，安志、厌食，久服强魂魄，聪明"，《滇南本草》载"养血安神，长智敛汗，开胃益脾"。远志苦辛温，归心、肾、肺经，安神益智，《神农本草经》谓"补不足，除邪气，利九窍，益智慧，耳目聪明，不忘，强志倍力”，《滇南本草》谓“养心血，镇惊，宁心，散痰涎”。可配伍其他药物，如茯神，宁心安神，用于心悸怔忡、失眠健忘等；白术，健脾益气，燥湿利水，用于脾虚食少，腹胀泄泻，痰饮眩悸；升麻、柴胡升举阳气，用于中气不足，气虚下陷甚者。

三、痰浊中阻证

（一）主症

眩晕，头重如裹，胸闷恶心，呕吐痰涎，少食多寐，倦怠无力，舌苔白腻，脉濡滑。

（二）症析

痰浊中阻，蒙蔽清窍，清阳不升，故眩晕而头重如裹；痰浊阻滞，气机不利，故胸闷；胃气上逆，故呕吐痰涎；脾阳不振，故少食多寐；舌苔白腻，脉濡滑均为痰浊内蕴之象。

（三）治法

健脾燥湿，化痰息风。

（四）选方

1. 半夏白术天麻汤（《医学心悟》）

组成：半夏一钱五分（9g），天麻、茯苓、橘红各一钱（6g），白术三钱（18g），甘草五分（3g）。

用法：生姜一片，大枣二枚，水煎，分2～3次服。

功用：健脾燥湿，化痰息风。

主治：风痰上扰证。

方解：半夏燥湿化痰，降逆止呕，以治痰为主；天麻善平肝息风而止头眩，《脾胃论》曰：“足太阴痰厥头痛，非半夏不能疗；眼黑头眩，风虚内作，非天麻不能除”，二药相合，为治风痰眩晕、头痛之要药。白术健脾燥湿，茯苓渗湿健脾，均治生痰之源；橘红理气化痰，使气顺痰消，生姜、大枣调和脾胃，生姜兼制半夏之毒；甘草协合诸药。诸药相伍，共奏燥湿化痰，平肝息风之功。主痰饮上逆之头昏眩晕。

2. 温胆汤（《三因极一病证方论》）

组成：半夏（汤洗去滑）、麦门冬（去心）各三钱（9g），茯苓三钱（9g），酸枣仁（炒）五钱（15g），炙甘草、桂心、远志（去心，姜汁炒）、黄芩、萆薢、人参各三钱（9g）。

用法：水煎，分2～3次服。

功用：清胆和胃，燥湿祛痰。

主治：胆虚痰热证。

方解：半夏辛温，和胃降逆，燥湿祛痰，为主药，专治风痰眩晕。麦门冬、酸枣仁、远志、人参养心安神；茯苓、萆薢、桂心温化湿痰；黄芩清心开郁；全方燥湿祛痰，开郁醒神。治痰饮内阻，心神失养，惊恐失眠之眩晕。

3. 导痰汤（《重订严氏济生方》）

组成：半夏（汤泡七次）两钱（6g），天南星（炮，去皮）、橘红、枳实（去瓤，麸炒）、赤茯苓（去皮）各三钱（9g），甘草（炙）三钱（9g）。

用法：水煎，分2～3次服。

功用：祛风导痰，下气开郁。

主治：头晕之痰厥。

方解：天南星燥湿化痰，祛风散结，枳实下气行痰，共为君药；半夏功专燥湿祛痰，橘红下气消痰，均为臣药，辅助君药加强豁痰顺气之力；茯苓渗湿，甘草和中，为佐使药。全方共奏燥湿化痰，行气开郁之功。气顺则痰自下降，眩晕可除。

（五）用药特点

常用药物主要有半夏、陈皮、茯苓、白术、竹茹等。多为味辛、性温，入脾、胃、肺经，具有燥湿化痰、健脾利水之功效。半夏辛温，归脾、胃、肺经，功效为燥湿化痰，降逆散结，《神农本草经》谓其“主伤寒寒热，心下坚，下气，喉咽肿痛，头眩胸胀，咳逆，肠鸣，止汗”。陈皮苦辛温，归肺、脾经，功效为理气健脾，燥湿化痰，《本草纲目》谓其“其治百病，总取其理气燥湿之功，同补药则补，同泻药则泻，同升药则升，同降药则降”。茯苓甘淡平，归心、肺、脾、肾经，功效为利水渗湿，健脾宁心，《药征》谓其“主治悸及肉瞤筋惕，旁治头眩烦躁”，《名医别录》载其“开胸腑，调脏气，伐肾邪，长阴，益气力，保神守中”。白术苦甘温，归脾、胃经，功效为健脾益气，燥湿利水，《名医别录》载其：“主大风在身面，风眩头痛，目泪出，消痰水，逐皮间风水结肿，除心下急满。”竹茹甘微寒，归肺、胃经，功效为清热化痰除烦，《本草再新》谓其：“泻火除烦，润肺开郁，化痰凉血。”可配伍其他药物，如藿香、佩兰芳香化湿祛浊；生薏苡仁、白豆蔻醒脾化湿；天麻、钩藤、蒺藜、菊花清热平肝，息风定惊；眩晕重者加龙骨、牡蛎、珍珠母之类，以重镇潜阳。

四、肝阳上亢证

（一）主症

眩晕耳鸣，头痛且胀，面色潮红，急躁易怒，失眠多梦，遇恼怒或烦劳加重，目赤，口苦，尿赤，便秘，舌红苔黄糙，脉弦或弦数。

（二）症析

肝阳上亢，冒犯巅顶，故头晕且胀；肝阳上亢，血随气升，故面赤易怒；火扰心神，故少寐多梦；肝火循经上炎，故目赤，口苦；火热灼津，故尿赤便秘；舌红苔黄、脉弦数均为肝阳上亢之征。

（三）治法

平肝潜阳，息风清脑。

（四）选方

1. 天麻钩藤饮（《中医内科杂病证治新义》）

天麻 9g，钩藤 12g，生决明 18g，山栀、黄芩各 9g，川牛膝 12g，杜仲、益母草、桑寄生、首乌藤、朱茯神各 9g。

用法：水煎，分 2 ~ 3 次服，生石决明先煎。

功用：平肝息风，清热安神。

主治：肝阳上亢，风火上扰之证。

方解：方义已在中风章节论述。本方亦可治疗肝厥眩晕头痛等。

2. 建瓴汤（《医学衷中参西录》）

组成：生怀山药一两（30g），怀牛膝一两（30g），生赭石（轧细）八钱（24g），生龙骨（捣细）六钱（18g），生牡蛎（捣细）六钱（18g），生怀地黄六钱（18g），生杭芍四钱（12g），柏子仁四钱（12g）。

用法：磨取铁锈浓水，以之煎药（现代用法：水煎，分 2 ~ 3 次服）。

功用：镇肝息风，滋阴安神。

主治：肝阳上亢证。

方解：重用生山药滋补肾阴，怀牛膝滋补肝肾，引血下行，共为主药；生赭石镇肝降胃，平气血冲逆，生龙骨、生牡蛎平肝潜阳息风，生地黄滋补肾阴，菊花、柏子仁清肝养心安神。磨铁锈水煎药取其有“平肝坠热”（《本草纲目》）之效。诸药相合，可治肝阳上亢之头晕等。

3. 羚角钩藤汤（《通俗伤寒论》）

组成：羚角片钱半（4.5g），霜桑叶二钱（6g），京川贝四钱（12g），鲜生地黄五钱（15g），双钩藤三钱（9g），滁菊花三钱（9g），茯神木三钱（9g），生白芍三钱（9g），生甘草八分（2.4g），淡竹茹五钱（15g）。

用法：水煎服。

功用：凉肝息风，增液舒筋。

主治：热盛动风证。

方解：羚羊角、钩藤二药合用可增强清热凉肝之用；桑叶、菊花清热息风；白芍、生地黄、甘草养阴柔肝，竹茹、川贝母清热除痰，茯神安神定志；甘草调和诸药。诸药合用，共奏平肝息风，清热止晕之效。

（五）用药特点

常用药物主要有：钩藤、天麻、龙骨、牡蛎、栀子、白芍等。多为性味甘、凉，入肝、心包经，具有清热安神，平肝潜阳之功效。钩藤甘凉，归肝、心经，功效为清热平肝，息风定惊，《本草纲目》载其可治：“大人头旋目眩，平肝风，除心热。”天麻甘平，入肝经，功效为息风定惊，《本草汇言》谓其：“主头风，头痛，头晕虚旋，癫痫强痉，四肢挛急，语言不顺，一切中风，风痰。”龙骨甘涩平，入心、肝、肾经，功效为镇惊安神，平肝潜阳，《本草纲目》载其了“益肾镇静”牡蛎咸微寒，归肝、胆、肾经，功效为重镇安神，潜阳补阴，《海药本草》谓其“能补养安神，治孩子惊痫”。栀子苦寒，归心、肺、三焦经，功效为清热，泻火，凉血，《医学启源》谓其：“疗心经客热，除烦躁，去上焦虚热，治风。”白芍苦酸微寒，归肝、脾经，功效为养血柔肝，平抑肝阳，《滇南本草》载其可：“收肝气逆疼，调养心肝脾经血，舒经降气，止肝气疼痛。”可配伍其他药物，如菊花、蒺藜、夏枯草平肝清肝息风；龙胆草、牡丹皮清肝泻热；当归、生地黄养血柔肝；茯神、首乌藤以养心安神。

五、瘀血内停证

（一）主症

眩晕，头痛，面色黧黑，舌质紫黯，或舌边有瘀斑，脉弦涩或细涩。

（二）症析

瘀血阻络，气血不通，脑失所养，故见眩晕；血脉瘀滞，不通则痛，故头痛；瘀阻血络，故见面色黧黑；舌质紫黯，或舌边有瘀斑，脉弦涩均为瘀血内停之象。

（三）治法

活血祛瘀通络。

（四）选方

1. 通窍活血汤（《医林改错》）

组成：赤芍一钱（3g），川芎一钱（3g），桃仁（研泥）三钱（9g），红花三钱（9g），老葱（切碎）三根（6g），鲜姜（切碎）三钱（9g），红枣（去核）七个（5g），麝香（绢包）五厘（0.15g），黄酒半斤（250g）。

用法：用黄酒250毫升，将前七味煎至150毫升，去滓，将麝香入酒内，再煎二沸，临卧服。

功用：活血通窍。

主治：瘀血阻滞头部诸证。

方解：方中麝香辛温走窜，开通诸窍，活血通络，为主药；老葱辛温通窍；鲜姜辛温发散，助麝香通窍活血，达于巅顶；佐以赤芍、川芎、桃仁、红花，均为活血化瘀之品；大枣调和营卫；黄酒活血通窍，以助药势。诸药合用，活血化瘀，通窍活络以止晕。

2. 补阳还五汤（《医林改错》）

组成：黄芪（生）四两（30～120g），当归尾二钱（6g），赤芍一钱半（4.5g），地龙（去土）一钱（3g），川芎一钱（3g），桃仁一钱（3g），红花一钱（3g）。

用法：水煎，分2～3次服。

功用：补益元气，活血通络。

主治：气虚血瘀之证。

方解：重用生黄芪补益元气，当归尾、川芎、赤芍、桃仁、红花活血化瘀，地龙通经活络。诸药合用，使气旺血行，瘀祛络通，头晕渐愈。

3. 血府逐瘀汤（《医林改错》）

组成：桃仁四钱（12g），红花三钱（9g），当归三钱（9g），生地黄三钱（9g），川芎一钱半（4.5g），赤芍两钱（6g），牛膝三钱（9g），桔梗一钱半（4.5g），柴胡一钱（3g），枳壳二钱（6g），甘草二钱（6g）。

用法：水煎，分2～3次服。

功用：行气活血化瘀。

主治：瘀血阻滞，清阳不升之证。

方解：桃仁、红花、当归、川芎、赤芍活血祛瘀；当归、生地黄养血活血；柴胡、枳壳疏肝理气；牛膝破瘀通经，引瘀血下行；桔梗开肺气，引药上行；甘草缓急，调和诸药。共奏活血调气之功以止晕。

（五）用药特点

常用药物主要有桃仁、红花、川芎、赤芍、地龙等。多为味辛，性温，入心、肝经，具有活血祛瘀之功效。桃仁苦甘平，归心、肝经，功效为活血祛瘀，《本草经疏》载："桃仁，性善破血，散而不收，泻而无补。"红花辛温，归心、肝经，功效为活血通经，散瘀止痛，《本草汇言》谓："红花，破血、行血、和血、调血之药也。"川芎辛温，归肝、胆、心包经，功效为活血行气，祛风止痛，《日华子本草》载其："治一切风，一切气，一切劳损，一切血，补五劳，壮筋骨，调众脉，破癥结宿血，养新血。"赤芍苦微寒，归肝经，功效为清热凉血，散瘀止痛，《本草求真》载："赤则能于血中活滞，因于积热而成者，用此则能凉血逐瘀。"地龙咸寒，归肝、脾经，功效为清热息风通络，《本草纲目》载："蚯蚓……性寒而下行，性寒故能解诸热疾，下行故能利便，治足疾而通经络。"可配伍其他药物，如黄芪益气活血；附子、桂枝温经活血；麝香、石菖蒲开窍醒神。

有学者对近5年来发表的有关中医药治疗眩晕的文献进行总结和分析，筛选出治疗眩晕的高频方剂，频次由高到低依次为半夏白术天麻汤、天麻钩藤饮、镇肝熄风汤、左归丸、通窍活血汤、归脾汤、补中益气汤、葛根汤、四物汤等18首。涉及10类药物，使用频次由高到低依次为补虚药、平肝息风药、活血化瘀药、清热药、利水渗湿药、安神药、理气药、解表药、化痰药、祛风湿药。排在前10位的草药，由高到低依次为天麻、牛膝、黄芪、党参、白术、茯苓、陈皮、甘草、泽泻、半夏。

另有学者对汉代以来15位著名医家治疗眩晕方剂进行数据研究，发现药物应用的关联现象，并进行归纳总结。得出的结果是，治疗眩晕最常用的单药是茯苓（49次，38.3%）；最常用的对药是炙甘草—白术（29次，22.7%）；最常用的角药是炙甘草—白术—茯苓（17次，占13.3%）；关联度高的药物组合是白术+当归→炙甘草（置信度为0.9375）。其中得到的22组3味药的核心组合中，核心药物为人参、白术、炙甘草、陈皮、茯苓、当归。得到的结论是，研发治疗眩晕的中药新药应优先以肝阳上亢证为适应证；单药、对药、角药优先考虑：茯苓、炙甘草、白术；配伍规律优先考虑白术、当归配伍炙甘草，陈皮、白术配伍人参等；核心方剂优先考虑：茯苓—茯神—炙甘草，桑叶—白术—菊花等；候选方优先考虑：茯苓、茯神、炙甘草、陈皮，桑叶、菊花、白术、人参等。

参考文献

[1] 李欧，赵英强．近5年中药治疗眩晕的用药分析［J］．河南中医杂志，2017，33（2）：112-113.

[2] 刘旭东，何庆勇，吴海芳等．汉代以来著名医家治疗眩晕方剂用药规律的数据挖掘研究［J］．北京中医药大学学报，2016，39（1）：920-925.

第三节　医论选录

《素问·至真要大论》曰："诸风掉眩，皆属于肝。"

按：出自《素问·至真要大论》病机十九条。讨论的症状为"掉眩"，病因为"风"，病位在"肝"。肝属木，木生风，肝为风脏，风气通于肝，肝病可以生风，发生以动为特征。本条所论属于内伤，所指乃肝病生风引发的掉眩症状，属于内风范畴，如肝阳化风，郁而生风，此为肝脏本身的病证；又有因肾阴亏虚，水不涵木，木燥而生风，精虚血少，血不养肝则血虚而生风，此乃病在肾而症在肝，乙癸同源，肾病及肝。所以治疗常根据上述不同证候采取以清热息风，疏肝平肝，养血柔肝，滋阴平肝，或以介石类潜镇，或佐以通络等治法治疗。

《丹溪心法·头眩》曰："头眩，痰挟气虚并火，治痰为主，挟补气药及降火药。无痰则不作眩，痰因火动，又有湿痰者，有火痰者。湿痰者，多宜二陈汤……又或七情郁而生痰动火，随气上厥，此七情致虚而眩晕也。"

按：朱丹溪倡导痰火致眩学说，提出"无痰则不作眩"的论断。脾胃为后天之本，运化水谷精微。若饮食不节，嗜酒肥甘厚腻之品，食积于中，损伤脾胃，或忧思劳倦过度而伤脾，或肝气郁滞，横逆犯脾，健运失司，以致脾不运化水谷精微，胃失和降，痰湿不化，水湿停聚，聚而生痰，此为湿痰为患。此证多是由痰浊中阻证日久所化，痰阻日久必郁而化热，热为火之渐，火为热之极，故痰热积聚日久必化火而成痰火之证，痰火上逆清窍，则出现眩晕。脾为生痰之源，脾气健运，痰湿之邪自然化解。所以治疗湿痰，常以健脾渗湿，理气和中之二陈汤。气虚生痰，痰郁化火，痰火上逆，清窍失灵致晕，所以痰浊中阻兼见热象之眩晕，当以健脾渗湿为主，辅以益气、降火之品。

《景岳全书·眩晕》曰："头眩虽属上虚，然不能无涉于下。盖上虚者，阳中之阳虚也，下虚者，阴中之阳虚也。阳中之阳虚者，宜治其气，如四君子汤、五君子煎、归脾汤、补中益气汤，如兼呕吐者，宜圣术煎大加人参之类是也。阴中之阳虚者，宜补其精，如五福饮、七福饮、左归饮、右归饮、四物汤之类是也。然伐下者必枯其上，滋苗者必灌其根。所以凡治上虚者，犹当以兼补气血为最，如大补元煎、十全大补汤诸补阴补阳等剂，俱当酌宜用之。”

按：脾胃为后天之本，气血生化之源，忧思劳倦、饮食失节，损伤脾胃；或先天禀赋不足、年老阳气虚衰，而致脾胃虚弱，不能运化水谷，气血生化乏源；或久病不愈，耗伤气血，清阳不振，皆能导致眩晕。张景岳谓之阳中之阳虚致晕，治疗当以补中益气为要。而脑为髓海，髓海不足则脑转耳鸣。肾为先天之本，主藏精生髓，髓聚而成脑。年老肾虚、房事不节、劳役过度，使肾精不足，精血同源，髓海失养，而致眩晕。张景岳谓之阴中之阳虚致晕，治疗亦当以养血益精为要。

第四节 病案选录

病案一：

壮火烁阴兼肝风上扰眩晕案（《古今医案按》）

松陵贡士吴友良，年逾古稀，头目眩晕。服补中益气汤，始用人参一钱，加至三钱，遂痞满不食，坐不得卧，三昼夜喃喃不休。石顽往候，见其面赤，进退不常，左颊聂聂瞤动。诊其六脉皆促，或七八至一歇，或三四至一歇。询其平息起居，云是知命之年，便绝欲自保，饮啖自强，此壮火烁阴而兼肝风上扰之兆。与生料六味除去茱萸，易入钩藤，大剂煎服，是夜即得酣寝。其后或加鳖甲，或加龙齿，或加枣仁。有时妄动怒火，达旦不宁，连宵不已，则以秋石汤送灵砂丹，应如桴鼓，盛夏酷暑则以小剂生脉散代茶。后与六味全料调理，至秋而安。

六味地黄丸：熟地黄10g，山茱萸8g（制），牡丹皮6g，山药8g，茯苓6g，泽泻6g。

生脉散：麦门冬6g，五味子6g，人参6g。

按：此案为壮火烁阴眩晕，病患妄服补益之剂，致气郁化火，壮火烁阴，水不涵木，肝阳化风，亢逆无制，上扰头目致眩晕之证。治当壮水柔肝，潜镇息风。方用生地黄、生白芍、牡丹皮等以滋肾柔肝；钩藤、鳖甲、龙齿、酸枣仁、朱砂以平肝潜阳，镇静助眠；并用生脉散以养阴生津，最后以六味地黄丸滋阴补肾，慢慢调养。

病案二：

痰浊内阻眩晕案（《丁甘仁医案》）

郑右，头眩眼花，泛泛呕吐，纳谷减少，苔薄腻，脉弦滑。

生白芍三钱，豆衣三钱，仙半夏二钱，明天麻一钱，朱茯神三钱，枳实炭一钱，炒竹茹一钱，陈皮一钱，潼白蒺藜各二钱，炒杭菊一钱五分，生石决八钱，嫩钩钩（后入）三钱。

按：此案为痰浊内阻而致眩晕。痰浊内阻，清阳不升，清窍失灵，故见头眩眼花；痰浊阻滞，气机升降失司，胃气上逆，故见泛泛呕吐；脾阳不振，运化失职，故纳谷减少；治当和胃化痰，柔肝潜阳。方用豆衣、半夏、茯神、枳实炭、炒竹茹、陈皮以燥湿化痰，和胃降逆；生白芍、天麻、沙苑子、白蒺藜、菊花、生石决明、钩藤以滋阴柔肝，潜阳止晕。痰湿属阴邪，其性重浊，留着粘滞，易损伤阳气，阻遏气机。脾为生痰之源，健脾益气是治疗和调养的根本。

病案三：

水不涵木眩晕案（《医案类聚》）

僧，头目眩晕，耳鸣窍闭，渐至失聪。此肾阴亏乏，肝阳上越，上实下虚之证。主以补肾纳气，兼开窍法。

大生地四钱，远志钱半，灵磁石三钱，山萸肉三钱，白茯神三钱，金锁阳三钱，怀牛膝三钱，明天麻钱半，薏苡仁四钱，北五味子八分，九节蒲八分。

按：此案眩晕病机为肾阴亏虚，水不涵木，肝阳化风，上扰头目。治以滋补肝肾，柔肝潜阳之法。生地、远志、山茱萸、锁阳滋阴补肾，壮水之主；五味子、天麻、茯神、磁石柔肝潜阳；患者耳鸣渐至失聪，故用怀牛膝引火归原，用石菖蒲开窍醒神。患者肝阳上亢，标症急，所以予磁石、石菖蒲以潜镇、开窍；对于肾阴亏虚之证，需缓图调治。

第五节　名家治疗眩晕特色

一、蒋健阐释郁证眩晕理论

蒋健提出“无郁不作眩”的学术观点。并根据病脉证治，将此类眩晕归纳为“郁证性眩晕”。其临床特点是①眩晕多为非旋转性，程度较轻，不会出现天旋地转甚或突然跌仆的临床表现，主要表现为自身不稳感，有时甚至是担心平衡障碍的恐怖感，常伴头脑不清晰感；眩晕可持续数周或更长；可伴主观感觉障碍、假性共济失调等症状。②起因于情志不畅，眩晕轻重程度亦与情志波动有关。并且需要细致观察其气质禀赋或人格特征，可借助精神心理分析。③伴随症状具有多样性、广泛性、怪异性的特点。患者可表现为脏躁、梅核气、奔豚气等显性郁证表现，也可能有各种隐性郁证表现，如胸闷、气短、心悸、失眠、多寐、汗多、健忘、不定疼痛等。这些表现大多属于自主神经功能紊乱或躯体化症状。④除单纯郁证性眩晕，还有器质性眩晕，同时伴有郁证表现。

对于郁证性眩晕的治疗，蒋健系统提出，从肝论治、补气血、化痰瘀的治疗方法。①从肝论治，包括平肝、清肝、养肝、疏肝等法，尤为重视疏肝理气解郁法。可选用：柴胡疏肝散、逍遥散、丹栀逍遥散、四逆散、柴胡桂枝汤、柴胡加龙骨牡蛎汤等柴胡类方剂。②调补气血法，可选用：归脾汤、酸枣仁汤、妙香散、补虚饮等。③祛痰化瘀法，可选用黄连温胆汤、血府逐瘀汤、香砂四七汤、定志丸、玉液汤、七气汤、清晕化痰汤、茯苓半夏汤等。针对情志病的特点，蒋健教授指出，郁证性眩晕往往需要长时间的调摄过程，并强调非药物的情志调摄的重要性。

二、曲艳津阐释肝虚致晕理论

曲艳津基于肝以血为体，以气为用，血属阴，气属阳，肝体阴而用阳。故肝虚证有血亏而体不充，气衰而用不强的两种表现，包括气、血、阴、阳，即肝气虚、肝血虚、肝阴虚、肝阳虚四种证型的理论构想，探索、阐释肝虚致晕理论。①肝气虚与眩晕：肝应春气，主升发，肝气充足则升举有力，水谷精微可上荣脑窍。肝气亦具有启迪诸脏，激发、促进、生化血液的作用。肝气不足，元神之府失养，发为眩晕。因此，眩晕亦可从肝气虚论治。可选用黄芪、山茱萸补益肝气，配以麦芽、当归、丹参等条理气机的药物。②肝血虚与眩晕：血具有濡养和化神的作用，是人体脏腑、经络、官窍维持正常生理功能的物质基础。肝藏血，藏神，主疏泄，是肝脏的基本功能。肝血不足，肝失疏泄，肝血不能上荣于头目诸窍，神气涣散，发为眩晕。并可伴随心悸、失眠、多梦、两目干涩或昏花等症状。因此，有此表现的眩晕，即可从肝血虚论治。可选用熟地黄、当归、白芍、阿胶、何首乌、枸杞子等养肝血的药物。③肝阴虚与眩晕：其一肝阴主滋润，肝阴不足，头目失于滋养、濡润；其二肝阴涵养肝阳，肝阴不足，肝阳失制，亢而上扰，清窍失灵，发为眩晕。并可伴随视物昏花、两目干涩、雀盲；胁肋隐痛；肢体麻木；妇女月经不调、经后腹痛绵绵、月经先期、先后无定期、闭经或月经量少等症状。因此，有此表现的眩晕，即可从肝阴虚论治。可选生地黄、熟地黄、白芍、乌梅、枸杞子、桑椹子、玄参、麦冬、天冬、北沙参等滋养肝阴的药物。④肝阳虚与眩晕：肝阳犹如春阳，肝阳不足，则升发、温煦功能减退。头为诸阳之会，肝阳虚则清阳不升，头目失于温养，发为眩晕，并可伴随善惊易恐，巅顶头痛，睾丸内缩，纳少呕逆，妇人月经不调等症。因此，有此表现的眩晕，即可从肝阳虚论治。另外，肾阳为人身之元阳，肾阳具有温煦肝阳的生理功能。所以，治宜暖肝散寒、补肾调肝法。除可选用羊肝、小茴香、肉桂、吴茱萸等入肝经的药物之外，还可以选用杜仲、补骨脂、仙茅、淫羊藿、鹿角胶、锁阳、巴戟天、川椒、附子等温肾暖肝的药物。眩晕与肝关系密切的认识，已成为中医理论共识，曲艳津对肝虚眩晕的论述，也为眩晕的辨证论治提供了有益的探索。

三、王艳霞阐释高血压病眩晕的中医分型治疗

王艳霞对高血压病眩晕进行病机分析，并据此给出高血压病眩晕的中医辨证论治方案：①肝与高血压病眩晕：肝是高血压病的发病枢纽。肝导致高血压眩晕出现的主要病机为肝失疏泄。情志不遂，肝失疏泄，肝气郁结，郁而化火、动风，出现肝阳上亢、肝火上炎、肝阳化风等证，上扰清空，发为高血压眩晕。其

病位主要在肝，肝在高血压眩晕中起着十分重要的作用。②脾胃与高血压病眩晕：脾胃为气机升降之枢。二者相互配合，斡旋气机，共同维持人体气血的正常循行，保持人体正常的血压。若脾胃升降失司，人体气机不利，清阳不升，浊阴不降，气血逆乱，血压升高。加之肥甘厚味为湿、为痰、为瘀，成为高血压发生的重要危险因素。③肾与高血压病眩晕：肾为先天之本，藏精，肾精不足，清窍失养，则可导致眩晕；水不涵木，虚阳上越，扰动清空，亦能造成眩晕。因此，肝肾是涉及高血压眩晕发生与发展的主要脏腑。综上所述，认为脏腑功能减退是本病发生的内因，情志变化是诱因，而痰瘀既是高血压的致病因素也是高血压病的病理产物。其病位在肝、根源在肾、关键在脾，以肝脾肾功能减退为本，痰瘀互结脉道为标。

关于治法，王艳霞指出，①调肝为根本，因此治肝调肝为本病的主要治法。可采用疏肝降逆、镇肝豁痰、清肝泻火、平肝潜阳之法。高血压初期，疏肝、清肝有很好的疗效。②调理脾胃是关键，可采用健脾和中、燥湿化痰、补益气血、健脾利湿等法。痰湿中阻型高血压的发生为脾虚生痰加之肝风内动，发病以风痰上扰为标，脾虚为本，治疗应补脾息风。③注重补肾，酌以活血化瘀，久病及肾，高血压病为慢性疾病，病程较长，疾病后期往往表现肝肾亏虚。瘀血内阻作为本病的夹杂证存在，贯穿高血压眩晕始终。无论是肝气郁滞、痰湿内盛、肝肾亏损、阴阳失调，均可病及血脉，瘀滞不行，形成瘀血。针对高血压病眩晕，在辨证治疗的基础上，加针灸、穴位贴敷、熏洗及代茶饮等辅助疗法，常能收效。

（詹平　谷凌云）

参考文献

[1] 蒋健．郁证发微—郁证眩晕论．上海中医药杂志，2016，50（12）：4－9.

[2] 曲艳津，李怀阔．肝虚致眩晕之病机探析．辽宁中医杂志，2013，40（11）：2250－2252.

[3] 王艳霞，张艳，柳士博，等．高血压病眩晕的中医病机及治法．长春中医药大学学报，2014，30（5）：847－849.

第三章
头　痛

第一节　概　　述

头痛是指由于脉络拘急或失养、清窍不利所引起的以头部疼痛为临床特征的疾病。头痛既是一种常见病证，也是一个常见症状，可以发生于多种急慢性疾病过程中，有时亦是某些相关疾病加重或恶化的先兆。本病从青少年到老年人均可发病，病因可分为外感和内伤两大类。外感头痛多因感受风、寒、湿、热等外邪，而以风邪为主；内伤头痛与肝、脾、肾三脏为主。此外，外伤跌仆，久病入络，以致气滞血瘀，脉络瘀阻，亦可导致本病。现代医学中的偏头痛、紧张性头痛、丛集性头痛等功能性头痛，以及各种脑瘤、脑血管病、外伤、五官科疾病等引起的继发性头痛，凡符合本病证候特征者均可参考本章辨证论治。

第二节　辨证论治

头痛的治疗当首辨外感与内伤。因于外感者，多因起居不慎，坐卧当风，风邪自肌表侵袭经络，上犯巅顶，使清阳受阻，气血凝滞，阻遏络道，而致头痛。且风为百病之长，多夹时气而发病，若风夹寒邪，寒凝血滞，阻遏脉络，血瘀于内而发头痛；若风夹热邪，火热炎上，侵扰清窍，气血逆乱而发头痛；若风夹湿邪，蒙蔽清窍，清阳不升，亦致头痛。治疗当以祛邪通络为主，视其邪气性质之不同，分别采用祛风、散寒、化湿、清热等法，外感以风为主，故强调风药的使用。因于内伤者，多因情志恼怒，肝气郁结，气郁化火，肝火上冲，或素体阴虚，肝阳上扰头目而致头痛；或久病体虚，失血之后，血虚不能上荣脑髓，而致头痛；也可由于饮食不节，恣食肥甘，或思虑过度，致使脾运失司，痰湿内生，痰浊上干，阻遏清阳，引起头痛；此外，因跌仆损伤，脑髓受震，气血运行失畅，或日久不已，久病入络，络脉不通，瘀血停滞，均可引起头痛。内伤所致多虚，治疗以补虚为要，视其所虚，分别采用益气升清、滋阴养血、益肾填精等法，若因风阳上亢则治以息风潜阳，因痰瘀阻络又当化痰活血为法。虚实夹杂，扶正祛邪并举。

一、风寒头痛

（一）主症

多发于风寒侵袭之后，头痛时作，程度剧烈，多为紧束感，或痛及项背，恶风寒，口不渴，苔薄白，脉浮紧。

（二）症析

头为诸阳之会，风寒外袭，循太阳经上犯巅顶，清阳之气被遏，故作头痛；太阳经主一身之表，其经脉上行巅顶，循项背，故其痛连及项背；风寒束于肌表，卫阳被遏，不得宣达，故恶风畏寒；无热则口不渴；苔薄白，脉浮紧均为风寒在表之征。

（三）治法

疏风散寒。

（四）选方

1. 川芎茶调散（《太平惠民和剂局方》）

组成：川芎四两（12g），荆芥四两（12g），羌活二两

（6g），白芷二两（6g），甘草二两（6g），细辛一两（3g），防风一两半（4.5g），薄荷八两（24g）。

用法：上为细末，每服二钱（6g），食后茶清调下。

功用：疏风散寒。

主治：风寒外束，阻遏脉络。

方解：方中川芎味辛，行血中之气，祛血中之风，上行头目，为治头痛之要药；羌活辛温疏风散寒，治太阳经头痛及项背部强痛；白芷、细辛、荆芥、防风辛温升散上行，疏风散寒止痛，治头面部诸风百疾；薄荷辛凉、轻扬升浮，可清利头目，且可佐制诸药辛温之燥性；甘草和中，调和诸药，清茶苦寒，清上而降下，使升中有降。本方用药多祛风解表散寒之品，所谓"高巅之疾，非风药不能到达"，故诸药相伍，疏风散寒止痛力胜，可谓风寒头痛之第一良方。

2. 再造散（《伤寒六书》）

组成：黄芪6g，人参3g，桂枝3g，甘草1.5g，熟附子3g，细辛2g，羌活3g，防风3g，川芎3g，煨生姜3g。

用法：水二盅，枣二枚，煎至一盅；或加炒芍药一撮，煎三沸，温服（现代用法：原方比例，水煎服）。

功用：散寒解表，助阳益气。

主治：素体阳虚，复感风寒。

方解：本方所治头痛为素体阳虚、复感风寒所致。方中以附子、桂枝、细辛温里助阳，散寒解表，更用人参、黄芪补元气，固肌表，既助药势以鼓邪外出，又可防阳随汗脱；羌活、防风、川芎疏风行血，加强解表散寒之功，更为治疗风寒头痛要药；芍药凉血益阴合营，兼制附、桂、羌、辛之温燥；生姜、大枣升腾脾胃，调和营卫而助汗出。如此配伍，益气温阳，散寒而头痛可除。

3. 葱白七味饮（《外台秘要》）

组成：葱白（连根切）一升（9g），干葛（切）六合（9g），豆豉一合（6g），生姜（切）二合（6g），生麦门冬（去心）六合（9g），干地黄六合（9g），劳水（以勺扬之一千遍）八升。

用法：上药用劳水煎至三分减一，去滓，分温三服（现代用法：水煎服）。

功用：养血滋液，解表散邪。

主治：阴血亏虚或失血后，外感风寒。

方解：本方用于血虚之人复感风寒所致的头痛。外邪在表而头痛无汗者，当发汗解表。然素体阴血亏虚，汗血同源，所以当养血以滋汗源，发表以解风寒，二者并行，标本兼治。方中既有葱白、淡豆豉、葛根、生姜之发汗解表，又有生地黄、麦冬之养血滋阴，更用味甘体轻之劳水以养脾胃，使汗出表解而血不伤。

（五）用药特点

治疗风寒头痛的药物多为辛、温之品，常用药物主要有川芎、荆芥、防风、藁本、白芷、当归、细辛、吴茱萸、附子等。川芎，药性辛温升散，《神农本草经》谓其“主中风入脑头痛、寒痹，筋脉缓急”，主要功效为活血行气，祛风止痛，能“上行头目”，无论风寒、风热、风湿、血虚、血瘀头痛均可随证配伍用之，故李东垣言“头痛须用川芎”。白芷、细辛发散风寒，通络止痛，荆芥、防风上行升散，可助川芎、白芷、细辛疏风止痛。藁本辛温，归膀胱经，善治风寒表证、巅顶头痛，常用治疗太阳风寒，循经上犯，症见头痛、鼻塞、巅顶痛者，每与羌活、苍术、川芎等祛风湿、止痛药同用，如神术散（《太平惠民和剂局方》)。当归辛甘温，入手少阴、足太阴、厥阴经，主要功效为养血活血，主要用于风寒阻遏，脉络凝滞之头痛。吴茱萸，其性热味苦辛，有散寒止痛，降逆止呕之功，用于治疗寒邪直中厥阴而见巅顶头痛，呕逆吐涎，手足厥逆之证。

二、风热头痛

(一) 主症

起病急，头呈胀痛，甚则头痛如裂，发热或恶风，口渴欲饮，面红目赤，便秘溲黄，舌红苔黄，脉浮数。

(二) 症析

热为阳邪，其性炎上，风热中于阳络，上扰清窍，故头痛而胀，甚则头痛如裂；面红目赤，亦为热邪上炎之征；风热之邪犯卫，故发热恶风；热盛耗津，则口渴欲饮，便秘溲赤；舌红苔黄，脉浮数均为风热邪盛之象。

(三) 治法

疏风清热。

(四) 选方

1. 芎芷石膏汤(《医宗金鉴》)

组成：川芎 9g，白芷 12g，石膏 15g，菊花 12g，藁本 9g，羌活 9g。

用法：水煎服。

功用：祛风清热。

主治：外感风热头痛。

方解：方中石膏辛甘大寒，既清肺胃郁热，又能解肌透表；川芎辛温疏风止痛，上行头目，通行十二经，白芷辛香温散，祛风止痛，善治阳明经头痛，三药合用，辛能止痛，温能散寒，甘寒除热；加用菊花辛甘苦凉，可透表泻热，清利头目，藁本、羌活辛温香燥，散风胜湿止痛，可入太阳、厥阴经，助川芎辛温通络，活血行气止痛。方中以辛甘苦寒、辛凉为主配伍辛温之品，疏散风热，清热解毒，同时兼可疏风止痛，清透并用，相得益彰。辛温香燥之川芎、当归与辛寒之石膏相伍则活血行气止痛而无温燥伤阴助热之弊。诸药合用共奏疏风清热，通络止痛之功，对于外感风热，太阳枢机不利之头痛，此为该方使用之常法。

2. 菊花散（《证治准绳》）

组成：甘菊花一钱半（4.5g），旋覆花一钱半（4.5g），防风一钱半（4.5g），麸炒枳壳一钱半（4.5g），川羌活一钱半（4.5g），蔓荆子一钱半（4.5g），石膏一钱半（4.5g），炙甘草一钱半（4.5g）。

用法：上作一服，水二盅，姜五片，煎一盅，不拘时服（现代用法：水煎服）。

功用：疏风清热。

主治：风热头痛。

方解：本方为祛风清热之剂，原文用于治疗“风热上攻，头痛不止”。胡光慈《中医内科杂病证治新义》：“以菊花、蔓荆子、旋覆花、羌活、防风之祛风，石膏之重镇清热，共奏止痛之功。余如枳壳健胃畅中，甘草缓以调味以为配合，则尤为周到，故为风热内伤头痛之良法。”

3. 银翘散（《温病条辨》）

组成：连翘一两（9g），金银花一两（9g），苦桔梗六钱（6g），薄荷六钱（6g），竹叶四钱（4g），生甘草五钱（5g），荆芥穗四钱（4g），淡豆豉五钱（5g），牛蒡子六钱（6g）。

用法：上杵为散，每服六钱（6g），鲜苇根汤煎，日三服，夜一服（现代用法：水煎服）。

功用：辛凉透表，清热解毒。

主治：温邪上犯头痛。

方解：本方适用于风热、温热邪气上攻所致的头痛。方中金银花、连翘芳香清解，既能辛凉透邪清热，又可芳香辟秽解毒；更配伍薄荷、牛蒡子辛凉之品疏散风热，清利头目；荆芥穗、淡豆豉辛散透表，开皮毛以助驱邪；桔梗、甘草清热解毒，竹叶、芦根清热除烦；诸药相合，辛凉解肌，疏风清热，头痛可除。

（五）用药特点

常用药物主要有：川芎、菊花、金银花、连翘、薄荷、石膏、淡豆豉、蝉蜕、竹叶、荆芥穗、白芷、芦根、柴胡、葛根等。川芎辛、温，主入少阳，走而不守，上行巅顶，下达血海，外透皮毛，内及筋骨，旁及四肢，为血中气药，对各种部位的头痛均有良好疗效，《神农本草经》谓其“主中风入脑头痛，寒痹，筋挛缓急”；连翘，苦微寒，金银花，甘寒，二者均能辛凉透表，清热解毒，适于风热、风温等外感热病症见发热不恶寒、头昏头痛者；菊花、薄荷、蝉蜕轻宣上行，尤擅疏风散热，清利头目；淡豆豉、竹叶、芦根清热生津除烦，宣畅三焦；荆芥穗、白芷疏风解表，通络止痛；柴胡味苦，微寒，主入少阳，热性头痛用之为宜，善治偏头痛，常作引经药；葛根辛、甘、凉，入太阳经，升阳解肌，善治头后痛，且对头痛有肌肉痉挛者较为适宜。

三、风湿头痛

（一）主症

头痛如裹，肢体困重，纳呆脘痞，不思饮食，小便不利，大便或溏，苔白腻，脉濡。

（二）症析

风湿外邪，上犯巅顶，清窍为邪阻遏，故头痛如裹；脾司运化而主四肢，湿浊中阻，脾阳为湿所困，故见肢体困重，纳呆胸闷；湿邪内蕴，不能分清泌浊，故小便不利，大便或溏；苔白腻，脉濡均为湿浊中阻之象。

（三）治法

祛风胜湿。

（四）选方

1. 羌活胜湿汤（《内外伤辨惑论》）

组成：羌活一钱（6g），独活一钱（6g），藁本五分（3g），防风五分（3g），炙甘草五分（3g），川芎五分（3g），蔓荆子三分（2g）。

用法：水煎服，日 2 次。

功用：祛风胜湿止痛。

主治：风湿在表之头痛。

方解：风湿合邪，侵袭肌表，阻滞经络，故头痛，伴身重、肩背疼痛、不可转侧。仲景有云“治风湿者，发其汗，但微微似欲汗出者，风湿俱去也”。方中羌活、独活皆为辛苦温燥之品，其辛散祛风，味苦燥湿，性温散寒，故皆可祛风除湿止痛。其中羌活善祛上部风湿，独活善祛下部风湿，两药相合，既辛散周身，又疏利经输，通痹止痛。防风祛风解表，以助二活之用。佐以藁本、蔓荆子、川芎，祛风散邪以止头痛。其中藁本为太阳经药，善治巅顶痛；蔓荆子长于祛散在上之风湿，亦主头痛；川芎上行头目，有行血止痛之功；炙甘草调和诸药。纵观全方，以辛苦温散之品为主组方，共奏祛风胜湿止痛之效，使客于肌表之风湿随汗而解。

2. 新加香薷饮（《温病条辨》）

组成：香薷二钱（6g），厚朴二钱（6g），银花三钱（9g），鲜扁豆花三钱（9g），连翘二钱（6g）。

用法：水煎服。

功用：祛暑解表，清热化湿。

主治：暑温复感寒湿之头痛。

方解：本方所治头痛多因夏受暑温之邪，留伏于里，后感寒湿，引动而发，除头痛外，常兼发热、恶寒、口渴面赤、胸闷不舒、舌苔白腻等症。方中香薷性辛温，且气芳香，所谓“夏月之麻黄”，以之解表散寒，祛暑化湿；厚朴辛苦气香而性温，辅之行气下气，化湿除满；更益扁豆花健脾和中，渗湿消暑；再配伍金银花、连翘，共奏“辛温复辛凉法”，祛暑解表化湿而止头痛。

（五）用药特点

常用药物主要有：羌活、川芎、香薷、黄连、藿香、厚朴、白扁豆、荷叶、淡豆豉等。羌活辛、苦、温，入太阳经其气味雄烈，善行人之上半身，头痛属寒湿者用之为宜，《本草备要》谓其“泻肝气，搜肝风，治风湿相搏，本经（太阳）头痛，督脉为病，脊强而厥，刚痉柔痉，中风不语，头旋目赤”。川芎活血行气，为血中之气药，祛风止痛。香薷辛温，表散阴邪，发越阳气。厚朴苦温，祛除湿邪，通行滞气；扁豆甘淡，行水和中。藿香、荷叶祛暑化湿和中。黄连苦寒，清热燥湿，泻火解毒，清心除烦；淡豆豉清热除烦。

四、肝阳头痛

（一）主症

头胀痛而眩，头痛眩晕，心烦易怒，常因精神紧张而诱发。

或兼夜眠不宁，口干口苦，面红目赤，耳鸣便秘，舌质红，苔少或薄黄，脉弦有力。

（二）症析

诸风掉眩，皆属于肝，肝失条达，肝阳偏亢，循经上扰清窍，故头痛而眩；肝火偏亢，扰乱心神，则心烦易怒，夜眠不宁；肝胆气郁化火，肝阳上亢，故胁痛，口苦面红；舌红苔薄黄，脉弦有力均为肝阳亢盛之象。

（三）治法

平肝潜阳。

（四）选方

1. 天麻钩藤饮（《中医内科杂病证治新义》）

天麻9g，钩藤12g，生决明18g，山栀、黄芩各9g，川牛膝12g，杜仲、益母草、桑寄生、首乌藤、朱茯神各9g。

用法：水煎，分2~3次服。生石决明先煎。

功用：平肝息风，清热活血，补益肝肾。

主治：肝阳偏亢，肝风内扰。

方解：本方方义已在中风章节论述。诸药相合，平肝息风，清热宁神，滋补肝肾，引血下行，头痛自止。若头痛头晕甚者，可加珍珠母、白芍；兼胃肠燥热而大便干结者，可加大黄。

2. 建瓴汤（《医学衷中参西录》）

组成：生怀山药一两（30g），怀牛膝一两（30g），生赭石（轧细）八钱（24g），生龙骨（捣细）六钱（18g），生牡蛎（捣细）六钱（18g），生地黄六钱（18g），生杭芍四钱（12g），柏子仁四钱（12g）。

用法：磨取铁锈浓水，以之煎药（现代用法：水煎，分2~3次服）。

功用：镇肝息风，滋阴安神。

主治：肝阳上亢证。

方解：本方善治肝阳上亢之头痛，伴见头晕、耳鸣目胀、心烦不宁、口眼㖞斜、半身不遂者。原文言明治疗“脑充血头痛”。以生地黄、怀山药滋阴补水，白芍敛肝缓急止痛，赭石、龙骨、牡蛎之镇肝降逆，柏子仁宁心安神，牛膝引血下行，共奏滋肾水以涵肝，镇逆安神之功。本方中重用滋养阴液，柔肝息风之品，辅以重镇潜阳，养血安神之药，既能平肝潜阳，又能宁心安神，使肝阳得平，内风息除，心神安守，诸证自解。取“高屋建瓴”之意，比喻服用本方后，其镇肝息风之效，好像瓶水从高屋脊上向下倾倒，言其居高临下，不可阻挡之势。张锡纯认为“服后能使脑中之血如建瓴之水下行，脑充血之证自愈”。

3. 镇肝熄风汤（《医学衷中参西录》）

组成：怀牛膝一两（30g），生赭石一两（30g），生龙骨五钱（15g），生牡蛎五钱（15g），生龟板五钱（15g），生杭芍五钱（15g），玄参五钱（15g），天冬五钱（15g），川楝子二钱（6g），生麦芽二钱（6g），茵陈二钱（6g），甘草一钱半（4. 5g）。

用法：水煎服。

功用：镇肝息风，滋阴潜阳。

主治：肝风内动，气血上逆。

方解：本方原为治肝阳上亢、气血上逆之类中风而设。方义已在中风章节论述。适用于气血逆乱见有脑部时常作痛发热等症。

（五）用药特点

常用药物主要有天麻、钩藤、生龙骨、生牡蛎、龟甲、羚羊角、栀子、黄芩、牡丹皮、夏枯草等。多有咸寒或辛凉之性，主入少阴、厥阴经脉，具有平肝息风、解痉舒筋等特点。天麻甘平，主入厥阴，功效为平肝息风，祛风通络，长于定眩解痉止痛，历代医家谓之“治风神药”和“定风草”（《药性论》《证类本草》《本草纲目·草部》）。钩藤甘而微寒，主入手、足厥阴，功效为平肝息风，疏泄郁火。二药为本证最多选用。生龙骨、生牡蛎，二者主入厥阴、少阴，质重沉降，潜阳镇逆，《注解伤寒论》谓“龙骨、牡蛎、……，收敛神气而镇惊”。龟甲甘咸寒，主入足厥阴、足少阴经，质重潜降，善滋阴潜阳。羚羊角咸寒，主入厥阴和少阴，功善息风止痉，清泄肝热，与钩藤配伍，可增强清肝热、息肝风、平肝阳之功。栀子、黄芩、牡丹皮苦寒清泄肝热。桑寄生、杜仲补益肝肾。牛膝、益母草活血调血，引血下行，可配伍白芍平肝益阴，养血荣经，能缓筋脉之急。

五、肾虚头痛

（一）主症

头痛而空，每兼眩晕耳鸣，腰膝酸软，神疲乏力，遗精，带下，少寐健忘，舌红少苔，脉沉细无力。

（二）症析

脑为髓海，其主在肾，肾虚髓不上荣，脑海空虚，故头脑空痛，眩晕耳鸣；腰为肾之府，肾虚精关不固而遗精，女子则带脉不束而带下；少寐，舌红少苔，脉细是肾阴不足，心肾不交之象。

（三）治法

滋阴补肾。

（四）选方

1. 大补元煎（《景岳全书》）

组成：人参（补气补阳，以此为主，少则用一二钱，多则用一二两）（10g），山药（炒，二钱）（6g），熟地黄（补精补阴，以此为主，少则用二三钱，多则用二三两）（6～9g），杜仲二钱（6g），当归（二三钱，若泄泻者，去之）（6～9g），山茱萸（一钱，如畏酸吞酸者，去之）（3g），枸杞（二三钱）（6～9g），炙甘草（一二钱）（3～6g）。

用法：水二盅，煎七分，食远温服（现代用法：水煎服）。

功用：益肾填精。

主治：肾精不足，髓空头痛。

方解：本方以熟地黄、山茱萸、山药、枸杞子滋补肝肾之阴；人参、当归气血双补；杜仲益肾强腰。全方共奏滋补肝肾、益精填髓之功。若偏于阳虚，可加鹿茸或鹿角胶、熟附子、肉桂等；偏于阴虚，可加女贞子、墨旱莲、知母、黄柏等；伴腰膝酸软，可加续断、怀牛膝以壮腰膝；伴遗精带下，可加莲须、芡实、金樱子收敛固涩。

2. 右归丸（《景岳全书》）

组成：熟地黄八两（24g），山药（炒）四两（12g），枸杞子（微炒）四两（12g），山茱萸（微炒）三两（9g），菟丝子（制）四两（12g），鹿角胶（炒珠）四两（12g），杜仲（姜汁炒）四两（12g），肉桂二两（6～12g），当归三两（9g），制附子自二两渐可加至五六两（6～18g）。

用法：将熟地黄蒸烂杵膏，余为细末，加炼蜜为丸，如弹子大。每嚼服二三丸，以滚白汤送下（现代用法：蜜丸，每服9g；亦可作汤剂，水煎服）。

功用：温补肾阳，填精益髓。

主治：肾阳不足，髓空头痛。

方解：本方主治肾虚头痛偏阳虚者。方中重用熟地黄益肾填精，所谓“精不足者补之以味”；以肉桂温肾补命门之火，附子峻补元阳，益火之源；鹿角乃血肉有情之品，功擅温补肾阳，填精补髓；山茱萸补肝益肾固精；山药健脾固肾益精；当归、枸杞子补肝肾精血；菟丝子补阳益阴；杜仲补益肝肾、强筋壮骨。诸药相伍，阴中求阳，温肾填精固精，为治肾阳不足，髓空头痛之良方。

3. 麻黄附子细辛汤（《伤寒论》）

组成：麻黄二两（6g），炮附子一枚（9g），细辛二两（3g）。

用法：水煎服。

功用：温肾散寒，表里双解。

主治：太少两感，少阴头痛。

方解：《伤寒论》中本方适用于肾阳不足、复感外寒的太少两感，即“少阴病，始得之，反发热，脉沉者”，《兰室秘藏·头痛门》云，“少阴经头痛，三阴三阳经不流行而足寒，气逆为寒厥，其脉沉细，麻黄、附子、细辛为主”。方中麻黄辛温，发汗解表，开泄皮毛，逐邪于外；附子辛热，温肾助阳，振奋阳气，鼓邪外达。二药配合，为助阳解表常用组合。细辛归肺、肾二经，性善走窜，通澈表里，既能助麻黄解表，又助附子温里，为少阴头痛要药。临证可酌情配伍当归活血养血，川芎辛温活血行气止痛，白芷散寒止痛。

（五）用药特点

此类头痛治疗多以补肾、填精、温阳等为主，常用药物有熟地黄、山茱萸、山药、枸杞子、杜仲、鹿角胶、菟丝子、附子、肉桂等。熟地黄味甘，微温，归肝、肾经，滋阴补肾，填精益髓。山茱萸酸涩微温，归肝、肾经，补养肝肾，并能涩精，取“肝肾同源”之意。山药补益脾阴，亦能固肾。三药合用，肾肝脾三阴并补，取六味地黄丸“三补”之义。附子、肉桂、鹿角胶温补肾阳，填精补髓；枸杞子滋阴益肾，养肝补脾；菟丝子补阳益阴；杜仲补益肝肾；当归养血和血，可助鹿角胶以补养精血。

六、血虚头痛

（一）主症

头痛而晕，午后或遇劳加重，神疲乏力，心悸不宁，头昏眼花，面色少华。舌质淡，苔薄白，脉细弱。

（二）症析

血分不足，清窍失养，虚火上逆，故头痛而晕；血不足则心神失养，故心悸易慌；血虚易致气虚，气虚则神疲乏力；面色少华，舌淡，脉细弱均为血虚之象。

（三）治法

养血滋阴，和络止痛。

（四）选方

1. 加味四物汤（《金匮翼方》）

组成：生地黄二钱（12g），当归一钱（6g），蔓荆五分（3g），黄芩一钱（6g），酒炒白芍一钱（6g），炙甘草三分（2g），甘菊七分（4g），川芎五分（3g）。

用法：水煎服。

功用：养血息风。

主治：血虚头痛。

方解：《金匮翼》以该方治疗“血虚头痛者，血虚脉空，自鱼尾上攻头痛者”。脾虚气血生化失源或失血，导致血虚不能上荣头面故头痛。本方为养血息风之剂，以四物汤补血为主，其中当归、川芎有活血止痛之功，益以白芍之敛、黄芩之清、菊花之轻以平肝，蔓荆以祛风，甘草合白芍可缓急止痛。《中医内科杂病证治新义》：“如结合现代药理体会，实即具有补血、弛缓神经、缓解头痛之效，为贫血性头痛之良剂。方中当归、川芎又为调经良药，黄芩、菊花亦能消炎，故可用于经期之反射性头痛及一般炎症之头痛。”临证时若兼气虚，加人参、黄芪、白术或用人参养荣汤以益气养血；若肝血不足，宜加炒枣仁、制何首乌、珍珠母。

2. 归脾汤（《济生方》）

组成：白术、茯神（去木）、黄芪（去芦）、龙眼肉、酸枣仁（炒，去壳）各一两（30g），人参、木香（不见火）各半两（15g），甘草（炙）两钱（6g），当归一钱（3g），远志（蜜炙）一钱（3g）。

用法：上㕮咀，每服四钱（12g），水一盏半，加生姜五片，枣一枚，煎至七分，去滓温服，不拘时候（加生姜、大枣，水煎，分2～3次服。）

功用：益气补血，健脾养心。

主治：心脾不足，气血两虚证。

方解：方中四君子汤补气健脾，使脾胃强健，气血生化有源；黄芪、当归取补当归补血汤之义，补气生血，使气固血充；龙眼肉、酸枣仁、远志养心安神；木香理气醒脾，使补而不滞；生姜、大枣调和营卫。诸药合用，气血双补，上荣头面，头痛自止。

（五）用药特点

常用药物有熟地黄、当归、川芎、白芍、党参、茯苓、白术、黄芪、龙眼肉、炒枣仁、远志等，多为补益气血之品。熟地黄甘温味厚，而质柔润，长于滋阴养血；当归补血养肝，和血调经；白芍养血肉和营，川芎活血行气、调畅气血，为头痛要药。其中生地黄、白芍为阴柔之品，与辛温之当归、川芎相配，补血而不滞血，和血而不伤血。人参、白术、茯苓健脾益气。炙甘草益气和中。龙眼肉、酸枣仁、远志与上述益气补血之品合用，可助补益心脾、养血安神，和络止头痛。

七、痰浊头痛

（一）主症

头痛昏重，胸脘满闷，呕恶痰涎，纳食呆滞，身体困重，苔白腻，舌胖大或有齿痕，脉弦滑。

（二）症析

脾失健运，痰浊中阻，上蒙清窍，清阳不展，故头痛昏蒙；痰阻胸膈，故胸脘满闷；痰浊上犯，则呕恶痰涎；苔白腻、舌胖大齿痕，脉滑或弦滑均为痰湿内停之象。

（三）治法

运脾化痰祛湿。

（四）选方

1. 半夏白术天麻汤（《医学心悟》）

组成：半夏一钱五分（9g），天麻、茯苓、橘红各一钱（6g），白术三钱（18g），甘草五分（3g）。

用法：生姜一片，大枣二枚，水煎，分2~3次服。

功用：燥湿化痰，平肝息风。

主治：风痰上扰。

方解：本方所治头痛，多因素体脾虚失运，聚湿生痰，又复肝风内动所致，多可兼见眩晕、胸闷呕恶等症。本方证重点是痰与风，故化痰息风治标为主，健脾祛湿治本为辅。方中半夏燥湿化痰，降逆止呕，天麻平肝息风而止头痛，两药合用，为治风痰眩晕头痛要药；白术、茯苓健脾祛湿，以治生痰之源；陈皮理气化痰，使气顺痰消；甘草调和诸药；煎加姜枣，以和中健脾。诸药合用，能使风息痰消，头痛自愈。本方半夏化痰、白术健脾、天麻息风，三味配伍，风痰并治，肝脾两调，标本兼顾，乃风痰头痛、眩晕之代表方。

2. 导痰汤（《重订严氏济生方》）

组成：半夏四两（12g），天南星一两（3g），橘红一两（3g），枳实一两（3g），赤茯苓一两（3g），炙甘草半两（1.5g），生姜十片。

用法：水煎，分2~3次服。

功用：燥湿化痰，行气开郁。

主治：痰厥头痛。

方解：本方主治痰厥上逆所致头痛吐逆，或兼见痰涎壅盛、头目眩晕、胸膈痞塞、喘急痰嗽等症。方中天南星燥湿化痰，祛风散结，枳实下气行痰；半夏功专燥湿祛痰，橘红下气消痰，加强豁痰顺气之力；茯苓渗湿，甘草和中。全方共奏燥湿化痰，行气开郁之功，生姜与半夏、天南星同用又可降低其毒性。气顺则痰自下降，头痛可除。

3. 半夏白术天麻汤（《脾胃论》）

组成：黄柏二分（3g），干姜二分（3g），天麻五分（6g），苍术五分（6g），茯苓五分（6g），黄芪五分（6g），泽泻五分

(6g)，人参五分(6g)，白术一钱(10g)，炒神曲一钱(10g)，半夏一钱五分(15g)，麦芽一钱五分(15g)，橘红一钱五分(15g)。

用法：为粗末，每服半两(50g)，水煎，食前热服。(现代用法：水煎服。)

功用：益气健脾，化痰息风。

主治：痰厥头痛。

方解：本方与《医学心悟》之半夏白术天麻汤均可治疗头痛头重、眩晕呕恶之痰厥头痛证。但本方以人参、黄芪益气补脾，干姜温中，白术、苍术健脾燥湿，天麻祛风定眩；泽泻利湿，神曲、麦芽消食和胃，茯苓渗脾湿；半夏燥湿痰；橘红利气和胃；干姜温中气；黄柏清利湿热，兼制苍术之燥。其以温凉并用，补泻兼施为特点，因此益气健脾、燥湿化痰、消食和胃之力较强，适合痰湿兼有食积之痰厥头痛。

4. 芎辛导痰汤(《证治准绳》)

组成：川芎一钱半(4.5g)，细辛一钱半(3g)，胆南星一钱半(4.5g)，陈皮一钱半(4.5g)，茯苓一钱半(4.5g)，半夏二钱(6g)，炒枳实一钱(3g)，甘草一钱(3g)。

用法：上作一服，水二盅，姜七片，煎至一盅，食后服。(现代用法：水煎服。)

功用：涤痰祛风。

主治：痰厥头痛。

方解：本方为祛风涤痰之剂，用川芎细辛以除头风，二陈汤和南星以祛其痰，枳实以畅中，故为内伤痰厥头痛之良法。如果湿邪明显而见头重者，亦可加苍术以燥其湿。

(五)用药特点

常用药物有白术、半夏、天麻、茯苓、橘红、陈皮、枳实、胆南星、黄芩、礞石等，多为健脾燥湿、化痰助运之品。半夏辛温，归脾、胃经，其性燥而功能化痰，其所化之痰，以脾不化湿，聚而成痰者为主，为治湿痰的要药。天麻平肝息风而止头痛，与半夏合用，为治风痰眩晕头痛要药。白术健脾燥湿，茯苓健脾渗湿，以治生痰之源。陈皮、橘红理气化痰，使气顺痰消。半夏化痰，白术健脾，天麻息风，三味配伍，风痰并治，肝脾并调，为治疗痰湿头痛常用药群。胆南星燥湿化痰，祛风散结，枳实下气行痰，二者合用，可奏燥湿化痰、行气开郁之功，常用于痰厥头痛。礞石甘咸平，入肺、肝经，性烈而质重，主要用于顽痰癖结或积痰惊痫等症，往往配合清热泻火之黄芩、泻火通便之大黄等药物泻火逐痰，善治痰火头痛。

八、瘀血头痛

（一）主症

头痛经久不愈，痛处固定不移，痛如锥刺，入夜尤甚，反复发作，或有头部外伤史。舌紫或有瘀斑、瘀点，脉细或细涩。

（二）症析

久病入络，或头部外伤，致瘀血内停，脉络不畅，故头痛经久不愈，痛有定处，且如锥刺；舌紫黯、瘀斑瘀点、脉细涩均为瘀血内阻之征。

（三）治法

活血止痛。

（四）选方

1. 通窍活血汤（《医林改错》）

组成：赤芍一钱（3g），川芎一钱（3g），桃仁（研泥）三钱（9g），红花三钱（9g），老葱（切碎）三根（6g），鲜姜

（切碎）三钱（9g），红枣（去核）七个（5g），麝香（绢包）五厘（0.15g），黄酒半斤（250g）。

用法：用黄酒250毫升，将前七味煎至150毫升，去滓，将麝香入酒内，再煎二沸，临卧服（现代用法：水煎服）。

功用：活血通窍。

主治：头面瘀阻。

方解：头部外伤、瘀血内阻，或头痛日久、久病入络致瘀血内阻脑脉，可见头痛剧烈，经久不愈，痛处固定不移，夜间加重，治疗宜活血通窍、行气止痛。方中麝香、生姜、葱白、黄酒温经通络开窍，其中麝香味辛性温，功专开窍通闭，解毒活血；桃仁、红花、川芎、赤芍行气活血化瘀，佐以大枣健脾益气、缓和芳香辛窜药物之性。诸药合用有活血化瘀、通窍止痛之功效。若兼见神疲乏力，少气懒言，为气虚血瘀，可酌加黄芪、党参补气以助血运；若头痛剧烈，可配虫类药搜剔入络之品，如僵蚕、蜈蚣、全蝎、地龙等。

2. 血府逐瘀汤（《医林改错》）

组成：桃仁四钱（12g），红花三钱（9g），当归三钱（9g），生地三钱（9g），川芎一钱半（4.5g），赤芍两钱（6g），牛膝三钱（9g），桔梗一钱半（4.5g），柴胡一钱（3g），枳壳二钱（6g），甘草二钱（6g）。

用法：水煎，分2～3次服。

功用：活血祛瘀，行气止痛。

主治：胸中瘀血。

方解：全方活血化瘀为主，兼以行气开胸止痛，系由桃红四物汤合四逆散加桔梗、牛膝而成。方中当归、川芎、赤芍、桃仁、红花活血化瘀；牛膝祛瘀血，通血脉，引瘀血下行。柴胡疏肝解郁，升达清阳；桔梗开宣肺气，载药上行，又可合枳壳一升一降，开胸行气，使气行则血行；生地黄凉血清热，合当归又能养阴润燥，使祛瘀而不伤阴血；甘草调和诸药。全方既行血分瘀滞，又解气分郁结，活血而不耗血，祛瘀又能生新。合而用之，使瘀去气行，诸症可愈。

（五）用药特点

常用药物多为活血化瘀、通络开窍之品，如桃仁、红花、当归、川芎、赤芍、川牛膝、柴胡、枳壳、全蝎、蜈蚣、老葱、黄酒等。川芎行气活血，为治疗头痛要药，张元素称其“上行头目，下行血海，能散肝经之风，治少阳厥阴经头痛，及血虚头痛之圣药也”，李东垣也认为“头痛需用川芎，如不愈，各加引经药”；赤芍、桃仁、红花活血通络，常与川芎配伍使用；老葱、生姜通阳散寒，黄酒通络开窍；柴胡疏肝解郁、升达清阳；桔梗开宣肺气，载药上行，常与枳壳相伍一升一降，气行则血行；全蝎、蜈蚣虫类药，功善搜剔入络，又可息风止痛，治疗瘀血头痛经久不愈时可酌情使用。

有学者归纳总结了古今治疗头痛的方剂用药及配伍规律。治疗头痛药物使用频率最多的前10味药物，古代（以宋代方书为主）依次为川芎、甘草、石膏、防风、生姜、清茶、细辛、南星、荆芥、薄荷；现代依次为川芎、白芍、甘草、白芷、柴胡、当归、全蝎、天麻、细辛、羌活。结果显示，无论古代与现代，治疗头痛的方剂中川芎的使用率均为首位，为治疗头痛的第一要药。头痛病因中，风乃百病之长，风邪上犯颠顶，阻遏络道，以致经络不通，从而产生头痛。川芎味辛性温，具有活血行气、祛风止痛的作用。一方面可直达颠顶，祛除风邪，使得气血畅通，头痛自解；另一方面川芎为血中之气药，可破瘀行气散结，亦可作为引药上达清窍。现代药理研究表明，川芎能扩张脑血管，降低血管阻力，改善微循环，且对中枢神经系统有一定的镇静作用。川芎可与多种药物配伍，用于治疗不同类型的头痛：如与解表药羌活、藁本配伍可散太阳经风寒湿邪所致头痛；与柴胡合用可治肝郁气滞型头痛或少阳头痛；与温里药吴茱萸配伍可治疗厥阴头痛；对于久治不愈之顽固性头痛可配合全蝎、蜈蚣等搜风通络止痛之品。无论风寒、风热、风湿、血虚、血瘀头痛均可随证配伍用之，故李东垣言“头痛须用川芎”。

古今医家治疗头痛，除善用川芎外，亦有许多常用的药对，临床配伍使用常获良效。如疏风解表药对：荆芥、防风，二药参合，发散表邪，疏络通经止痛；钩藤、薄荷，二药伍用，发散祛风、解表止痛；薄荷、蝉蜕，相互为用，疏通肌表、祛风止痛。和表里调气血药对：白芍、桂枝，二药相配，一阴一阳，调和营卫、缓急止痛作用增强；白芍、柴胡，二药相合，一散一收，相互为用，和解表里、散邪止痛。清利通窍药对：石菖蒲、蝉蜕，二药相合，相互促进，开窍止痛。活血化瘀药对：当归、川芎，相互为用，气血兼顾，行气活血、散瘀止痛之效加强。补肝肾药对：枸杞、菊花，二药配伍，滋补肝肾、清肝明目。平肝息风药对：蒺藜、僵蚕，二药伍用，息风解痉、祛风通络、平肝止痛；白芷、僵蚕，二药参用，化痰散结、息风解痉、通络止痛；天麻、钩藤，二药相配，平肝息风、解痉定痛。

参考文献

［1］朱默里，肖贺，胡志强．治疗头痛古今方剂用药及配伍规律对比［J］．临床合理用药杂志，2014，7（22）：6.

［2］田琳，朱建贵，王映辉，等．基于数据挖掘的现代中医

药治疗头痛自拟处方用药规律分析［J］. 中国中医药信息杂志，2012，19（11）：22－24.

［3］王润林，杨世宁，李廷保. 基于数据挖掘对中医药治疗头痛用药规律的研究［J］. 中国中医药科技，2014，21（1）：105－106.

第三节 医论选录

《灵枢·邪气脏腑病形》曰："十二经脉，三百六十五络，其血气皆上于面而走空窍。"

《素问·骨空论》曰："风从外入，令人振寒，汗出，头痛，身重，恶寒。"

《素问·奇病论》曰："当有所犯大寒，内至骨髓，髓者以脑为主，脑逆故令头痛，齿亦痛。"

《素问·生气通天论》曰："因于湿，首如裹。"

《灵枢·厥证》曰："头痛不可取于腧者，有所击堕，恶血在于内。"

《素问·通评虚实论》曰："头痛耳鸣，九窍不利，肠胃之所生也。"

按：头为精明之府，诸阳之会，脑为髓之海，其气与肾相通，手足三阳、足厥阴和手少阴之脉皆上于头。故凡外感六淫、内伤七情及精气亏虚、髓海不足等导致经气逆乱，邪气上逆于首，阻遏清阳，壅塞空窍，皆可致头痛。《内经》认为，头痛的外感病因中以风、寒、湿、热邪多见。风邪伤于头部，气血失和，阻遏清阳，故头痛。寒邪侵犯骨髓，上逆于脑，则发头痛。李中梓曰："髓以脑为主者，诸髓皆属于脑也。大寒入髓，则脑痛，其邪深，故数岁不已。髓为骨之充，齿者骨之余也，故头痛齿亦痛。”湿为阴邪，易于阻遏阳气，使得清窍不利而致头痛。热邪所致头痛，则是由于热邪盛则气血涌于上，头部脉络壅塞不通。《素问·刺热论》具体论述了五脏热病头痛的不同表现。头痛的内伤病因中以瘀血、肠胃不适为多见。瘀血所致头痛多因外伤堕仆而成，血瘀阻塞络脉。张介宾曰：“头痛因于击堕者，多以恶血在脉络之内。”胃肠不适致头痛者，多因胃之火热上冲或胃肠食滞浊气上逆而成。

《冷庐医话·头痛》言：“头痛属太阳者，自脑后上至巅顶，其痛连项；属阳明者，上连目珠，痛在额前；属少阳者，上至两角，痛在头角。以太阳经行身之后，阳明经行身之前，少阳经行身之侧。厥阴之脉会于巅顶，故头痛在巅顶。太阴、少阴二经虽不上头，然痰与气逆壅于膈，头上气不得畅而亦痛。其辨之之法，六经各有见症，如太阳项强腰脊痛，阳明胃家实，少阳口苦、咽干、目眩之类是也。”

按：头为诸阳之会，手足阳经均循头面，厥阴经亦上会于颠顶，由于脏腑经络受邪不同，头痛部位各异，选用不同引经药常可起到事半功倍之效。太阳头痛主要见于前额、颠顶、枕部，疼痛连及项、背，或由项连肩，引经药物常用羌活、蔓荆子、葛根、川芎等；阳明头痛部位以前额、面颊、眉棱骨常见，或痛连齿龈，或颜面疼痛，药物常用白芷、葛根、知母等；少阳头痛部位以头侧为主，可连及耳、目外眦，常用柴胡、川芎、黄芩为引经药物；太阴头痛部位不定，或全头痛，或局部疼痛，《灵枢·经脉》：“脾足太阴之脉……入腹属脾络胃，上膈，挟咽，连舌本，散舌下”，药物多用苍术、半夏、南星；少阴头痛部位亦不定，以全头痛多见，足之阴经虽不行于头，却皆循于面，而“挟舌本”，引经药物选用细辛、附子；厥阴头痛部位以颠顶、颜面部多见，或全头痛，或头痛部位不定，《灵枢·经脉》曰：“肝足厥阴之脉，起于大指丛毛之际……上贯膈，布胁肋，循喉咙之后，上入颃颡，连目系，上出额，与督脉会于巅；其支者，从目系下颊里，环唇内。”药物常用吴茱萸、藁本、干姜等。

《医宗必读·头痛》言：“因风痛者，抽掣恶风；因热痛者，烦心恶热；因湿痛者，头痛而天阴转甚；因痰痛者，昏重而欲吐不休；因寒痛者，绌急而恶寒战栗；气虚痛者，恶劳动，其脉大；血虚痛者，善惊惕，其脉芤……头痛自有多因，而古方每用风药者何也？高巅之上，惟风可到。味之薄者，阴中之阳，自地升天者也。”

按：高巅之上，惟风可到，风药轻扬，易达病所。头痛宿有“头风”“脑风”“首风”之名。故治疗头痛，无论外感、内伤，均应重视风类药的使用。有学者从《中医方剂大辞典》收载的10余万首方剂中，筛选出502首以头痛为主治的方剂进行统计，使用频次在前15位的中药中，具有祛风作用的药物有防风、白芷、细辛、荆芥、羌活、菊花、蔓荆子、薄荷等8味，另外，川芎、乌头、天麻也具有祛风作用。可见，风药在头痛的治疗中，占有主导地位。但风药的性质和作用各有不同，头痛的症情也属不一，治疗时应随症选用。①外感风寒者，多选辛温之品，如羌活、白芷、藁本、细辛、川芎之类；②外感风热者，宜用辛凉之品，如菊花、桑叶、蝉蜕、薄荷之类；③内伤头痛，多属内风（肝风），宜用潜阳息风，如天麻、钩藤、蒺藜、羚羊角粉、僵蚕、石决明、珍珠母之类；④久病入络，对于顽固性头痛宜加全蝎、蜈蚣、地龙、僵蚕搜逐风邪，活络止痛。

在历代治疗头痛的方剂中，亦不乏单纯以风药组方者。如芷桂川芎汤（《辨证录》）：川芎、白芷、桂枝，治疗头痛如破，无一定处；菊花散（《太平圣惠方》）：甘菊花、川芎，治疗风头痛；救破汤（《辨证录》）：川芎、细辛、白芷，治疗真头痛。以风药为主组成的方剂，更是比比皆是。如石膏散（《卫生宝鉴》）：川芎、石膏、白芷；天麻丸（《杨氏家藏方》）：天麻、川芎、防风、甘草；芎辛汤（《普济方》）：川芎、细辛、甘草；细辛散（《普济方》）：细辛、川芎、附子、麻黄；川芎羌活散（《普济方》）：羌活、细辛、川芎、藁本、荆芥、白芷、防风。

参考文献

[1] 杨洪军，王永炎．头痛方剂用药规律研究［J］．中国中药杂志，2005，30（3）：226－228，232.

第四节　病案选录

病案一：

阴虚阳亢头痛案（《医学衷中参西录》）

京都谈某，年52岁，病因：因劳心过度，遂得脑充血头痛证。脏腑之间恒觉有气上冲，头即作痛，甚或至于眩晕，其夜间头痛益甚，恒至疼不能寐。医治两年无效，浸至言语謇涩，肢体渐觉不利，饮食停滞胃口不下行，心中时觉发热，大便干燥，其脉左右皆弦硬，关前有力，两尺重按不实。处方：生赭石一两，生地黄一两，牛膝（怀）六钱，枸杞子六钱，龙骨六钱，牡蛎六钱，山茱萸五钱，白芍五钱，茵陈二钱，甘草二钱。共煎汤一大盅，温服。药服4剂，头痛减，睡眠佳，脉弦硬减，再以本方加减出入，又二诊而愈。

按：张氏认为阴虚阳亢、上实下虚，多表现为头痛、眩晕、咯血、衄血、晕厥、偏枯等证。其倡导引血下行法是对《内经》“血菀于上，使人薄厥”理论的发挥。本案脉象弦硬，自觉气上冲、心中热、头痛、眩晕，均为肝火过旺、肝气过升、肝阳上亢之象，而两尺重按不实，为上实下虚，阴分不足之明证。血随气逆于上，下虚而不润，故有大便干燥等象。张氏极力推崇牛膝有补肾培本、引血下行之功，赭石有平肝镇冲、下行通便之力，方中除用牛膝、赭石外，尚重用生地黄清肝肾之热，养阴凉血；山茱萸、白芍滋阴敛阳；龙骨、牡蛎滋阴潜阳、平肝镇冲；茵陈清利湿热，疏肝畅肝；枸杞子补肝之阴血；甘草缓肝。其治以滋阴清热、平肝镇肝、疏肝通便、引血下行为法，而收速效。

病案二：

胡希恕经方治疗头痛案（《胡希恕医案》）

李某，男，26岁。头痛两年，盖因中学读书引起。素有胃病，现已渐趋平静，仅偶尔烧心、吞酸，但时有心下停饮、心下振水声。平时整天头昏、晕沉，头脑不清楚，并时头痛。眉间沉紧，下午常有热胀上冲头面之感。有时头痛为刺疼，如电由项部上蹿入脑，或偏左，或在巅顶。或在后脑，发作时，须以手按之一二分钟始能缓解，如此一日发作两三次，长期忍受头痛之苦，影响学习和工作，最使人恐怖者，似脑生异物，曾到各医院诊治，多谓神经衰弱，服药不效，时有恶心或腹痛，眠差。亦曾找中医诊治，以养血息风安神等法，服天麻钩藤饮、镇肝熄风汤等加减，效不显。舌苔白根腻。脉沉细弦。与吴茱萸汤加减，方剂如下：吴茱萸三钱，党参三钱，生姜三钱，大枣四枚，当归二钱，川芎二钱，茯苓四钱。服三剂后，剧疼只发作一次，头晕胀、眉间紧感诸症均减，睡眠已有进步，并感看书记忆力提高，上方增党参为四钱，当归为三钱，川芎为三钱，服六剂诸症已。

按：《伤寒论》第387条曰：“干呕吐涎沫、头痛者，吴茱萸汤主之。”本例为里虚寒饮，逆饮上犯的头痛，故以温中下气、降逆止呕为法；又因痛为刺疼，病久血虚血瘀，故加当归、川芎养血活血；再因心下停饮为著，故加茯苓以驱饮，合方治之，使胃安饮去血和，故头痛已。因痰饮变化多端，用药也要随之而变，当饮停久化热出现上热下寒时，可据证合用半夏泻心汤、生姜泻心汤、小柴胡汤、柴胡桂枝干姜汤或加生石膏；当饮逆上冲明显时，可合用苓桂术甘汤。

第五节　名家治疗头痛特色

一、周仲英教授治疗头痛经验

周仲瑛教授在头痛的致病因素中尤其注重风邪，认为无论是外风还是内风，均易夹寒、湿、热、痰、饮、瘀、火、毒等病理因素。因“风为百病之长”“伤于风者，上先受之”“高巅之上，惟风可到”，故而“风邪”病理因素是头痛疾病发生发展的重要环节，它决定头痛的主要病理性质、演变及转归。周仲瑛教授言：“临证当灵活细审病理因素的来龙去脉，即从何而生，有何发展趋势，有何危害，如何防治，这对认识疾病性质，抓主要矛盾，控制病情发展有积极意义。治疗疑难头痛时，周老常多从肝论治，并注意其化火、生风、夹痰、夹瘀及夹毒的情况。周老认为，五脏中肝性喜条达，主疏泄，体阴而用阳，不受遏郁，易动而难静。且风依于木，气郁易于化火，肝阳还易化风，为眩、为晕、为麻、为痉、为颤、为类中；若下夺于肾，则可出现耳鸣、视糊之症。另外，情志郁结，气滞久则络瘀，气不布津还可液聚为痰，故有“诸病多自肝来”之说。故周老在治疗头痛的方剂中常用生牡蛎、珍珠母、炙鳖甲育阴潜阳；天麻、蒺藜平肝息风；夏枯草、黄芩、栀子、牡丹皮、泽泻、野菊花、苦丁茶、黄连等药清泄肝火；枸杞子、石斛、生地黄、熟地黄、玄参、知母、女贞子、墨旱莲等滋肾补肝，固充下元。在此基础上，周老再针对部分突出的临床表现进行加减化裁。如头痛剧烈加全蝎、僵蚕、地龙、蜈蚣等以通络定痛；头痛如锥如刺，属瘀重者，加炮穿山甲、抵当汤类药物破血行瘀；若伴肢体麻木，功能障碍者多加鸡血藤、片姜黄、川牛膝等化瘀通络，行气活血；痛甚呕吐者配用旋覆花、赭石、橘皮、竹茹、法半夏等和中止吐。

二、李振华教授辨治瘀血头痛经验

李振华教授辨治瘀血头痛，善用辛温通络、活血通窍，后期以滋补肝肾、健脑生髓为主。他擅长从调理气血治疗各种疑难杂病，主张治血瘀证不能单纯用活血化瘀之品，对各种原因导致的血瘀，必须随因而施治。用药上，活血化瘀为标，求因用药为本，体现了他治病必求其本的学术思想。清代王清任的通窍活血汤是治疗瘀血头痛的代表方。李老认为瘀血为有形之阴邪，而脑为诸阳之会，三阳经气聚于头面，若阳虚浊邪阻塞脑络，气血瘀痹而为瘀血头痛者，必加重辛温通络，以直中瘀血阻络，阴邪凝滞而头痛的病机。故在原方用川芎、麝香、生姜、葱白温通脉络基础上，李老除再加入细辛、白芷、天麻、石菖蒲以加强辛温通络之外，同时又用土鳖虫、穿山甲等以搜逐血络，宣通阳气。头痛症状缓解后，久病及肾，肝肾亏虚，脑髓失养，“厥阴风木上触”，应以息肝风滋肾液为主，他主张后期要注意用滋补肝肾，健脑生髓之品，自拟补脑汤（当归、川芎、赤芍、熟地黄、何首乌、山茱萸、枸杞子、石菖蒲、酸枣仁、丹参、菊花、细辛、甘草）以养血活血，滋补肝肾，宁神恢复脑功能。

三、董建华教授治疗内伤头痛经验

董建华教授认为临床上内伤头痛实证多见，常为肝胆郁热，痰湿上扰，湿热中阻和瘀血阻络。虚证较少，常见为肝血不足或肝肾阴虚。实证日久，邪实正虚，可见实而夹虚证，虚证日久，瘀血痰湿内生，亦可致虚中夹实证。内伤头痛的病位主要在肝胆，进而波及脾胃和肾。本病的基本治法是祛其火热痰湿瘀血之邪，恢复其肝胆脾胃升降之职，不使邪扰清窍。

董建华老师在临床上善用以下五法治疗头痛：①泄肝清热法。用于肝胆郁热证。症见头痛剧烈，两侧跳痛，面红目赤，心烦易怒，口苦口渴，尿黄便干，舌红苔黄，脉弦数。常用药为桑叶、菊花、栀子、黄芩、川芎、蔓荆子、薄荷、白芍、生龙骨、生牡蛎等。若心烦不寐加丹参、炒酸枣仁；大便秘结加全瓜蒌、酒大黄；头晕目眩加钩藤。②清热化湿法。用于湿热中阻证。症见头痛头晕，或头痛如裹，神困乏力，嗜卧欲寐，周身酸楚，食少纳呆，或恶心呕吐，口臭口苦，舌红苔黄腻，脉细或濡细。药用藿香、佩兰、苍术、茯苓、黄芩、马尾连、夏枯草等。心烦不寐者加合欢皮；胁痛胁胀者加青皮、陈皮、郁金；小便不利加泽泻、车前子。③活血通络法。用于血瘀络阻证。症见头痛日久，反复发作，痛处往往偏于一侧，女性多有乳房痛胀，月经不调或痛经，舌黯或有瘀斑，脉弦细或弦涩。药用当归、赤芍、川芎、桃仁、红花、川楝子、郁金、香附等。情志抑郁、胁痛胁胀者加柴胡、白芍；食少纳呆加焦三仙、鸡内金；心烦不寐加丹参、炒枣仁。④养血通络法。用于血虚络阻证。症见头痛日久，劳累或月经过后发作，面色无华，心悸头晕，舌淡黯或有瘀斑，脉细涩。药用当归、川芎、白芍、生地黄、熟地黄、茺蔚子、枸杞子、丹参、地龙等。心悸心烦加炒酸枣仁、生龙骨、生牡蛎；头晕目眩加菊花、蔓荆子；气短乏力加党参、黄芪；食少纳呆加鸡内金、砂仁。⑤滋补肝肾法。用于肝肾阴虚证。症见头痛头晕，两目昏花，心烦少寐，腰酸腿软，耳鸣耳聋，口干咽干，舌红少苔，脉弦细数。药用生地黄、熟地黄、枸杞子、黑芝麻、菟丝子、白芍、山药、山茱萸、菊花、钩藤等。心悸心烦加生龙骨、生牡蛎、珍珠母；口干咽干甚者加沙参、麦冬；烦躁易怒加栀子、黄芩。

（王林　王蕾）

参考文献

［1］石忠，朱垚，郭立中．周仲瑛教授辨治头痛经验浅析．福建中医药，2010，41（3）：27－28.

［2］华荣，李郑生，张彦红，等．李振华教授辨治瘀血头痛经验．中医药学刊，2006，24（7）：1212－1213.

［3］赵志付．董建华治疗内伤头痛经验．中国医药学报，1994，9（3）：58.

第四章
痴　呆

第一节　概　　述

痴呆是一种以记忆和认知功能进行性损害为特征的疾病。后世医家根据其病证特点又称“呆病”“呆痴”“愚痴”等。轻者可见近事遗忘，反应迟钝，寡言少语，但日常生活能部分自理；重者常表现为远事也忘记，时空混淆，不识亲友，言语重复或错乱，或终日不语、神情淡漠或烦躁，或忽哭忽笑，或不欲饮食，数日不知饥饿，日常生活完全需他人帮助。本病多因先天禀赋不足，或老年精气亏虚，或情志失调，外伤等因素，致髓减脑消或痰瘀痹阻脑络，导致脑的智能活动发生严重障碍。现代医学中的阿尔茨海默病、血管性痴呆、额颞叶痴呆等可参照本章辨证论治。

第二节　辨证论治

痴呆病位在脑，基本病机为髓海渐空，元神失养；痰瘀痹阻脑络，神机失用。阴精、气血亏虚，髓海失充；亦或是痰、瘀、火、毒内阻，上扰清窍，均与心、肝、脾、肾功能失调密切相关。因此，论治应遵循辨虚实、辨脏腑的辨证要点。虚证以髓海空虚、脾肾两虚、气血亏虚为主；实证以痰浊、瘀血、火盛、毒邪为主。肾不藏精，髓海渐空，多见于老年或久病；心血亏虚、肝血不足、脾不生血，多责之禀赋不足、后天失养；痰浊、瘀血、火盛、毒邪，多缘于七情内伤、久病留邪。所以，治疗以调补精、气、血，充髓养脑；疏肝解郁；化痰祛瘀，开窍醒脑为原则。临床主要分为禀赋不足、精气亏虚、痰湿阻窍、气血瘀阻四型进行辨治。

一、禀赋不足证

（一）主症

痴呆多伴有发育不良，如囟门迟闭，头颅偏小，嘴唇外凸，眼裂较窄，舌大，吐字不清等。成年后神情呆滞，反应迟钝，词不达意，日常生活需要照料。舌体淡胖、质黯，苔薄白或腻，脉细缓或滑，尺脉细弱。

（二）症析

胎元发育不良，禀赋不足，精气亏虚，体弱多病，生长迟缓，发育不全。亦或肾精不足，髓海不充，脑髓失养，神机失聪。

（三）治法

益肾健脑。

（四）选方

1. 七福饮（《景岳全书》）

组成：人参两钱（6g），熟地黄三钱（9g），当归三钱（9g），白术两钱（6g），酸枣仁两钱（6g），远志两钱（6g），炙甘草一钱（3g）。

用法：水煎，分2～3次服。

功用：滋补肝肾，生髓养脑。

主治：气血虚亏，心神不安。

方解：方用熟地黄滋阴补肾；当归养血补肝，调补先天；人参、白术、炙甘草益气健脾，补养后天；酸枣仁、远志养心安神。诸药配伍，补益气血而安心神。若肾虚先天不足明显者，加鹿角胶、龟甲胶、阿胶等血肉有情之品；痰迷心窍者可加石菖蒲、郁金、法半夏等化痰醒神；有虚热者可加知母、黄柏、牡丹皮等以清虚热。

2. 河车大造丸（《活人方》）

组成：紫河车二具（120g），熟地黄八两（240g），人参四两（120g），白术四两（120g），当归四两（120g），枸杞四两（120g），茯苓四两（120g），砂仁、芍药四两（各120g），天冬、麦冬、黄柏、黄芪各三两（90g），川芎三两（90g），杜仲三两（90g），牛膝三两（120g），山药三两（90g），肉桂三两（30g），甘草三两（90g）。

用法：口服，每次10g，每日3次。

功用：滋补肝肾，填精养血。

主治：先天不足，精气本虚。

方解：本方以血肉有情之品紫河车为主药，以峻补精血，滋养肺肝肾；配龟甲滋阴潜阳；麦冬、天冬、熟地黄养阴清热；黄柏清虚火，护真阴；配杜仲、牛膝补益肝肾、强筋健骨；配人参补益元气；砂仁、茯苓理气醒脾，以助运化之功。尤适合于痴呆伴见虚劳骨蒸、腰膝酸软之肺肾亏虚证。

3. 龟鹿二仙胶（《医便》）

组成：鹿角十六两（480g），龟板八两（240g），人参二两（60g），枸杞子三两（90g）。

用法：上前二味袋盛，放长流水内浸三日，用铅坛二只，如无铅坛，底下放铅一大片亦可，将角并板放入坛内，用水浸高三五寸，黄蜡三两封口，放大锅内，桑柴火煮七昼夜。煮时坛内一日添热水一次，勿令沸起。锅内一昼夜添水五次，候角酥取出，洗滤净去滓。其滓即鹿角霜、龟板霜。将清汁另放。另将人参、枸杞子用铜锅以水三十六碗，熬至药面无水，以新布绞取清汁。将滓置石臼中水捶捣细，用水二十四碗，又熬如前。又滤又捣又熬，如此三次，以滓无味为度，将前龟、鹿汁并参、杞汁和入锅内，文火熬至滴水成珠不散，乃成胶也。每服初起一钱五分，十日加五分，加至三钱止，空腹酒化下（现代用法：口服，每次10g，一日服3次）。

功用：滋阴填精，益气壮阳。

主治：真元虚损，精血不足证。

方解：方中鹿角胶，温肾壮阳，益精养血；龟甲胶，填精补髓，滋阴养血，俱为血肉有情之品，能补肾益髓以生阴阳精血，共为君药。人参大补元气，既可补气生精以助滋阴壮阳之功，又能藉补后天脾胃以资气血生化之源；枸杞子补肾益精，滋补肝肾精血。丸剂药力持久，专治禀赋不足，真元虚损之痴呆。

（五）用药特点

常用药物主要有：人参、鹿角胶、龟甲、熟地黄、远志、枸杞子等。多为味甘、性微温，归肝、肾经，具有滋补肝肾，填精养血功效。人参，甘、微苦，平，归脾、肺、心经，大补元气，复脉固脱，补脾益肺，生津，安神，《神农本草经》谓“主补五脏，安精神，定魂魄，止惊悸，除邪气，明目，开心益智”，《药性论》载“主五脏气不足，五劳七伤，虚损瘦弱，吐逆不下食，止霍乱烦闷呕哕，补五脏六腑，保中守神”。鹿角胶，甘、咸，温，归肾、肝经，温补肝肾，益精养血，《药性论》谓“主男子肾藏气衰虚劳捐。”《本草纲目》载“生精补髓，养血益阳，强筋健骨，治一切虚损，耳聋目暗，眩晕虚痢”。龟甲，咸、甘，微寒，归肝、肾、心经，滋阴益肾，养血补心，《本草纲目》谓“补心、补肾、补血，皆以养阴也”，《本草通玄》载“大有补水制火之功，故能强筋骨，益心智”。熟地黄，甘，微温，归肝、肾经，滋阴补血，益精填髓，《珍珠囊》载“大补血虚不足，通血脉，益气力”，《本草纲目》谓“填骨髓，长肌肉，生精血，补五脏、内伤不足，通血脉，利耳目，黑须发”。枸杞子，甘，平，归肝、肾经，滋补肝肾，益精明目，《药性论》载“能补益精诸不足，易颜色，变白，明目，安神”，《食疗本草》载“坚筋耐老，除风，补益筋骨，能益人，去虚劳”。远志，苦、辛、温，归心、肾、肺经，安神益智，《神农本草经》谓“补不足，除邪气，利九窍，益智慧，耳目聪明，不忘，强志倍力”。若肾精不足，水不制火，可配伍莲子心、石菖蒲清心宣窍；内蕴痰热，可加黄芩、竹茹。

二、精气亏虚

（一）主症

年老表情呆滞，行动迟缓，记忆力明显减退，言语迟钝，说话颠倒，行为幼稚，喜独居，悲观失望，忽哭忽笑，或头摇肢颤。伴头晕眼花，听力减退，头发稀少，牙齿脱落，腰膝酸软，神疲乏力，心悸失眠，多梦易醒，面色无华，纳呆食少，大便溏薄，舌淡胖，苔薄白，脉弦细，尺脉细弱。

（二）症析

此型多见于年老体衰，多病体弱者，肾精衰少，脾气亏虚，气血生化乏源，精血同源，精气亏虚，脑髓失充，心神失养，故见是证。

（三）治法

补益精气。

（四）选方

1. 还少丹（《洪氏集验方》）

组成：干山药七钱（21g），牛膝五钱（15g），山茱萸四钱（12g），白茯苓五钱（15g），五味子三钱（9g），肉苁蓉四钱（12g），石菖蒲四钱（12g），巴戟天四钱（12g），远志三钱（9g），杜仲五钱（15g），褚实子五钱（15g），小茴香两钱（6g），枸杞子五钱（15g），熟干地黄五钱（15g）。

用法：水煎，分2~3次服。

功用：补肾健脾，益气生精。

主治：脾肾两虚。

方解：方中熟地黄、枸杞子、山茱萸滋阴补肾；肉苁蓉、巴戟天、小茴香入肾经气分，温补肾阳，同补命门相火之不足，火旺则脾能健运；杜仲、牛膝、褚实子补益肝肾，助阳补虚；茯苓、山药益气健脾而补后天；远志、五味子、石菖蒲养心安神，交通心肾。丸剂药力持久，专治久病，脾肾虚损之痴呆。

2. 归脾汤（《济生方》）加减方

组成：白术四钱（12g），茯神三钱（9g），黄芪三钱（9g），龙眼肉八钱（24g），酸枣仁三钱（9g），人参三钱（9g），木香两钱（6g），甘草两钱（6g），当归三钱（9g），远志两钱（6g），熟地黄三钱（12g），枸杞子四钱（12g），肉苁蓉四钱（12g）。

用法：水煎，分2~3次服。

功用：益气养血，安神宁志。

主治：气血亏虚，精亏血少之痴呆。

方解：方中人参、黄芪、白术、甘草补脾益气；当归养肝血而生心血；茯神、酸枣仁、龙眼肉养心安神；熟地黄、枸杞子、肉苁蓉补肾益精；远志交通心肾，定志宁神；木香理气醒脾，防益气补血药之滋腻；共奏益气养血填精之用。治疗心肾不交、精气亏虚之痴呆。

3. 无比山药丸（《太平惠民和剂局方》）

组成：山药二两（60g），肉苁蓉三两（120g），五味子六两（180g），菟丝子三两（90g），杜仲三两（90g），牛膝一两（30g），泽泻一两（30g），干地黄一两（30g），山茱萸一两（30g），茯神一两（30g），巴戟天一两（30g），赤石脂一两（30g）。

用法：上十二味，研末，蜜为丸，如梧桐子大，空腹时以酒送服20～30丸（现代用法：水煎服）。

功用：健脾补肾，温阳益精。

主治：脾肾两虚，精气亏虚之痴呆。

方解：方中肉苁蓉、菟丝子、杜仲、巴戟天补肾固阳以固精；熟地黄、山茱萸滋阴补肾；茯苓、山药补脾胃、益肺肾；泽泻、牛膝健脾利湿；全方共奏补脾固肾之功。丸剂药力持久，专治久病，脾肾阳虚之痴呆。

（五）用药特点

常用药物主要有熟地黄、山茱萸、肉苁蓉、黄芪、山药、茯苓等。多为性味甘，微温，归脾、肝、肾经，具有补肾健脾，益气生精功效。熟地黄甘微温，归肝、肾经，具有滋阴补血，益精填髓之功，《珍珠囊》载“大补血虚不足，通血脉，益气力”，《本草纲目》谓其“填骨髓，长肌肉，生精血，补五脏、内伤不足，通血脉，利耳目，黑须发”。山茱萸酸涩，微温，归肝、肾经，具有补益肝肾，涩精固脱之功，《药性论》谓其“治脑骨痛，止月水不定，补肾气；兴阳道，添精髓，疗耳鸣，除面上疮，主能发汗，止老人尿不节”。肉苁蓉甘咸温，归肾、大肠经，具有补肾阳，益精血之功，《药性论》载其“益髓，悦颜色，延年，治女人血崩，壮阳，大补益”，《神农本草经》谓其“主五劳七伤，补中，除茎中寒热痛，养五脏，强阴，益精气”。黄芪甘温，归肺、脾经，具有补气健脾，升阳举陷之功，《医学衷中参西录》谓“能补气，兼能升气，善治胸中大气（即宗气）下陷”。山药甘平，归脾、肺、肾经，具有补脾养胃，生津益肺，补肾涩精之功，《神农本草经》谓“主伤中，补虚，除寒热邪气，补中益气力，长肌肉，久服耳目聪明”，《药性论》载“补五劳七伤，去冷风，止腰痛，镇心神，补心气不足，患人体虚羸，加而用之”。茯苓甘淡平，归心、肺、脾、肾经，具有利水渗湿，健脾宁心之功，《用药心法》载“茯苓，淡能利窍，甘以助阳，除湿之圣药也。味甘平补阳，益脾逐水，生津导气”。若伴纳呆食少，可配伍麦芽、鸡内金、山楂消食行气健胃；加首乌藤、合欢皮解郁安神；加丹参、当归养血活血；加郁金、佛手、绿萼梅理气解郁。

三、痰湿阻窍

（一）主症

精神抑郁，表情呆钝，静而少言，或默默不语，或喃喃自语，哭笑无常，头重如裹，纳呆，脘腹胀满，口多痰涎，面色㿠白或苍白无华，气短乏力，舌体胖大，舌质淡，苔白腻，脉沉滑。

（二）症析

本证多由癫痫日久而成。病多起于肝气郁结，肝气郁则克犯脾胃，脾胃虚弱，运化失司，痰湿积于胸中，蒙闭清窍，神明不清，故痴呆诸症丛生。面白气短乏力，为中气虚惫；纳呆，脘腹胀满，口多痰涎，乃脾虚不运之候。

（三）治法

化痰宣窍。

（四）选方

1. 指迷汤（《辨证录》）

组成：人参三钱（9g），白术四钱（12g），半夏三钱（9g），神曲四钱（12g），制南星三钱（9g），甘草三钱（9g），陈皮三钱（9g），菖蒲五钱（15g），附片三钱（9g），肉豆蔻三钱（9g）。

用法：水煎，分2~3次服。

功用：健脾化痰，开窍醒神。

主治：脾胃气虚，痰浊蒙窍之痴呆。

方解：方中人参益气健脾；白术健脾燥湿，尤善消痰，既治痰之本，又治痰之标，共为主药。半夏、制南星辛温，燥湿祛痰，利气开郁，和中降逆，为臣药。神曲、陈皮和中消食化痰；石菖蒲芳香化浊醒脾，开心益智；附子、肉豆蔻温里通阳，鼓舞阳气，为佐药。诸药共奏健脾益胃，化痰开窍，醒神益智之功。专治脾胃气虚，痰浊蒙窍之痴呆。

2. 洗心汤（《辨证录》）

组成：人参三钱（9g），茯神四钱（12g），半夏一钱（3g），陈皮四钱（12g），神曲三钱（9g），甘草三钱（9g），附子两钱（6g），菖蒲四钱（12g），生酸枣仁五钱（15g）。

用法：水煎，分2~3次服。

功用：益气健脾，化痰开郁。

主治：痰浊蒙窍之痴呆。

方解：方中人参、甘草益气；陈皮、半夏健脾化痰；附子温通阳气，正气健旺则痰浊可除；茯神、酸枣仁宁心安神；石菖蒲芳香开窍；神曲和胃。专治脾气亏虚，痰浊扰心之痴呆。

3. 涤痰汤（《奇效良方》）

组成：制胆南星两钱（6g），半夏三钱（9g），枳实三钱（9g），茯苓四钱（12g），橘红五钱（15g），石菖蒲三钱（9g），人参三钱（9g），竹茹三钱（9g），甘草两钱（6g），生姜（1片）。

用法：水煎，分2～3次服。

功用：益气扶正，涤痰开窍。

主治：痰迷心窍。

方解：重用制南星、半夏治风燥湿化痰，为主药。橘红、茯苓理气燥湿化痰，为辅药。枳实行痰下气；竹茹化痰清热；人参益气扶正；石菖蒲化浊开窍；生姜化痰，疏通经络，解制南星、半夏之毒，共为佐药。甘草调和诸药。用于痰迷心窍痴呆的治疗。

（五）用药特点

常用药物主要有半夏、陈皮、制胆南星、茯苓、石菖蒲等。多为味辛，性温，归脾、胃、肺经，具有健脾祛痰之功效。半夏辛温，归脾、胃、肺经，具有燥湿化痰，消痞散结之功，《主治秘要》云其“燥胃湿，化痰，益脾胃气，消肿散结，除胸中痰涎”，《药性论》谓其“消痰涎，开胃健脾，止呕吐，去胸中痰满，下肺气，主咳结”。陈皮苦辛温，归肺、脾经，具有理气健脾，燥湿化痰之功，《本草纲目》谓“其治百病，总取其理气燥湿之功”。制胆南星辛温，归肺、肝、脾经，具有燥湿化痰，散结消肿之功，《医学启源》载“去上焦痰及头眩晕”，《开宝本草》谓“主中风，除痰，麻痹，下气，破坚积，消痈肿，利胸膈”。茯苓甘淡平，归心、肺、脾、肾经，具有利水渗湿，健脾宁心之功，《神农本草经》谓“主胸胁逆气，忧恚惊邪恐悸，心下结痛，寒热烦满，咳逆，口焦舌干，利小便”。石菖蒲辛苦温，归心、胃经，具有化湿开胃，开窍豁痰，醒神益智之功，《广西中草药》载“治癫狂，惊痫，痰厥昏迷，胸腹胀闷或疼痛”。可配伍其他药物，如酸枣仁、柏子仁养心安神；柴胡、白芍疏肝解郁；黄芩、竹茹清化热痰；党参、白术、砂仁健脾理气，以截生痰之源。

四、气血瘀阻

（一）主症

神情淡漠，反应迟钝，寡言少语，健忘易怒，睡中惊醒，或妄思不寐，两目凝视，舌质紫黯，或见瘀斑瘀点，苔薄白，脉细涩或迟。

（二）症析

本证多有产伤及外伤病史，由产伤或外伤之后，致痫病反复发作，病久演变痴呆；或不发痫病，至中年以后逐渐呆傻；血瘀阻滞脉络，气血不能上荣于脑，元神失养，发为痴呆。

（三）治法

活血化瘀，通窍醒脑。

（四）选方

1. 通窍活血汤（《医林改错》）

组成：赤芍一钱（3g），川芎一钱（3g），桃仁（研泥）三钱（9g），红花三钱（9g），老葱（切碎）三根（6g），鲜姜

（切碎）三钱（9g），红枣（去核）七个（5g），麝香（绢包）五厘（0.15g），黄酒半斤（250g）。

用法：用黄酒250毫升，将前七味煎至150毫升，去滓，将麝香入酒内，再煎二沸，临卧服。

功用：活血通窍。

主治：瘀血阻窍。

方解：方中麝香辛温走窜，开通诸窍，活血通络，无所不利，为主药；老葱辛温通窍；鲜姜辛温发散，助麝香通窍活血，达于巅顶；佐以赤芍、川芎、桃仁、红花，均为活血化瘀之品；大枣调和营卫；黄酒活血通窍，以助药势。诸药合用，共奏通窍活血之功。是治疗瘀血阻窍痴呆的名方。

2. 补阳还五汤（《医林改错》）

组成：黄芪（生）四两（30～120g），当归尾二钱（6g），赤芍一钱半（4.5g），地龙（去土）一钱（3g），川芎一钱（3g），桃仁一钱（3g），红花一钱（3g）。

用法：水煎，分2～3次服。

功用：补益元气，活血通络。

主治：气虚血瘀之证。

方解：方中重用生黄芪补益元气，使气旺则血行，为主药；辅以当归尾活血；佐以赤芍、川芎、桃仁、红花活血和营；地龙通经活络。诸药合用，共奏补气活血通络之功。可治疗脑络瘀阻兼气虚的痴呆之证。

3. 血府逐瘀汤（《医林改错》）

组成：桃仁四钱（12g），红花三钱（9g），当归三钱（9g），生地黄三钱（9g），川芎一钱半（4.5g），赤芍两钱（6g），牛膝三钱（9g），桔梗一钱半（4.5g），柴胡一钱（3g），枳壳二钱

（6g），甘草二钱（6g）。

用法：水煎，分2～3次服。

功用：活血行气通窍。

主治：瘀血阻滞，清阳不升之证。

方解：方中当归、桃仁、红花活血化瘀，为主药；赤芍、川芎助主药活血化瘀；生地黄配当归养血活血；枳壳、桔梗一升一降，气行则血行，牛膝破血逐瘀，引血下行。合而用之，活血而不耗血，行气而不伤阴。治疗气血瘀阻痴呆的基本方剂。

（五）用药特点

常用药物主要有桃仁、红花、川芎、赤芍、地龙等。多为味辛，性温，入心、肝经，具有活血祛瘀，通窍醒脑之功效。桃仁苦甘平，归心、肝经，具有活血祛瘀之功。《本草经疏》载“桃仁，性善破血，散而不收，泻而无补”。红花辛温，归心、肝经，具有活血通经，散瘀止痛之功，《本草汇言》谓“红花，破血、行血、和血、调血之药也”。川芎辛温，归肝、胆、心包经，具有活血行气，祛风止痛之功，《日华子本草》载“一切风，一切气，一切劳损，一切血，补五劳，壮筋骨，调众脉，破癥结宿血，养新血”。赤芍苦微寒，归肝经，具有清热凉血，散瘀止痛之功，《用药法象》谓“赤芍药破瘀血而疗腹痛，烦热亦解。仲景方中多用之者，以其能定寒热，利小便也”。地龙咸寒，归肝、脾经，具有清热息风通络之功。如病久气血不足，可配伍黄芪、党参、当归益气活血；病久瘀血化热，可加钩藤、菊花、夏枯草清热平肝；麝香、石菖蒲开窍醒神。

研究学者收集了国内1979～2010年关于防治老年性痴呆的临床报道2398篇，从中选取疗效确切、处方完整的临床研究文章175篇，并以此建立老年性痴呆证候、中草药数据库，对用药规律进行统计分析。研究表明补虚药、开窍安神药、活血化瘀药、祛痰药、利水渗湿药使用频率最多，其中补虚药在临床的使用最多，说明阴阳亏虚、气血不足导致的脑髓失养，神机失用是老年性痴呆的重要病机。同时，高频用药分析显示石菖蒲为治疗老年性痴呆首选中药。并通过上述研究，筛选出用于治疗早期老年性痴呆常用中草药为：石菖蒲、远志、川芎、熟地黄、何首乌、丹参、黄芪、山茱萸、茯苓、郁金等。

另有学者总结具有改善认知功能的中药活性成分有大豆异黄酮、三七皂苷、茶多酚、白藜芦醇、淫羊藿总黄酮、小檗碱、人参皂苷、甘草酸、吴茱萸碱、石杉碱甲、二苯乙烯苷、川芎嗪、阿魏酸、红花苷、枸杞多糖、细辛醚、夏天无总生物碱等。

参考文献

［1］李强，崔远武，张玉莲．中医药治疗老年性痴呆临床用药文献分析［J］．辽宁中医杂志，2012，33（7）：1207－1210.

［2］胡增峣，黄晏，刘港，等．中药复方治疗老年痴呆的用药规律分析［J］．中药药理与临床，2012，28（5）：252－256.

第三节　医论选录

《景岳全书·杂证谟》曰："痴呆证凡平素无痰，而或以郁结，或以不遂，或以思虑，或以疑惑，或以惊恐而渐致痴呆，言辞颠倒，举动不经，或多汗，或善愁。其证千奇百怪，无所不至，脉必或弦或数，或大或小，变易不常。此其逆在心，或肝胆二经气有不清而然……然此证有可愈者，悉亦在胃气元气之强弱，待时而复，非可急也。"

按：张景岳指出痴呆可由多种病因渐致而成，且临床表现具有“千奇百怪”“变化无常”的特点。提出痴呆病病位在心及肝胆二经。认为本病预后与胃气、元气盛衰有关，要循序渐进，有计划、有步骤的治疗。

《临证指南医案》曰：“中风初起，神呆遗尿，老人厥中显然。”

按：古代医家认识到脑为元神之府。“元神”指人的精神意识活动。认为人的精神意识活动是脑的功能。同时也认识到痴呆与中风有其内在联系，精神意识、小便控制是脑的功能。中风是痴呆的起因，两者发病有年龄和严重程度的相关性。

《辨证录》曰：“大约其始也，起于肝气之郁；其终也，由于胃气之衰。肝郁则木克土，而痰不能化，胃衰则土不制水而痰不能消，于是痰积于胸中，盘踞于心外，使神明不清，而成呆病矣。”

按：中医认为五行配五脏，五脏生克乘侮各有规律。清代医家陈士铎认为肝气郁结，横逆克脾土，脾为生痰之源，脾虚水湿运化失司，聚而生痰，痰浊蒙闭心神，是痴呆发生的病机。

第四节　病案选录

病案一：

脾虚阳郁痴呆案（《慎柔五书》）

一人久悲郁，先前五六月倦甚，寻得痴症，只以手空指，人问为何？曰：我欲言而不能也，诊其脉，二尺微而不起，二关洪缓，此阳郁而不能升不能降也。用二陈汤加人参，以开痰助脾，益以升、柴助阳，石菖蒲、远志、赤茯苓以利湿降痰降火，四剂即安，缓服丸剂而愈。

半夏、橘红、白茯苓、甘草、人参、升麻、柴胡、石菖蒲、远志、赤茯苓。

按：所欲不遂，悲郁日久，悲则气消，故见倦怠，郁而日久，气机升降失司，水湿运化失职，聚湿生痰，痰浊蒙闭心神，发为痴呆。故以二陈汤燥湿化痰，理气和中，人参益气健脾，升麻、柴胡调理气机，石菖蒲、远志、赤茯苓开窍醒神，标本共治而愈。

病案二：

痰浊阻窍痴呆案（《医案类聚》）

徐某病痴呆发笑，已有两年。其痴时诊之则两手沉迟，面白唇淡，四肢逆冷，其怒时诊之则两手滑数，眼赤唇红，手足俱热。《经》云：脉息不匀者，痰也；时发时止者，痰也；痴呆者，痰塞肺窍也；发笑者，痰客心包络也；心包络动，则喜笑不休；手足逆冷者，痰积脾胃，营卫阻滞也，脾主四肢。自服药后能咳嗽吐痰，其为痰症无疑。然胶固之痰非重剂不开，法宜控涎丹，滚痰丸，但控涎性猛，滚痰性寒，今以加减导痰汤代之。

真茯神、法半夏、制南星、化橘红、石菖蒲、炒枳实、北芥子、川郁金、北桔梗、紫苏梗、生白矾、制礞石。上药研末，淡姜汤兑服。

按：本案属痰浊阻窍而致痴呆。脾为湿困，运化失司，痰湿积于胸中，蒙闭清窍。治当化痰宣窍。故用白矾、礞石、芥子增强导痰汤燥湿豁痰，行气开郁之力，石菖蒲、郁金助益开窍醒神之功。取标本同治之意。

病案三：

肾精亏虚痴呆案（《临床中医家颜德馨》）

女，62岁，近1年来头晕耳鸣，倦怠无力，精神呆滞，步履不正逐渐加重，记忆减退，呆坐，少动嗜卧，性格改变，时而狂喜，时而啼哭，昼夜颠倒，反应迟钝，舌淡苔薄白，脉沉细弱。

处方：何首乌、枸杞子、怀山药、巴戟天、山萸肉、菟丝子、桂圆肉、益智仁、熟地黄各10g，石菖蒲、远志各6g，黄芪、党参、当归各15g，珍珠母30g。服10剂后，症状改善，守方连服2个月，反应灵敏，行走安稳，记忆力增强。

按：中医学认为，脑为髓之海，肾主骨生髓，上通于脑，肾精亏虚，脑髓失充，加之气虚血滞，气血不能上荣脑髓，导致痴呆。本案属肾精亏虚，髓海失养之证。治当补肾填精，健脑益智，佐以活血益气之品，可使脑功能减退逐渐改善。

第五节 名家治疗痴呆特色

一、张伯礼治疗痴呆特色

张伯礼提出老年期血管性痴呆应分期论治的观点，按病情分为平台期、波动期、下滑期：①平台期病情稳定，证候特点以肾虚为核心，以痰浊、瘀血为其重要致病因素。可分为肝肾精亏、痰瘀阻络证；脾肾不足、痰瘀阻络证；阴阳俱损证三种证型。选七福饮治疗，肝肾阴虚者加何首乌、枸杞子、女贞子、墨旱莲等；肝肾阴虚化热，选知柏地黄丸化裁；脾肾阳虚加肉苁蓉、杜仲、补骨脂、锁阳、益智仁等；阳虚寒甚，选金匮肾气丸、还少丹加减以温阳祛寒；阴阳互损、阴阳俱虚，选地黄饮子滋肾阴、补肾阳、化痰开窍。他同时指出，平台期是干预的最佳时期，也是收效明显的阶段。②波动期认知症状在短期内出现起伏，但整体病情无明显加重、下滑表现。往往在遭遇情志不遂，外感、劳累，或起居失度、天气变化等情况下诱发。病机特点为虚实互见，邪实明显，表现为风、火、痰为患，甚至出现内风暗动。治疗上，重视消除诱因，重剂除苛。分为痰、瘀、痰瘀互结三种证型。痰证，治以健脾化痰，豁痰开窍。选涤痰汤、洗心汤、指迷汤、转呆丹、温胆汤化裁，可加息风化痰、清热开窍药；瘀证，治以活血化瘀，醒神开窍。选通窍活血汤、桃红四物汤、当归芍药散、化瘀煎加减，可加调气、下气、升气、益气、补气药；痰瘀互结证，治宜祛痰化瘀。常用茵陈、苍术、萆薢、瓜蒌、薤白、半夏、石菖蒲、浙贝母、昆布、海藻等，配合丹参、川芎、葛根、三七、郁金。波动期是遏制病情进展的关键阶段。③下滑期以记忆障碍为主，认知行为恶化，常出现人格障碍，总体状况以下降幅度显著为特征。毒邪是病情下滑的关键，以浊毒壅盛为特征。出现痰浊、火热壅盛，腐化秽浊，蒙窍扰神，内风扰动等临床表现。此期患者病情严重，可选黄连解毒汤、泻心汤，承气汤类；急则治标。又当重视调理气机，予健脾利湿，扶助后天，白术、茯苓、薏苡仁、苍术等，使气机有力，升清有常；同时予大黄、枳实、厚朴、半夏、陈皮、木香通腑降浊，理气宽中；根据脾喜燥恶湿之禀，常佐以芳香醒脾之藿香、佩兰、白蔻仁、草果仁、砂仁等药助力腐熟，从而使浊毒分泄，脾胃得健，扶本祛邪两擅其功。

二、李瑞治疗痴呆特色

李瑞基于“年长则求之于腑”的观点，提出脾失健运、气血不足为痴呆发病核心的观点，并从脾胃论治老年性痴呆。他将本病病机、论治归纳为以下几点：①脾胃虚弱，精血不充：脾化生气血，充养髓海，故脑髓的盛衰与脾密切相关。肾藏精，精生髓。而肾精亦有赖于脾胃运化之精微。②脾虚生痰，痰阻脑窍：脾虚水停，炼津成痰；脾不运化，清阳不升，浊阴不降，化为痰涎；人老五脏渐衰，精血不足，气血不畅，易瘀易虚，痰、瘀、虚相合，痹阻脑络，发为痴呆。③气血亏虚，无以化精：气血是生命活动的物质基础。脾失健运，水谷不化，气血不生，不能生精化神，故发为痴呆。总之，脾胃的功能失常贯穿于老年性痴呆的整个过程。从本虚来看，脾肾两虚，髓减脑削，气血不足是主要病机。从标实来看，痰涎、浊毒、血瘀是发病的实邪因素。

在治疗上，采用治病求本的原则。老年性痴呆的病位在脑，然而本却在脾肾。脾、肾分别为后天、先天之本，其中脾又为气血生化之本，补髓益脑，充养肾精，所以治疗上应从脾胃入手，补脾益胃，化痰开窍，辅以补肾。本病病位在上，其实质却在中下焦，治疗上采用上病下治的原则，调和中焦，滋养下焦，若有实邪，则泻腑通浊。在治法上，基于老年性痴呆患者脾胃虚弱、精血不充，脾虚生痰、痰阻脑窍，气血亏虚、无以化精的病机理论，从脾胃论治老年性痴呆，宜补脾健胃，以养精生髓；化痰开窍，使痰无所聚，神机得用。药物上选用甘淡平和之品，平补脾肾，而不滋腻；健脾利湿，而不助湿生痰。同时选用化痰活血开窍之品，祛除病理因素与病理产物。

三、胡玉萍治疗痴呆特色

胡玉萍认为老年痴呆涉及“老”和“呆”两个要素，是发生于自然衰老过程中以神智异常为主要表现的全身性疾病。因而，将老年痴呆病机归纳为：①因虚生痰，痰蒙清窍，滞而呆。老年脏腑虚损，气血津液运行输布失常，致使水湿停聚，痰浊内生。而痰浊阻滞，蒙蔽清窍，是脑衰老、老年痴呆发病的关键因素。②郁而生热，热扰神明，壅而呆。老年肾精亏损，阴虚则阳胜，阳胜则热。其次，邪郁化火，痰浊性凝滞，阻滞气机，日久郁而化热。火热蕴结、脑窍昏蒙是诱发老年痴呆的直接因素。③痰热互结，蕴于脑府，发为呆。痰浊凝滞日久，郁而化热；火热内动，炼液成痰；两者互为因果，相互影响。痰热互结，一方面壅滞脑窍使神机失灵，一方面阻遏清阳使神府失养，从而促使老年痴呆的发生发展。

基于老年痴呆痰蒙清窍，热蕴脑府，痰热互结，神机失用的病机理论，胡玉萍从痰热论治老年痴呆。痰浊凝聚，脑窍昏蒙，治宜化痰开窍；火热蕴结，神机失用，治宜清热泻火；老年多虚，辅以补肾健脾，使痰无以生，热无以化。化痰不仅可以直接消除痴呆的致病因素，还能打破体虚痰郁热生的恶性循环。痰祛则脉络畅通，气血周流，脑窍得养，神机得用。对热结为患的痴呆，当用清热燥湿、泻火解毒法以祛其热邪。热去毒解，则脑府清醒，神明智清。并指出清热解毒药物在改善认知功能方面的应用日益受到重视，将黄连、栀子、白花蛇舌草、夏枯草、金银花等药物用于改善记忆功能，治疗老年痴呆。

（詹平　谷凌云）

参考文献

[1] 崔远武，江丰，马妍，等．张伯礼分期论治老年期血管性痴呆述要．中医杂志，2015，56（8）：1276－1279.

[2] 李瑞，胡玉萍，袁德培，等. 从脾胃论治老年性痴呆. 中医杂志，2017，56 (5)：384－393.

[3] 胡玉萍，王平，孔明望，等. 从痰热论治老年痴呆. 中医杂志，2013，56 (12)：1071－1072.

第五章
颤　　病

第一节　概　　述

颤病是指以头部或肢体摇动、颤动、抖动而不能自制为主要临床表现的一种病证。本病又称“颤振”“振掉”“震颤”等。轻者仅表现为头摇或手足微颤；重者可见头部震摇大动，双手及上下肢颤动不止，甚则肢节拘急，失去生活自理能力。本病多见于老年人，是一种慢性疾病过程。常由先天禀赋不足、年老久病、劳逸失当、情志过极、饮食不节等多种致病因素长期互相影响，或由外感疫疠之邪、头部外伤、长期服用药物等因素损及肝肾，导致肝肾精亏，风气内动，筋脉失养。现代医学中的某些疾病如帕金森病、特发性震颤等病符合颤病者，可参照本章辨证论治。

第二节　辨证论治

目前普遍认为颤病属于本虚标实，本虚为肝脾肾虚，气血不足；标实为风、火、痰、瘀等。在发病过程中，风、火、痰、瘀可因虚而生，诸邪又进一步耗伤阴津气血。本病的病位在脑，和肝脾肾的关系密切。其基本病机为肝肾阴虚，肝风内动，筋脉失养，筋急则拘，风动则颤，发为颤病。肝主身之筋膜，为风木之脏，肝风内动，筋脉不能任持自主，随风而动，牵动肢体及头颈颤抖摇动。扶正祛邪、标本兼顾是本病的治疗原则。初期时，本虚不明显，常见风火相煽、痰热壅阻之标实证，治疗当以清热化痰息风为主；病程较长，年老体弱，其肝肾亏虚、气血不足等本虚之象较明显，治疗当滋补肝肾，益气养血，调补阴阳为主，兼以息风通络。由于本病多发于中老年人，多为本虚标实，因此治疗更应重视补益肝肾，治病求本。

一、风阳内动证

（一）主症

肢体颤振较重，不能自制，心情紧张时颤动加重，眩晕耳鸣，面赤烦躁，肢体麻木，语言迟缓不清，流涎，口苦而干，大便干，舌质红，苔薄黄，脉弦紧。

（二）症析

肝郁化火，肝阳上亢，风阳内动，则见肢体颤振，眩晕耳鸣，面赤烦躁；肝风内动，筋脉失养则肢体麻木，语言迟缓不清，流涎；阳亢火旺伤阴则见口苦而干，大便干；舌质红，苔薄黄，脉弦紧均为肝郁化火之象。

（三）治法

镇肝息风，舒筋止颤。

（四）选方

1. 天麻钩藤饮（《中医内科杂病证治新义》）

天麻9g，钩藤12g，生决明18g，山栀、黄芩各9g，川牛膝12g，杜仲、益母草、桑寄生、首乌藤、朱茯神各9g。

用法：水煎，分2~3次服。

功用：平肝息风，清热活血，补益肝肾。

主治：肝阳偏亢，肝风上扰证。

方解：方义已在中风章节论述。

2. 镇肝熄风汤（《医学衷中参西录》）

组成：怀牛膝一两（30g），生赭石一两（30g），生龙骨五钱（15g），生牡蛎五钱（15g），生龟板五钱（15g），生杭芍五钱（15g），玄参五钱（15g），天冬五钱（15g），川楝子二钱（6g），生麦芽二钱（6g），茵陈二钱（6g），甘草钱半（4.5g）。

用法：水煎服。

功用：镇肝息风，滋阴潜阳。

主治：肝风内动证。

方解：本方原为治肝阳上亢、气血上逆之类中风而设。方义已在中风章节论述。本节颤病为肝肾阴虚、虚风内动、筋脉失养所致，治宜滋养肝肾，息风止颤，亦可选用镇肝熄风汤加减治疗。

（五）用药特点

常用药物主要有：天麻、钩藤、龙骨、牡蛎、龟甲、羚羊角等。多有咸寒或辛凉之性，主入少阴、厥阴经脉，具有平肝息风、解痉舒筋等特点。天麻甘平，主入厥阴，平肝息风，祛风通络，长于定眩解痉止痛；钩藤甘而微寒，主入手、足厥阴，平肝息风，疏泄郁火，最擅解痉而止颤，二药为本证最多选用。龙骨甘涩平，功善镇静安神，牡蛎咸涩微寒，长于软坚散结，二者主入厥阴、少阴，均有平肝潜阳，收敛固涩之功，《注解伤寒论》谓："龙骨、牡蛎……收敛神气而镇惊。"龟甲，甘咸寒，主入足厥阴、足少阴经，质重潜降，善滋阴潜阳，补肾健骨；羚羊角，咸寒，主入厥阴和少阴，功善息风止痉，清泄肝热，与钩藤配伍，可增强清肝热、息肝风、平肝阳之功。可配伍其他药物，如白芍平肝益阴，养血荣经，能缓筋脉之急；僵蚕、全蝎、地龙等息风止痉，也为常用。

二、痰热风动证

（一）主症

头晕目眩，头摇，肢体震颤，手不能持物，胸闷泛恶，甚则呕吐痰涎，舌体胖大有齿痕，舌质红，苔黄腻，脉弦滑数。

（二）症析

痰或由脾虚不能运化水液而成，或因热邪煎熬津液所致。痰热内蕴，热极动风，筋脉失约，出现头晕目眩，头摇，肢体震颤，手不能持物；痰邪阻滞，气机不利，致胸闷泛恶，甚则呕吐痰涎；痰湿困脾，故舌体胖大有齿痕；舌质红，苔黄腻，脉弦滑数为痰热内蕴之象。

（三）治法

清热化痰，平肝息风。

（四）选方

1. 导痰汤（《校注妇人良方》）

组成：制半夏6g，橘红、茯苓、枳实（麸炒）、胆南星各3g，甘草1.5g。

用法：姜10片，水煎，分2～3次服。

功用：燥湿豁痰，行气开郁。

主治：痰气郁结证。

方解：方中胆南星燥湿化痰，祛风散结，枳实下气行痰；半夏功专燥湿祛痰，橘红下气消痰，以增豁痰顺气之力；茯苓渗湿，甘草和中。全方共奏燥湿化痰，行气开郁之功。若痰热风动者可在此方的基础上加浙贝母、竹沥、天麻、钩藤等清热化痰、平肝息风，热除痰消则气顺，气顺则肝风自平，颤振可除。

2. 羚角钩藤汤（《通俗伤寒论》）

组成：羚角片钱半4.5g，霜桑叶二钱6g，京川贝四钱12g，鲜生地黄五钱15g，双钩藤三钱9g，滁菊花三钱9g，茯神木三钱9g，生白芍三钱9g，生甘草八分2.4g，淡竹茹五钱（15g）。

用法：水煎服。

功用：凉肝息风，增液舒筋。

主治：热盛动风证。

方解：方中羚羊角清热息风，凉肝止痉；钩藤清热平肝，息风定惊，二药相合，则清热凉肝，息风止痉作用更强；桑叶、菊花散风热、除肝热；白芍、生地黄、甘草，酸甘化阴，柔肝舒筋，缓解挛急；邪热亢盛，灼津为痰，配伍竹茹、川贝母清热化痰；邪热内盛，上扰心神，合茯神安神定志，甘草调和诸药。诸药合用，共奏凉肝息风，增液舒筋之功。

（五）用药特点

常用药物主要有钩藤、羚羊角、半夏、胆南星等。钩藤甘微寒，长清肝热、息肝风，宜用于因肝热肝风而致的惊痫抽搐等，是古今治颤必用之妙药，除上述功用外，兼能化痰舒筋，古人云其可“祛风痰，开气闭，安惊痫于仓忙顷刻之际”。羚羊角，咸寒，主入厥阴和少阴，功善息风止痉，清泄肝热，与钩藤配伍，可增强清肝热、息肝风、平肝阳之功。半夏，辛温有毒，主入脾、胃、肺经，燥湿化痰，消痞散结，配伍陈皮、胆南星可用于痰热互结。天南星苦辛温，有毒，主入肺、肝、脾经，可燥湿化痰，祛风止痉，用于顽痰阻络。天南星与牛、羊或猪胆汁混合加工后而成苦寒微辛，可清热化痰，息风定惊，用于痰热咳嗽，咯痰黄稠，中风痰迷，癫狂惊痫。

三、气血亏虚证

（一）主症

头摇肢颤，面色㿠白，表情淡漠，神疲乏力，动则气短，心悸健忘，眩晕，纳呆。舌体胖大，舌苔薄白滑，脉沉濡无力或沉细弱。

（二）症析

气血亏虚，可见面色㿠白，表情淡漠，神疲乏力，动则气短；血虚不能濡养心神，则心悸健忘，血虚不能濡养筋脉，则头摇肢颤；舌体胖大，舌苔薄白滑，脉沉濡无力或沉细弱亦为气血亏虚之象。

（三）治法

益气养血，濡养筋脉。

（四）选方

1. 人参养荣汤（《三因极一病证方论》）

组成：黄芪、当归、桂心、甘草（炙）、橘皮、白术、人参各一两（30g），白芍药三两（90g），熟地黄、五味子、茯苓各三分（3g），远志（去心，炒）半两（15g）。

用法：上锉散，每服四钱，水一盏半，加生姜三片，大枣二个，煎至七分，去滓，空腹服。

功用：益气补血，养心安神。

主治：心脾气血两虚证。

方解：本方是四君子汤（人参、白术、茯苓、甘草）加陈皮行气之品，四物汤（当归、川芎、熟地黄、白芍）去川芎行血之药，既可补气又可补血。配伍五味子、黄芪敛汗固表以强外，远志化痰安神以安里，气血得生，则心神筋脉得养，颤振可除。

2. 秘方定心丸（《赤水玄珠》）

组成：天麻（蒸熟）、秦艽（去芦）、全蝎（去头、尾）、细辛各一两（30g），熟地黄、生地黄、川归、川芎、芍药各二两（60g），防风、荆芥各7钱（21g），白术、黄芪一两半（45g），威灵仙（酒洗）五钱（15g）。

用法：上药为末，酒糊丸，梧桐子大，每服70～80丸，食远以白汤或酒送下。

功用：益气养血，祛风定振。

主治：老人颤振，由于气血两虚，风气外袭所致者。

方解：方选四物汤养血补血，玉屏风散益气固表，威灵仙、秦艽祛风除湿，通络止痛，天麻平肝息风，全蝎搜风通络，细辛祛风散寒、通窍止痛，疏散外感风邪。本方以益气养血为主，息风通络为辅，补虚泻实，共奏定振之功。

（五）用药特点

常用药物主要有熟地黄、白芍、人参、黄芪等。熟地黄，味甘，性温，沉也，阴中之阳，无毒，入肝肾二经，生血益精，长骨中脑中之髓，可“填骨髓、长肌肉、生精血，补五脏、利耳目、黑须发、通血脉”，为补肾填精之要药。白芍苦酸，气平、微寒，可升可降，阴中之阳，有小毒，入肺、肝、胆之经，能泻能散，能补能收，王好古曾评价白芍可治“肝血不足”之证，《滇南本草》亦认为白芍“收肝气逆疼，调养心肝脾经血，舒经降气，止肝气疼痛”，由此可见，白芍其功全在养血柔肝，血充则肝柔，则颤振可除。人参，气温味甘，气味俱轻，大补元气，配茯神佐酸枣仁为良。黄芪，色黄入脾，脾为气血生化之源，故黄芪有“补气之长”之称，合当归成当归补血汤可气血双补。

四、髓海不足证

（一）主症

头摇肢颤，持物不稳，失眠心烦，头晕耳鸣善忘，老年患者兼有神呆、痴傻。舌质红，舌苔薄白，或红绛无苔，脉象细数。

（二）症析

髓海不足，神机失养，肢体筋脉失主，则头摇肢颤，持物不稳；髓海不足也兼有阴虚，阴火扰心致失眠心烦，髓海空虚则头晕耳鸣善忘；髓海不足不能养神，老年患者兼有神呆、痴傻等症状；舌质红，舌苔薄白，或红绛无苔，脉象细数亦为髓海不足之象。

（三）治法

填精补髓，育阴息风。

（四）选方

1. 龟鹿二仙胶（《医便》）

组成：鹿角（新鲜麋鹿杀，角解的不用，马鹿角不用，去角脑梢骨二寸绝断，劈开，净用）十斤（5000g），龟板（去弦，洗净，捶碎）五斤（2500g），人参十五两（450g），枸杞子三十两（900g）。

用法：前二味袋盛，放长流水内浸三日，用铅坛一只，如无铅坛，底下放铅一大片亦可，将角并板放入坛内，用水浸高三五寸，黄蜡三两封口，放大锅内，桑柴火煮七昼夜，煮时坛内一日添热水一次，勿令沸起，锅内一日夜添水五次；候角酥取出，洗，滤净取滓，其滓即鹿角霜、龟霜也。将清汁另放，外用人参、枸杞子用铜锅以水三十六碗，熬至药面无水，以新布绞取清汁，将滓石臼水捶捣细，用水二十四碗又熬如前；又滤又捣又熬，如此三次，以滓无味为度。将前龟、鹿汁并参、杞汁和入锅内，文火熬至滴水成珠不散，乃成胶也。每服初起一钱五分，十日加五分，加至三钱止，空心酒化下（现代用法：熬胶，初服每日4.5g，渐加至9g，空心时以酒少许送服）。

功用：滋肾填精，益气壮阳。

主治：真元虚损，精血不足证。全身瘦削，阳痿遗精，两目昏花，腰膝酸软，久不孕育。

方解：方用鹿角胶甘咸而温，通督脉而补阳，且益精补血；龟板胶甘咸而寒，通任脉而养阴，滋补阴血。二药俱为血肉有情之品，合而用之，能峻补阴阳，填精补髓，滋养阴血，共为君药。配人参大补元气，健补脾胃，以助后天气血生化之源；枸杞子益肝肾，补精血，以助龟、鹿二胶之力，共为臣药。四药相合，壮元阳，填真阴，益精髓，补气血，故又能益寿延年，生精种子。“由是精生而气旺，气旺而神昌，庶几龟鹿之年矣，故曰二仙”（《古今名医方论》）。

2. 大定风珠（《温病条辨》）

组成：生白芍六钱（18g），阿胶三钱（9g），龟板四钱（12g），干地黄六钱（18g），麻仁二钱（6g），五味子二钱（6g），生牡蛎四钱（12g），麦冬连心六钱（18g），炙甘草四钱（12g）鸡子黄（生）2枚（2枚），鳖甲（生）四钱（12g）。

用法：水八杯，煮取三杯，去滓，再入鸡子黄，搅令相得，分三次服。

功用：滋阴息风。

主治：阴虚风动证。

方解：生地黄、麦冬、白芍滋阴增液，养血柔肝息风；鸡子黄、阿胶甘平滋润，滋阴润燥；生龟甲、生鳖甲、生牡蛎益阴潜阳，平肝息风，以增滋阴息风之效。麻子仁养阴润燥，五味子酸收，收敛欲脱之阴；甘草调和诸药，与白芍配伍，酸甘化阴。诸药合用，峻补真阴，潜阳息风，使阴液得复，筋脉得养，则虚风自息，病证可痊。

（五）用药特点

常用药物主要有：鸡子黄、阿胶、生龟甲、生牡蛎、鳖甲等。肾主骨生髓，故多用补肾药物以生髓。鸡子黄，甘平，入心、肾经，吴鞠通谓其“为血肉有情，生生不已，乃奠安中焦之圣品……能上通心气，下达肾气……其气焦臭，故上补心，其味咸寒，故下补肾”。阿胶甘平滋润，入肝补血，入肾滋阴生髓。生龟甲、生鳖甲、生牡蛎均可益阴潜阳，平肝息风。缪希雍评价鹿角胶为“气味甘缓，能通周身之血脉”，合龟板胶长期服用，可益精填髓，从而治疗头摇肢颤，筋脉拘挛。

五、阳气虚衰证

（一）主症

头摇肢颤，筋脉拘挛，畏寒肢冷，四肢麻木，心悸懒言，动则气短，自汗，小便清长或自遗，大便溏泄。舌质淡，舌苔薄白，脉沉迟无力。

（二）症析

阳气虚衰，失于温煦，筋脉不用，致头摇肢颤，筋脉拘挛；阳虚不能温养四末，则畏寒肢冷，四肢麻木；脾肾阳虚不能运化和蒸腾水液，小便清长或自遗，大便溏泄；舌质淡，舌苔薄白，脉沉迟无力亦为阳气虚衰之象。

（三）治法

补肾助阳，温煦筋脉。

（四）选方

1. 地黄饮子（《圣济总录》）

组成：熟干地黄、巴戟天（去心）、山茱萸（炒）、肉苁蓉（酒浸切焙）、附子（炮裂，去皮脐）、石斛（去根）、五味子（炒）、桂（去粗皮）、白茯苓（去黑皮）各一两（30g），麦门冬（去心，焙）、远志（去心）、菖蒲各半两（15g）。

用法：上一十二味，剉如麻豆，每服三钱匕，水一盏，生姜三片，枣二枚，劈破，同煎七分。去滓食前温服（现代用法：加生姜 5 片，大枣 1 枚，薄荷 2g，水煎服）。

功用：滋肾阴，补肾阳。

主治：肾虚不能上承之证。

方解：本方方义已在中风章节论述。亦可治肾阴阳俱虚所致之颤病。

2. 右归丸（《景岳全书》）

组成：熟地黄八两（24g），山药（炒）四两（12g），枸杞子（微炒）四两（12g），山茱萸（微炒）三两（9g），菟丝子（制）四两（12g），鹿角胶（炒珠）四两（12g），杜仲（姜汁炒）四两（12g），肉桂二两（6～12g），当归三两（9g），制附子自二两渐可加至五六两（6g～18g）。

用法：将熟地黄蒸烂杵膏，余为细末，加炼蜜为丸，如弹子大。每嚼服二三丸，以滚白汤送下（现代用法：蜜丸，每服 9g；亦可作汤剂，水煎服）。

功用：温补肾阳，填精益髓。

主治：肾阳不足，命门火衰证。

方解：方中附子、肉桂温壮元阳，鹿角胶温肾阳、益精血；熟地黄、山茱萸、枸杞子、山药滋阴益肾，填精补髓，并养肝补脾，亦取“阴中求阳”之义；以菟丝子、杜仲补肝肾，强腰膝；当归养血补肝，与补肾之品相合，共补精血。诸药合用，温壮肾阳，滋补精血。脾肾阳气充盛，四末得以温煦，筋脉得以濡养，则颤振可消。

（五）用药特点

常用药物主要有附子、肉桂、巴戟天、山茱萸等。此证候以阳虚为本，治疗时须应用大剂温阳药补肾助阳，使阳气能通行四末、循环往复，则颤振自除。附子辛甘，大热，有毒，归心、肾、脾经，《医学启源》认为其可“去脏腑沉寒，补助阳气不足，温热脾胃”，李杲认为其“除脏腑沉寒，三阴厥逆，湿淫腹痛，胃寒蛔动；治经闭；补虚散壅”，由此可见，附子回阳救逆，补火助阳，逐风寒湿邪之力较强，可取其补火助阳之功，用于阳气虚衰之颤振，配伍肉桂使用可回阳救逆、引火归原。巴戟天甘辛，微温，归肾、肝经。《本草新编》云其：“温而不热，健脾开胃，既益元阳，复填阴水，补虚损劳伤，健骨强筋。”山茱萸酸微温，《药性论》载其“补肾气，兴阳道，添精髓，疗耳鸣……”，可平补肾阳，补益下元。

近年来，有学者归纳和总结了中医药治疗颤病（帕金森病，Parkinson，PD）的用药概况和用药规律。治疗本病的常用药味有白芍、熟地黄、钩藤、当归、天麻、甘草、生地黄、枸杞子、茯苓、全蝎、黄芪、龟甲、山茱萸、川芎、牡蛎、僵蚕、丹参、龙骨、地龙、天南星、何首乌、白术、半夏、蜈蚣、牛膝、赤芍、石菖蒲、麦冬、山药、党参。上述药物主要涵盖补益药 12 味，占 40.0%；平肝息风药 7 味，占 23.3%；活血化瘀药 3 味，占 10.0%；温化寒痰药 2 味，占 6.7%；清热药 2 味，占 6.7%；重镇安神药、利水消肿药、收涩药、开窍药各 1 味，各占 3.3%。

显然使用率较高的主要集中在前三类药物，即补益药、平肝息风药、活血化瘀药。补益药在常用30味药中出现的比例居首，其中白芍使用最多，体现养肝阴，兼顾平肝阳的重要地位；熟地黄、当归、枸杞子、龟甲等补血、养阴的药物使用频次居前，补气的黄芪、甘草使用频次紧随其后，充分体现出培补肝肾、益气养血法则在治疗本病中的首要性与重要性。平肝息风药在常用药中出现的比例居于其二，主要集中在钩藤、天麻、全蝎、牡蛎和僵蚕，表明平肝息风作为治疗通则的核心地位。活血化瘀药则位居其三，反映出此病患者气滞血瘀型所占比例相对较高。另外，还有研究发现，治疗PD的药物以入肝经、胃经为主；温热药的使用略多于寒凉药；治疗PD的药物以甘、苦、辛味为主。这些研究为中药防治PD的临床用药提供了参考。

参考文献

［1］陈忻，郭春彦，熊珮，等．中药治疗帕金森病的用药概况及其药理作用分析．中药新药与临床药理，2012，23（6）：690－695.

［2］赵长振．中药复方治疗帕金森病的用药规律研究．中国医学科学，2013，3（3）：107－109，150.

第三节 医论选录

《素问·至真要大论》曰“筋骨掉眩清厥，甚则入脾……头顶痛重，而掉瘛尤甚，呕而密默，唾吐清液，甚则入肾窍，泻无度”；“客胜则耳鸣掉眩，甚则咳；主胜则胸胁痛，舌难以言”；“诸风掉眩，皆属于肝”。

按：本段阐述了颤病的发病机制。如厥阴之气作用于人体的主要症状，即有“筋骨掉眩清厥”“入脾”；太阴之气作用于人体的主要症状，即有“客胜则耳鸣掉眩，甚则咳”。最后阐明“诸风掉眩”多从肝论治。

《医碥·颤振》言：“颤，摇也；振，战动也，亦风火摇撼之象，由水虚而然，风木盛则脾土虚，脾为四肢之本，四肢乃脾之末，故曰风淫末疾。风火盛而脾虚，则不能行其津液，而痰湿易停聚，当兼去痰……风火交盛者，摧肝丸；气虚者，参术汤。心血虚，补心丸；夹痰，导痰汤加竹沥；老人战振，定振丸。”

按：本段解释了颤振的含义、病机及治法方药。颤振的病机多为“水虚”“风木盛”从而导致“风淫末疾”，发作时如风火摇动。根据其风火交盛、气虚、心血虚、夹痰及老人战振等不同证候，分别选用摧肝丸、参术汤、补心丸、导痰汤加竹沥、定振丸等方剂，可供现代临床参考应用。

《张氏医通·颤振》言：“经云：寒气客于皮肤，阴气盛，阳气虚，故为振寒寒栗。深师曰：振乃阴气争胜，故为战，栗则阳气不复，故为颤。骨者髓之府，不能久立，行则振掉，骨将惫矣。颤振与瘛相类，瘛则手足牵引，而或伸或屈。颤振则但振动而不屈也，亦有头动而手不动者。盖木盛则生风生火，上冲于头，故头为颤振。若散于四末，则手足动而头不动也。经曰：“诸风掉眩，皆属于肝”。若肝木实热，泻青丸；肝木虚热，六味丸；肝木虚弱，逍遥散加参、术、钩藤；夹痰，导痰汤加竹沥；脾胃虚弱，六君子汤加芎、归、钩藤；卫虚多汗恶寒，加黄芪二钱，附子五分；脾虚，补中益气加钩藤；心血虚少而振，平补正心丹；心气虚热而振，本方去肉桂、山药、麦冬、五味，加琥珀、牛黄、黄连，名琥珀养心丹；心虚夹痰而振，本方去龙齿、肉桂、山药、麦冬、五味，加琥珀、川芎、胆星、麝香、甘草，为秘方补心丹；心虚夹血而振，龙齿清魂散；肾虚而行步振掉者，八味丸、十补丸选用；实热积滞，可用汗吐下法。戴人治马叟，手足振掉，若线提傀儡，用涌法，出痰数升而愈，此必痰证痰脉，而壮盛气实者。”

按：张氏总结前人经验并结合自身临床实践，对颤病的病因、病机、辨证、治疗及其预后有了较全面的阐述，认为本病多因风、火、痰、虚所致，并载列相应的治疗方药十余首，使本病的理法方药认识日趋充实，对临床辨证论治颤病有较大的指导意义。

第四节　病案选录

病案一：

秦昌遇阴虚风动震颤案（《二续名医类案》）

一男子素善多恐。遇事矜持。病头振动摇。六脉沉缓。左乎关尺散软无力。此虚风之候也。矜持太过。则损伤肝肾两经之血。《经》曰“诸风掉眩，皆属于肝”，又曰“恐伤肾”，恐惧不已则火起于肾，而消炼精血。肾水一亏而心火暴盛无制，故曰“诸逆冲上，皆属于火”。风火相煽，则为摇动振掉。治法惟宜养血顺气，气行而痰自消，血荣而风自灭也。早用养荣膏，夕用定振丸，三月而始痊。

养荣膏：枸杞八两，人参、黄芪、当归、白术各四两，天冬、麦冬各二两。

定振丸：黄连、半夏各四两。川芎、当归、白芍、熟地黄、人参各二两，黄芪、白术、各三两。天麻、秦艽、灵仙、防风、荆芥各两半，全蝎、细辛各五钱。

按：本案属肝肾阴虚、阳亢生风、风火相煽而致的颤病。治当补益肝肾之阴、柔肝养血、理气消痰，使气行而痰自消，血荣而风自灭。养荣膏重在补益气阴，定振丸重在养阴益气、化痰通络，二者相配，标本兼顾。此病以中老年多见，病程长，呈进行性加重，故治疗周期宜长。

病案二：

痰火阻络、阳气化风震颤案（《刘渡舟临证验案精选》）

陈某某，男，75岁。1995年10月18日出诊。1994年1月发病，全身震颤，不能自主，某医院诊断为“震颤麻痹”。服用左旋多巴、美多芭（多巴丝肼片）、安坦（盐酸苯海索片）等药，症状未见好转，特请刘老诊治。证见全身颤抖，尤以上肢为重，手指节律性震颤，状如“搓丸样”，肌肉强直，面部表情呆板，双目直视，口角流涎，步履艰难，伴头痛，口干渴，大便秘结，一周一次，小便色如浓茶，口噤啮齿，言语謇涩。舌红，苔黄腻而燥，脉来滑大。证属三焦火盛动风，煎灼津液成痰，痰火阻塞经络则阳气化风而生掉动。治宜清热泻火，平肝息风，化痰通络。黄连解毒汤合羚角钩藤汤加减。黄连10g，黄芩10g，竹茹20g，黄柏10g，栀子10g，钩藤15g，天竺黄12g，龙胆草10g，菊花10g，桑叶10g，石菖蒲10g，佩兰10g，半夏12g，羚羊角粉1.8g（分冲）。服药14剂后，两手震颤减轻，行走较有力，口渴止，小便色淡，大便秘结，头痛眩晕，言謇不利，多痰少寐，舌苔白腻夹黄，脉滑数。针对上述脉证，上方加大黄4g，并加服局方至宝丹3丸，每晚睡前服1丸。服药月余，头晕、少寐、多痰大为减轻，语言明显好转，但仍腹满便秘，啮齿，小便短赤，四肢及口唇颤抖。舌红苔黄而干，脉来滑数。治用通腑泻热，凉肝息风之法，调胃承气汤合羚角钩藤汤加减。大黄4g，炙甘草6g，钩藤20g，芒硝4g（后下），白芍20g，木瓜10g，麦冬30g，羚羊角粉1.8g（分冲）。上方服7剂，大便通畅，粪便如串珠状。腹满顿除，啮齿大减，小便通利，四肢有轻度颤抖。效不更方，仍用黄连解毒汤与羚角钩藤汤加减。治疗3个月，肢体震颤消除，能自己行走，手指屈伸自如，握拳有力，言语流畅，面部表情自然，二便正常。唯偶有头晕，啮齿，继以芩连温胆汤加减进退而愈。

按：刘老认为，本病以心肝为核心，其病因多是火热动风生痰为患。《素问·至真要大论》“诸风掉眩，皆属于肝。诸暴强直，皆属于风”。肝热动风，煎液成痰，痰热随肝风窜扰于筋脉，灼伤津液，发为肢体震颤。所见口干、便秘、小便短赤、啮齿、言语不利、舌红、苔黄腻、脉滑大诸症，皆心肝热盛，风动灼痰之变。故治疗首以清心泻火，息风化痰为法。黄连解毒汤能泻三焦之火，配以羚角钩藤汤则凉肝息风化痰，屡建奇功。

病案三：

肝肾阴虚震颤案（《岳美中医案集》）

魏某某，男性，12岁，其父代主诉：患儿9岁时，曾受一次大的惊恐，并较长时期的忧惧，以致大便日溏泻二三次，手颤动不休，平举更甚，腿痿软，走路曾跌倒过，目远视模糊，头晕，后脑尤严重，中医按风治，西医给镇静剂，三年来未效，故来就诊。切其脉，两尺虚，左关现弦细，舌红无苔。综合症脉，是属阴虚，阴是如何虚损的？《素问·阴阳应象大论》“恐伤肾”，肾“在志为恐”；《素问·举痛论》“恐则气下”，“恐则精却”；《灵枢·本神》：“恐惧而不解则伤精。精伤则骨酸痿厥”；《素问·脏气法时论》“肝病者……虚则目盲盲无所见，耳无所闻，善恐，如人将捕之”。总观《内经》诸说，正说明患儿的病原，肾因恐损伤阴精而累及肝，至发生种种病态，其本在肾，应取六味地黄丸为主以滋养肾肝，从培本入手。处方：熟地黄12g，山茱萸6g，怀山药6g，建泽泻4.5g，粉丹皮4.5g，云茯苓4.5g，枸杞果6g，甘菊花3g，五味子4.5g，麦门冬4.5g，补骨脂3g，胡桃肉3g，水煎服。一月后二诊，服药30余剂，左关弦象已无，颤抖见稳定，腿不软，大便日一次，惟目不能远视，多梦，原方加龙骨再服，以敛目神而止多梦。又三月后三诊，颤抖已基本痊愈，余症亦消失，惟着急时颤仍稍出现，前方加巴戟肉、鹿角以壮肾，善后。

按：此案颤抖三年，久治不愈，经详审病情，惊恐是患儿的病原。中医学认为“恐伤肾”，肝肾亏虚，肝风内动，风动则肢摇，故见颤抖，所以治病必求于本，滋养肾肝为法。本方以六味地黄丸合麦味、杞菊再加入青娥丸之半而成。六味地黄丸是宋代钱仲阳治肾虚脚软行迟之方，固小儿稚阳纯气。此方合麦味以敛肺纳肾，合杞菊以治头晕眩，更反佐补骨脂、胡桃以推动阴药。治疗4月余，取得较好疗效。

第五节　名家治疗颤病特色

一、王永炎教授治疗颤病（帕金森病）特色

王永炎教授认为本病病机为本虚标实，本虚为发病基础，标实为发病依据，内风为发病动因。死血顽痰，实邪难去，虚

风触动，夹瘀夹痰，因此平肝息风和活血化瘀为治疗通则。息风主治在肝，有镇肝息风、养血柔肝息风和滋阴潜阳息风之分。息风常用药物以羚羊角平肝息风，阳亢明显者重用金石类药物如生龙骨、生牡蛎、生石决明、珍珠母等以重镇息风。养血柔肝息风药用当归、白芍等；息风化痰通络用天麻、钩藤等。瘀滞之血为死血干血，治当破血逐瘀，搜风通络。临床选用虫类药物，如水蛭、虻虫等以深入经隧，攻逐死血，通达四肢经脉，搜风活血通络，荡除浊邪。但虫类药物作用峻猛，耗气伤阴，不能单独使用，应配以益气养血、滋补肝肾之药，以攻补兼施。化痰亦为重要一法，息风以化痰，健脾以化痰，活血以化痰。药物选用天麻、钩藤、蒺藜、薏苡仁、豆蔻、赤芍等。

治疗颤振病的根本在于固本培原。调理脾胃以助后天之本。脾主升清，胃主降浊。清气得升，浊气得降，则中焦转枢通利，运化有度，气血生化有源，散布精微，滋养五脏，延缓脏腑功能的衰退。治以调补、清补为主，药物选用太子参、西洋参、黄芪、茯苓、白术、怀山药等。滋养肝肾，育阴息风，为治疗颤振病的根本法则，应长期坚持。肝藏血，主濡润筋脉，肾为作强之官，伎巧出焉。老年性退行性改变都以肝肾不足为根本因素。治疗药物选用制何首乌、生地黄、熟地黄、山茱萸、杜仲、川续断、枸杞子等。若病久肾阳亦虚者，可加肉桂、肉苁蓉等。若脾胃功能尚可，也常选用阿胶、紫河车、鹿角胶等血肉有情之品以养血填精补髓。颤振病病程绵延，治疗难取速效，当攻则攻，当补则补，或重攻轻补，或重补轻攻，攻补兼施。最终应归到以补为主，长期坚持治疗，缓缓图之。

二、周绍华教授治疗帕金森病经验

周绍华教授认为本病为本虚标实之证，肝肾不足、气血亏虚为发病之本，风痰为致病之标，故以滋补肝肾、益气养血治其本，息风化痰治其标，临床善用性善走窜、截风定搐如全蝎、地龙、蜈蚣、僵蚕等虫类药。周教授结合多年的临证经验，归纳为血虚风动、肝肾阴虚、血虚夹痰、气血亏虚4个证型。血虚风动型治宜益气养血、息风定搐，方用四物汤加止痉散加味，药用熟地黄、当归、川芎、白芍、丹参、全蝎、地龙等。肝肾阴虚型治宜养阴柔肝、息风定搐，以大定风珠加止痉散加减，如白芍、阿胶、醋鳖甲、生地黄、牡蛎、鸡子黄等。血虚夹痰型治宜益气养血、化痰息风定搐，方用金水六君煎加止痉散加减，如当归、熟地黄、陈皮、清半夏、茯苓等。气血亏虚型治宜益气养血、息风定搐，方用黄芪当归补血汤合四物汤加减，如炙黄芪、当归、白芍、川芎、生地黄、丹参、阿胶、杜仲、川牛膝等。如出现咀嚼、吞咽、说话等障碍时，加入加黄芪、人参、党参、麦冬、旋覆花等益气养阴降逆之品。

三、裘昌林教授治疗帕金森病经验

裘老师认为，《素问·至真要大论》：“诸风掉眩，皆属于肝”“诸暴强直，皆属于风。”这两句经典内容概括了颤病的发病机制，其病在脏为肝，致病因素主要为风，肝风内动，筋脉失养为颤病的最基本病机。裘师将颤病分为风阳上扰、痰热动风、肝肾不足、气血亏虚、阴阳两虚5种证型。颤病早期以风阳上扰、肝肾不足、痰热动风多见；晚期则以气血亏虚、阴阳两虚为多见，与病程长、脏气亏损等因素有关。遣方时各型均可配伍息风止颤之品，如天麻、钩藤、僵蚕、全蝎、石决明等。若阴虚内热，可适当选用知母、牡丹皮、地骨皮、炙鳖甲、鲜石斛（舌光剥者）等滋阴清热除烦；若肢体震颤，可选用珍珠母、紫贝齿平肝息风，重者予羚羊角粉，可起到迅速减轻肢颤之功；若夹有痰湿见苔白腻，脉弦滑者，可适当减用熟地黄、山茱萸、龟甲等，或熟地黄配砂仁者亦可。化痰药多用姜半夏、胆南星、石菖蒲等化痰息风。

裘老师善用搜风止痉之虫类药，认为“草木不能建功，故必借虫蚁入络搜剔络内久踞之邪”。病证轻时，佐以地龙、僵蚕、全蝎、乌梢蛇，若病证稍重则用蜈蚣、蜂房、蕲蛇，白花蛇作用最强，可用于正盛邪实之时，中病即止。虫类药性偏温燥，尤其蜈蚣，阴虚者少用或不用，不宜久服，易伤脾胃。此外，晚期患者常常生活不能自理，生活质量较差，故肝郁情况较多，应辅以疏肝解郁，并进行心理治疗。

（王雨桐　王蕾　陈忻）

参考文献

［1］邹忆怀．王永炎教授治疗颤振病（帕金森氏病）经验探讨．北京中医药大学学报，1996，19（4）：15－16.

［2］孙林娟．周绍华治疗帕金森病经验．中医杂志，2015，56（3）：193－197.

［3］张丽萍．裘昌林治疗帕金森病经验．中医杂志，2014，55（4）：286－288.

第六章
郁　病

第一节　概　　述

郁病是由于情志不舒，气机郁滞，脏腑功能失调所引起的一类病证。临床表现主要为心情抑郁，情绪不宁，胸胁胀痛，或易怒喜哭，或咽中如物梗塞，不寐等。以情志内伤为主要因素，病机发展以气郁为先，进而变生他郁。根据郁病的临床表现及其以情志内伤为致病原因的特点，主要见于西医学的抑郁症、焦虑症、神经症等，也可见于更年期综合征，自主神经功能紊乱等。当这些疾病出现郁病的临床表现时，可参考本章辨证论治。

第二节　辨证论治

郁病的病因总属情志所伤，发病与肝的关系最为密切，其次涉及心、脾。肝失疏泄、脾失健运、心失所养，脏腑阴阳气血失调是郁病的主要病机。本病的病位主要在肝，可涉及心、脾、肾。肝喜条达而主疏泄，长期肝郁不解，情怀不畅，肝失疏泄，可引起五脏气血失调。肝气郁结，横逆乘上，则出现肝脾失和之证。肝郁化火，可致心火偏亢。忧思伤脾，思则气结，既可导致气郁生痰，又可因生化无源，气血不足，而形成心脾两虚或心神失养之证。更有甚者，肝郁化火，火郁伤阴，心失所养，肾阴被耗，还可出现阴虚火旺或心肾阴虚之证。本病虽以气、血、湿、痰，火、食六郁邪实为主，但病延日久则易由实转虚，或因火郁伤阴而导致阴虚火旺，心肾阴虚之证；或因脾伤气血生化不足，心神失养，而导致心脾两虚之证。理气开郁、调畅气机、移情易性是治疗郁病的基本原则。正如《医方论》越鞠丸方解中说："凡郁病必先气病，气得疏通，郁于何有?"对于实证，首当理气开郁，并应根据是否兼有血瘀、火郁、痰结、湿滞、食积等而分别采用活血化瘀、清热降火、祛痰散结、化湿健脾、消食导滞等法。虚证则应根据损及的脏腑及气血阴精亏虚的不同情况而补之，或养心安神，或补益心脾，或滋养肝肾。对于虚实夹杂者，则又当视虚实的偏重而虚实兼顾。

一、肝气郁结

（一）主症

精神抑郁，情绪不宁，胸部满闷，胁肋胀痛，痛无定处，脘闷嗳气，腹胀纳呆，或呕吐，不思饮食，大便失常，苔薄腻，脉弦。

（二）症析

情志所伤，肝失条达，故精神抑郁，情绪不宁。厥阴肝经循少腹，夹胃，布于胸胁，肝气郁滞，经脉气机不畅，故见腹胀，胸闷，胁痛。肝气犯胃，胃失和降，故脘闷嗳气，纳呆，呕吐。肝气乘脾，则腹胀，大便失常。苔薄腻，脉弦，为肝气郁结之象。

（三）治法

疏肝解郁，理气畅中。

（四）选方

1. 柴胡疏肝散（《景岳全书》）

组成：陈皮二钱（6g），柴胡二钱（6g），川芎一钱半（5g），麸炒枳壳一钱半（5g），芍药一钱半（5g），香附一钱半（4.5g），炙甘草五分（1.5g）。

用法：水一盅半，煎八分，食前服（现代用法：水煎服）。

功用：疏肝解郁。

主治：肝气郁滞证。胁肋疼痛，胸闷善太息，情志抑郁，易怒，脘腹胀满，脉弦。

方解：方以柴胡调肝气，散郁结；香附专入肝经，既疏肝解郁，又理气止痛，川芎辛散，开郁行气，活血止痛，二药助柴胡疏肝理气止痛；陈皮理气行滞和胃，醋炒以增入肝行气之功，枳壳理气宽中，行气消胀，与陈皮相伍以理气行滞调中，白芍、甘草养血柔肝，缓急止痛；炙甘草又调和诸药。诸药合用，能理肝气、养肝血，和胃气，诚为疏肝理气解郁之良方。

2. 越鞠丸（《丹溪心法》）

组成：香附6g，川芎6g，苍术6g，栀子6g，神曲6g。

用法：上为末，各等分，水丸如绿豆大（现代用法：水丸，每服6～9g，温开水送服。亦可作汤剂煎服）。

功用：行气解郁。

主治：六郁证。胸膈痞闷，脘腹胀痛，嗳腐吞酸，恶心呕吐，饮食不消。

方解：方中香附辛香入肝，行气解郁，以治气郁；川芎辛温入肝胆，为血中气药，既可活血祛瘀治血郁，又可助香附行气解郁；栀子苦寒清热泻火，以治火郁；苍术辛苦性温，燥湿运脾，以治湿郁；神曲味甘性温入脾胃，消食导滞，以治食郁。五药多能行气，气畅则诸郁自解。

（五）用药特点

适用于肝气郁结的常用药为：柴胡、陈皮、香附、川芎、枳壳等。柴胡性微寒，味苦，归肝、胆经，有和解表里，疏肝升阳之功，主治寒热往来，胸胁胀痛，月经不调，子宫脱垂，脱肛等，《本草新编》言柴胡“气味俱轻，升而不降，阳中阴也。入手足少阳、厥阴之四经。泻肝胆之邪，去心下痞闷，解痰结，除烦热，尤治疮疡，散诸经血凝气聚，止偏头风，胸胁刺痛，通达表里邪气，善解潮热”，《医学启源》云“柴胡，妇人产前产后必用之药也。善除本经头痛，非此药不能止。治心下痞、胸膈中痛”。陈皮，性温，味辛苦，入脾、胃、肺经，有理气健脾，燥湿化痰之功，《神农本草经》记载陈皮：“陈皮辛香而行，善疏理气机，条畅中焦而使之升降有序。”香附辛微苦甘平，入肝、三焦经，《名医别录》曰其“主除胸中热，充皮毛，久服利人，益气，长须眉”，《滇南本草》载其可“调血中之气，开郁，宽中，消食，止呕吐”。川芎，辛温，入肝、胆经，功可行气开郁，祛风燥湿，活血止痛，《日华子本草》谓其“治一切风，一切气，一切劳损，一切血，补五劳，壮筋骨，调众脉，破癥结宿血，养新血，长肉，鼻洪，吐血及溺血，痔瘘，脑痈发背，瘰疬瘿赘，疮疥，及排脓消瘀血”。

二、气郁化火

（一）主症

精神抑郁，情绪急躁，易怒，胸肋胀满，口苦而干，头痛，目赤，耳鸣，或有嘈杂吞酸，大便秘结，舌质红，苔黄，脉弦数。

（二）症析

性情急躁易怒，胸胁胀满，口苦而干，或头痛，目赤，耳鸣，或嘈杂吞酸，大便秘结，舌质红，苔黄，脉弦数。

（三）治法

疏肝解郁，清肝泻火。

（四）选方

1. 丹栀逍遥散（《内科摘要》）

组成：柴胡一钱（3g），当归一钱（3g），白芍一钱（3g），茯苓一钱（3g），炒白术一钱（3g），炙甘草五分（1.5g），炒栀子五分（1.5g），牡丹皮（1.5g）。

用法：水煎，温服。

功用：养血健脾，疏肝清热。

主治：肝郁血虚，内有郁热证。潮热晡热，烦躁易怒，或自汗盗汗，或头痛目涩，或颊赤口干，或月经不调，少腹胀痛，或小便涩痛，舌红苔薄黄，脉弦虚数。

方解：方中柴胡疏肝解郁，使肝气条达，以复肝用；当归味甘辛性温，归肝、心、脾经，具有补血、活血、调经、止痛之功效，白芍味苦酸甘，性微寒，归肝、脾经，具有平肝止痛、养血调经之效，二药皆入肝经，均能补血，养血柔肝，合用相得益彰，既养肝体助肝用，以治血虚，又防柴胡劫肝阴；白术、茯苓、甘草健脾益气，为补气健脾之要药，三药合用使脾气运化有权，化气生血，牡丹皮、栀子皆能清热凉血，其中栀子入营分，能引上焦心肺之热，屈曲下行，尚可泻火除烦。

2. 金铃子散（《杂病源流犀烛》）

组成：金铃子一两（30g），玄胡索一两（30g）。

用法：每服2~3钱，酒调下，温汤亦可（现代用法：水煎服）。

功用：行气疏肝泻热，活血止痛。

主治：肝气郁结、气郁化火之肝郁化火证，症见胃脘，胸胁痛，疝气疼痛；妇女经行腹痛，其痛时发时止，口苦，舌红苔黄，脉弦数。

方解：金铃子即川楝子，疏肝行气，清泄肝火，玄胡索行气活血，擅长止痛，增强金铃子行气止痛之功；两药合用既可行气止痛，又能疏肝泻热，使气血畅，肝热清，则诸症皆愈。

（五）用药特点

适用于肝郁化火的常用药为：白芍、栀子、牡丹皮、川楝子等。白芍性凉味苦酸，微寒，功效为平肝止痛，养血调经，敛阴止汗，《名医别录》谓其“通顺血脉，缓中，散恶血，逐贼血，去水气，利膀胱、大小肠，消痈肿，（治）时行寒热，中恶腹痛，腰痛”。栀子苦寒，归心、肺、三焦经，功效为清热，泻火，凉血，《医学启源》曰：“疗心经客热，除烦躁，去上焦虚热，治风。”牡丹皮辛苦凉，入心、肝、肾经，《神农本草经》谓其：“主寒热，中风、痉、惊痫邪气，除百坚瘀血留舍肠胃，安五脏，疗痈疮。”川楝子，苦寒，有小毒，归肝经、小肠经、膀胱经，《医林纂要》曰：“泻心火，坚肾水，清肺金，清肝火。”

三、痰气郁结

（一）主症

精神抑郁，胸部闷塞，胁肋胀满，沉默寡言，多痰，口黏，咽中如梗，或惊恐不安，夜不能寐；舌尖边红，苔腻，脉弦滑。

（二）症析

气郁痰凝，阻滞胸咽。肝郁乘脾，脾失健运，生湿聚痰，痰气郁结于胸膈之上，故自觉咽中不适，如有物梗阻，咯之不出，咽之不下，亦称“梅核气”。气失舒展则精神抑郁，胸中窒闷。胁为肝经之所过，经络郁滞，故胁痛。苔白腻，脉弦滑，为肝郁夹痰湿之象。

（三）治法

行气开郁，化痰散结。

（四）选方

1. 半夏厚朴汤（《金匮要略》）

组成：半夏一升（12g），厚朴三两（9g），茯苓四两（12g），生姜五两（15g），苏叶二两（6g）。

用法：上五味，以水七升，煮取四升，分温四服，日三夜一服（现代用法：水煎服）。

功用：行气开郁，化痰散结。

主治：痰气互结证，咽中如有物阻，咯吐不出，吞咽不下，胸膈满闷，或咳或呕，舌苔白润或白滑，脉弦缓或弦滑。

方解：方中半夏辛温入肺胃，化痰散结，降逆和胃；厚朴苦辛性温，下气除满，助半夏散结降逆；茯苓甘淡渗湿健脾，以助半夏化痰；生姜辛温散结，和胃止呕，且制半夏之毒；苏叶芳香行气，理肺疏肝，助厚朴行气宽胸、宣通郁结之气。诸药合用，共奏行气开郁，化痰散结之功。

2. 顺气导痰汤（《李氏医鉴》）

组成：橘红 6g，茯苓一钱（3g），姜制半夏二钱（6g），甘草五分（1.5g），胆南星 3g，木香 6g，香附 6g，枳实 6g。（原方中缺少橘红、胆南星、木香、香附、枳实用量）

用法：水煎服。

功用：理气化痰，解郁平喘。

主治：痰结胸满，咳喘上气。

方解：方中半夏燥湿化痰，降逆止呕，胆南星清热化痰，息风定惊，枳实可消痰癖、祛停水，茯苓宁心安神，甘草泻火解毒，缓急止痛，橘红通气健脾化痰，香附、木香疏肝理气，诸药合用，共奏理气化痰之功。

（五）用药特点

常用药物有半夏、厚朴、茯苓、生姜、苏叶。半夏，辛温，有毒，入肺、胃经，有化痰散结，降逆和胃之功，《药性论》云其能“消痰涎，开胃健脾，止呕吐，去胸中痰满，下肺气，主咳结”。厚朴，苦辛、性温，入脾、胃、大肠经，有下气除满之功，《药性论》云其“主疗积年冷气，腹内雷鸣，虚吼，宿食不消，除痰饮，去结水，破宿血，消化水谷，止痛。大温胃气，呕吐酸水。主心腹满，病人虚而尿白”。茯苓甘淡平，归心、肺、脾、肾经，有渗湿健脾之功，《药性论》谓其：“开胃，止呕逆，善安心神。主肺痿痰壅。治小儿惊痫，心腹胀满，妇人热淋。”生姜辛微温，归肺、脾、胃经，有辛温散结，和胃止呕之功，且制半夏之毒，《药性赋》谓其：“味辛，性温，无毒。升也，阳也。其用有四：制半夏有解毒之功，佐大枣有厚肠之说。温经散表邪之风，益气止胃翻之哕”。苏叶辛微温，归脾经、肺经，有芳香行气，理肺疏肝之功，《本草纲目》有云：“行气宽中，消痰利肺，和血，温中，止痛，定喘，安胎。”

四、心脾两虚

（一）主症

善思多虑不解，胸闷心悸，神疲，失眠，健忘，面色萎黄，头晕，神疲倦怠，易自汗，纳谷不化，便溏；舌质淡苔白，脉细。

（二）症析

脾虚血亏，心失所养。劳心思虑，心脾两虚，心失所养，故见心悸胆怯，失眠健忘，多思善虑。脾胃虚弱，气血化生不足，故见食欲不振，面白，头晕，神疲，舌淡，脉细弱。

（三）治法

健脾养心，补益气血。

（四）选方

1. 归脾汤（《济生方》）

组成：白术、茯神（去木）、黄芪（去芦）、龙眼肉、酸枣仁（炒，去壳）各一两（30g），人参、木香（不见火）各半两（15g），甘草（炙）两钱（6g），当归一钱（3g），远志（蜜炙）一钱（3g）。

用法：上㕮咀，每服四钱（12g），水一盏半，加生姜五片，枣一枚，煎至七分，去滓温服，不拘时候（现代用法：加生姜、大枣，水煎，分 2～3 次服）。

功用：益气补血，健脾养心。

主治：心脾不足，气血两虚证。

方解：本方方义已在眩晕章节论述。亦可治气血两虚所致之郁病。

2. 甘麦大枣汤（《金匮要略》）

组成：甘草三两（9g），小麦一升（15g），大枣十枚。

用法：上三味，以水六升，煮取三升，温分三服。

功用：养心安神，和中缓急。

主治：妇人脏躁。症见精神恍惚，常悲伤欲哭，不能自主，心中烦乱，睡眠不安，甚则言行失常，呵欠频作，舌淡红苔少，脉细微数。

方解：方中小麦为君药，养心阴，益心气，安心神，除烦热。甘草补益心气，和中缓急（肝），为臣药。大枣甘平质润，益气和中，润燥缓急，为佐使药。全方甘润滋补，养心调肝，共奏养心安神，和中缓急之功。

（五）用药特点

常用药物有人参、茯苓、白术、黄芪、当归、酸枣仁、木香、龙眼肉等。人参、茯苓、白术、炙甘草为四君子汤，主要为补气健脾药，当归、黄芪为当归补血汤主要为补气生血药，益脾生血、补血养心，使心脾相生，以达气血两旺之效。酸枣仁，味酸，入肝经；龙眼肉，甘温，入心经，与当归配合，则能补血以滋心肝之阴。佐木香配枣仁，不但能醒脾气，又能调肝气、益肝阴而助心血。人参，味甘微苦性微温，入心、肺、脾经，具有大补元气，健脾益肺，生津止渴，安神益智的作用，《神农本草经》云“人参，味甘微寒，主补五脏，安精神，定魂魄，止惊悸，除邪气，明目，开心，益智，久服轻身延年”。《药性本草》云：“主五脏气不足，五劳七伤，虚损瘦弱，吐逆不下食，补五脏六腑，保中守神，消胸中痰，主肺痿吐脓及痫疾……凡虚而多梦者，加而用之。”茯苓，味甘淡性平，入心、脾、肺经，功可渗湿利水，健脾和胃，宁心安神，《神农本草经》谓：“主胸胁逆气，忧恚惊邪恐悸，心下结痛，寒热，烦满，咳逆，口焦舌干，利小便。久服安魂，养神，不饥，延年。”白术甘苦温，归脾、胃经，功可健脾益气，燥湿利尿，止汗安胎，《医学启源》云：“除湿益燥，和中益气，温中，去脾胃中湿，除胃热，强脾胃，进饮食，和胃，生津液，主肌热，四肢困倦，目不欲开，怠惰嗜卧，不思饮食，止渴，安胎。”黄芪性味甘微温，归肺、脾、肝、肾经，《本草汇言》记载其：“补肺健脾，实卫敛汗，驱风运毒之药也。”故阳虚之人，自汗频来，乃表虚而腠理不密也，黄芪可以实卫而敛汗；伤寒之证，行发表而邪汗不出，乃里虚而正气内乏也，黄芪可以济津以助汗；贼风之疴，偏中血脉而手足不随者，黄芪可以荣筋骨。”当归，甘辛温，入心、肝、脾经，《药性论》谓其：“止呕逆、虚劳寒热，破宿血，主女子崩中，下肠胃冷，补诸不足，止痢腹痛。单煮饮汁，治温疟，主女人沥血腰痛，疗齿疼痛不可忍。患人虚冷加而用之。”

五、脾肾阳虚证

（一）主症

情绪低沉，精神不振，面色㿠白，畏寒喜暖，肢冷蜷卧，疲惫身重或周身疼痛，便溏，或男子阳痿，舌淡胖或有齿痕，苔白腻或白滑，脉沉细。

（二）症析

阳气虚失于温煦，则见畏冷；尤其肾阳虚，气化失司，则见夜尿多；阳气虚，夜间不能入阴，则夜眠差；阳气虚，鼓动无力，则见日间精神差，但欲寐；兼有脾阳虚者，可有大便不成形。

（三）治法

温补脾肾。

（四）选方

1. 理中汤（《太平惠民和剂局方》）

组成：人参三两（9g），干姜三两（9g），炙甘草三两（9g），白术三两（9g）。

用法：上粗末，每三钱，以水一盏半，煎取中盏，去滓，稍热服，空心、食前（现代用法：水煎服）。

功用：温中散寒。

主治：脾胃不和，中寒上冲，胸胁逆满，心腹疼痛，痰逆恶心，或时呕吐，心下虚痞，隔塞不通，饮食减少，短气羸困。又肠胃冷湿，泄泻注下，水谷不分，腹中雷鸣，伤寒时气，里寒外热，霍乱吐利，手足厥冷，胸痹心痛，逆气结气，并皆治之。

方解：方中干姜温运中焦，以散寒邪为君；人参补气健脾，协助干姜以振奋脾阳为臣；佐以白术健脾燥湿，以促进脾阳健运；使以炙甘草调和诸药，而兼补脾和中，以蜜和丸，取其甘缓之气调补脾胃。诸药合用，使中焦重振，脾胃健运，升清降浊机能得以恢复，则吐泻腹痛可愈。

2. 四逆汤（《伤寒论》）

组成：甘草（炙）二两（6g），干姜一两半（6g），附子（生用，去皮，破八片，）一枚（15g）。

用法：上三味，以水三升，煮取一升二合，去滓，分温再服。强人可大附子一枚，干姜三两（现代用法：水煎服）。

功用：温中祛寒，回阳救逆。

主治：少阴病。四肢厥逆，恶寒蜷卧，呕吐不渴，腹痛下利，神衰欲寐，舌苔白滑，脉微细；或太阳病误汗亡阳，而见四肢厥逆，面色苍白，脉微细者。

方解：方中附子辛甘大热，走而不守，能温肾壮阳以祛寒救逆，并能通行十二经，振奋一身之阳，生用则逐阴回阳之功更捷；干姜辛温，守而不救逆，并能通行十二经，振奋一身之阳，与附子相配，可增强回阳之功；甘草甘缓，和中缓急，温养阳气，并能缓和姜附燥热之性。三药合用，功专效宏，可以奏回阳救逆之效。

(五) 用药特点

常用药物有人参、白术、干姜、附子等。人参性平味甘，微苦，微温，归脾、肺、心经，具有大补元气，复脉固脱，补脾益肺，生津止渴，安神益智之功，为拯危救脱之要药。白术苦甘温，归脾、胃经，具有补脾益胃，燥湿和中，安胎之功，主治脾胃气弱，不思饮食，倦怠少气，虚胀，泄泻，痰饮，水肿，黄疸，湿痹，小便不利，头晕，自汗，胎气不安等，《药性论》谓其“主大风顽痹，多年气痢，心腹胀痛，破消宿食，开胃，去痰涎，除寒热，止下泄，主面光悦，驻颜去皯，治水肿胀满，止呕逆，腹内冷痛，吐泻不住，及胃气虚冷痢”。干姜辛热，归脾、胃、肾、心、肺经，《本草经疏》云：“辛可散邪理结，温可除寒通气，故主胸满咳逆上气，温中出汗，逐风湿痹，下痢因于寒冷，止腹痛。其言止血者，盖血虚则发热，热则血妄行，干姜炒黑，能引诸补血药入阴分，血得补则阴生而热退，血不妄行矣。治肠僻，亦其义也。”附子辛甘大热，有毒，归心、肾、脾经，具有回阳救逆，补火助阳，散寒止痛之功，“为回阳救逆第一品药”，《伤寒蕴要》曰：“附子，乃阴证要药，凡伤寒传变三阴及中寒夹阴，虽身大热而脉沉者必用之，或厥冷腹痛，脉沉细，甚则唇青囊缩者，急须用之，有退阴回阳之力，起死回生之功。近世阴证伤寒，往往疑似不敢用附子，直待阴极阳竭而用之已迟矣。且夹阴伤寒，内外皆阴，阳气顿衰，必须急用人参健脉以益其原，佐以附子，温经散寒，舍此不用，将何以救之。”

中药治疗郁病历史悠久，效果显著。有学者对《中医方剂大辞典》中有关治疗郁病的方剂进行收集整理，并应用频数统计及关联规则的方法对查询出的常用药物、药对和组方进行规律分析。分析发现在 167 首方剂中，理气药的出现频数最高，其次为补气药、化湿药和补血药，陈皮、甘草为方中出现频数最高的药对组合，出现频数排在前10的单味药依次为甘草、陈皮、香附、茯苓、当归、白芍、川芎、半夏、神曲、柴胡。还有学者对有代表性的53部古代名家医案著作中的郁病医案进行梳理，分析发现，使用频次超过40次的药物共14味，分别是茯苓、当归、人参、半夏、白术、炙甘草、柴胡、香附、甘草、牡丹皮、白芍、陈皮、生姜、栀子；其中以补虚药（补气药、补血药）最多，其次为理气药，还包括清热药、化痰药、利水渗湿药等。这些中药很多都进行过药理研究，其中疏肝解郁类复方如以柴胡为主药的逍遥散、柴胡疏肝散，养心安神类复方如酸枣仁汤、甘麦大枣汤等均有研究表明其可以通过调节抑郁动物脑内的神经递质、神经营养因子，改善HPA轴功能紊乱等方式发挥抗抑郁作用。

参考文献

[1] 周志焕，高树明，高杉，等. 基于关联规则的郁证古方用药规律分析 [J]. 天津中医药，2015，32 (3)：176 - 179.

[2] 安欢，庄爱文. 古代郁证医案用药规律和特色分析 [J]. 浙江中医杂志，2017，52 (9)：632 - 633.

[3] 张磊阳，蒋健，贺敏，等. 抗抑郁中药的药理研究进展 [J]. 中国实验方剂学杂志，2017，23 (24)：224 - 234.

第三节 医论选录

《素问·血气形志》曰："形乐志苦，病生于脉……形乐志乐，病生于肉……形苦志乐，病生于筋……形苦志苦，病生于咽嗌……形数惊恐，经络不通，病生于不仁。”

按：此篇从病理角度探讨了形与神的关系，形体安逸而精神苦闷的人，疾病大多生于经脉，形体安逸而精神愉快的人，疾病大多生于肌肉，形体劳苦而精神愉快的人，疾病大多生于筋，形体劳苦而精神又苦闷的人，疾病大多生于咽喉部位，形体屡次受到惊恐刺激的，其经络因气机紊乱而不通畅，疾病大多为肌肉麻木不仁。多次谈及情志抑郁对疾病的影响。

《丹溪心法·六郁》言：“气血冲和，万病不生，一有怫郁，诸病生焉。故人身诸病，多生于郁。”

按：朱丹溪认为六郁之中，气郁为先，气郁一成，诸郁遂生。气是推动和转化力量，血、食、津液等都依靠气化功能来运转代谢，所以气机郁结，会造成其他诸郁，而诸郁又进一步影响气机运行，加重气郁，郁结日久，则可以化火，产生热郁。外邪侵袭、情志失和、食积内停、劳累过度等皆可导致郁滞，湿聚、痰凝、血瘀既是郁病的结果又是进一步郁滞的起因。而防范外邪、调畅情志、饮食有节、适当运动、避免过劳等则可促进气血冲和，去郁防病。

《医碥·郁》言：“丹溪分六郁……大要以理气为主，盖气滞则血亦滞，而饮食不行，痰湿停积，郁而成火，气行则数者皆行，故所重在气，不易之理也。”

按：人以气和为本，气和则病无由生。若喜怒无常，忧思过度，或饮食失节，寒温不适等因素，均可引起气机郁滞。气滞则血行不畅，或郁久化火，或脾运失司，聚湿生痰，或食滞不化，遂发血、火、湿、痰、食诸郁。故病虽言六郁，但都需理气为先。故治法中提倡先宣畅气机，旨在从根本上祛除病因。

《证治汇补》言：“郁乃滞而不通之义。或七情之抑遏，或寒暑之交侵，而为九气怫郁之候。或雨雪之浸淫，或酒食之积聚，而为留饮湿郁之候。”

按：郁病是外感六淫、七情内伤等因素作用下致脏腑气机紊乱，气血津液怫郁，留而不去的一系列证候的统称。

第四节 病案选录

病案一：

情志致郁案（《名医类案》）

一女许嫁后，夫经商二年不归，因不食，困卧如痴，无他病，多向里床睡，朱诊之，肝脉弦出寸口，曰此思想气结也，药难独治，得喜可解。不然，令其怒。脾主思，过思则脾气结而不食，怒属肝木，木能克土，怒则气升发，而冲开脾气矣。令激之，大怒而哭，至三时许，又令慰解之，与药一服，即索粥食矣。朱曰，思气虽解，必得喜，则庶不再结，乃诈以其夫有书，旦夕且归，后三月夫果归，而愈。

按：此为朱震亨治疗郁病验案之一。丹溪（朱震亨）治疗郁病，虽创越鞠丸和六郁汤之名方，为后世所宗崇。然观此案，因情志刺激太久，而成郁病。脾主思，过思则脾气结，故其病不食，困卧如痴。脉弦则为肝气郁结之证。丹溪认为“药难独治”，故采用精神心理疗法与药物疗法相结合，而以精神心理疗法为主进行治疗。丹溪用喜怒之法，先令其怒，激之使其大怒而哭。因怒属肝木，木能克土，怒则气升发，而冲开脾气矣。思气虽解，必得喜，则庶不再结。故后使其喜，诈以其夫有书，旦夕且归，后三月夫果归，其疾而愈。在治疗过程中，还配以精神安慰，心理开导，以及解郁之药。

病案二：

气虚致郁案（《赤水玄珠》）

又有素虚之人，一旦事不如意，头目眩晕，精神短少，筋痿气急，有似虚证。先当开郁顺气，其病自愈。宜交感丹，不效用归脾汤。

按：本案患者体质虚弱，因情志不遂，七情所伤，表现为抑郁烦恼，头晕目眩。情郁日久，应用开郁顺气药物无效，当健脾养心、补虚安神。孙一奎采用归脾汤进行治疗，方中白术、黄芪、人参以补脾益气；茯神，性温补，故可去弱；酸枣仁养肝、宁心、安神；甘草治脾胃气虚。

病案三：

气滞火郁案（《赵绍琴温病讲座》）

孙某，男，47岁。1974年5月21日就诊。情志不遂，胁肋胀痛，胸闷不舒，阵阵憎寒，四肢逆冷，心烦梦多，大便干结，小溲赤热，舌红口干，两脉沉弦略数，病已两月有余。证属木郁化火，治当调气机而开其郁，畅三焦以泻其火。处方：蝉蜕6g，僵蚕10g，柴胡6g，香附10g，姜黄6g，豆豉10g，山栀6g。2剂后诸症悉减，再2剂而愈。

按：病因情志不遂而起，其胁肋胀痛，胸闷不舒，皆属肝郁气滞之象。病已两月，郁久化火内扰心神，故心烦梦多。热灼津伤，则便干溲赤，舌红口干。火郁气滞，营卫失调，卫外失司，故阵阵憎寒。阳气不达四末，乃致四肢逆冷。两脉沉弦主气机阻滞，数乃郁火内逼之征。综观其证，虽寒热错杂，然皆由气郁而起，故治从调畅三焦气机入手，郁解气行，则其火自泻。处方乃升降散去大黄加味组成。以蝉蜕、僵蚕、姜黄调畅气机，宣泻郁火；加柴胡、香附以增强疏肝解郁、条达气机之功；又加栀子豉汤，以豆豉宣郁热而展气机，栀子利三焦而泻火。诸药相合，使气达火泻，邪有出路，故4剂而愈。

第五节　名家治疗郁病特色

一、郝万山教授治疗郁病特色

郝教授认为本病的病机是心胆阳虚气虚，脑神失养，肝气郁结，神窍痰蒙。中医理论认为心主神志，肝主谋虑，胆主决断，三脏和脑神关系至为密切。因此，忧郁不乐、思维迟钝、记忆减退、头晕头痛、失眠多梦等神窍不明之象当与心与肝胆的阳与气不足，脑神失温失养有关。而阳与气不足，疏泄无力，必然会导致气机郁结而致情绪低落、心情沮丧。何况阳气不足者，浊阴必乘；气机郁结者，痰浊必生。痰浊乘虚上扰清窍，神窍因此迷蒙。肝郁不舒，克脾犯胃，胃纳呆滞，则食欲不振。阳虚失温，痰浊阻滞，气血不畅，脉络失和，则致肢体窜痛，疲乏无力，手足厥冷等。郝教授尤对晨重夜轻之现象进行了深入的分析。《素问·生气通天论》说："阳气者，一日而主外，平旦阳气生，日中而阳气隆，日西而阳气已虚，气门乃闭。"揭示了人体阳气与脏腑活动有昼夜盛衰的自然时间节律。就大多数人来说，清晨是人体阳气由潜闭内敛转为外发隆盛的时候，既要借助肝阳、肝气的展发疏泄，尤要依赖少阳相火、少阴君火的温煦长养。而心与肝胆阳气虚衰者，得时当旺而不旺，当疏泄而不疏泄，机体耗能却增加，因此，脑神失养，痰浊蒙蔽，精神抑郁，思维迟钝之症必然加重。至暮则耗能降低，气机内敛，心与肝胆的负担减轻，故其症或可缓解。

郝教授根据以上分析提出温补心胆阳气益肝兼助疏泄，养脑涤痰醒神，当属对本症的根本治法。选柴胡桂枝汤、温胆汤、定志丸、四逆散等合方化裁，各以柴桂温胆定志汤，并据病情予以加减，方药组成如下：柴胡、黄芩、桂枝、赤芍、白芍、半夏、生姜、陈皮、茯苓、人参、石菖蒲、远志、枳壳、竹茹、大枣、炙甘草。方用人参补五脏、益元气、安精神、定魂魄、开心健脑。茯苓利窍祛湿导浊，补心益脑醒神。石菖蒲、远志豁痰开窍、振心阳、益智慧、醒脑神，但其温补心阳、振奋肝胆、疏达郁结、涤痰导浊之力均不足，故配小柴胡汤以疏达郁结、振奋肝胆脾胃；伍桂枝汤，取桂枝、甘草等辛甘化阳以温补心阳，合温胆汤以增强涤痰醒神定志之力。

二、李德新教授治疗郁病特色

李德新教授认为郁病的病位主要在肝，常牵涉心脾肾等脏腑，其病机关键是气机不畅，与脾胃枢机关系密切，肝脏和脾脏存在木土相克关系，肝气郁结，常犯脾土，导致脾不健运，脾胃升降功能紊乱，反之又影响肝的生理功能，使其疏泄功能异常。此外，脾胃位居中焦，若转枢正常，既可协调其他脏腑气机，又可使气血津液化源充足，正所谓“脾胃为后天之本”。因此，李教授治疗本病以“调脾胃安五脏”理论为指导，从脾胃论入手，并分析脾胃与其他脏腑关系，将郁病辨证分型为肝郁脾虚证、痰气交阻证、心脾两虚证和其他证型，并结合实际病例阐述了从脾胃论治郁病的方法。

李教授认为肝木之郁是由于血少不能养肝或土虚不能升木所致。所以采用白芍、当归以柔肝养血，白术、茯苓、炙甘草健脾益气以“培土解郁”，亦寓有“当先实脾”之意。若肝郁化火而见心烦易怒，口干口苦者可加牡丹皮、栀子以泻火除烦，兼利三焦。若见胃中嘈杂，嗳腐吞酸，口干口苦，呕吐之肝火泛胃者，可加吴茱萸、黄连以降逆止呕。若痰气交阻，上扰心神则用陈皮、半夏理气燥湿，化痰和胃；以茯苓、甘草健脾祛湿化痰安神；竹茹、枳实清热化痰行气解郁，若痰郁化热而见烦躁者，可加黄连、黄芩、瓜蒌清热化痰。湿郁气滞显著且见胸闷、脘痞、嗳气、苔腻者，可加佛手、香附、苍术以理气化湿。若不思饮食，可加莱菔子，神曲以行气消食和胃。若心脾两虚，多思善疑则以党参、茯苓、白术、甘草、黄芪、生姜、大枣甘温补脾益气；当归性味甘辛温，归肝心脾经，能养而生血；远志开心气，通肾气而宁心安神；酸枣仁、龙眼肉、茯神性味甘平，可补益心脾，养血安神；木香、神曲可健脾理气和胃，以防益气补血之药滋腻太过，阻滞气机，使脾胃运化失常。若心胸烦闷，情志不畅者，可加郁金、香橼、佛手以理气开郁，兼四肢不温、怕冷者可加杜仲、肉桂。头痛者，可加蒺藜和川芎以活血祛风止痛。

三、李士懋教授辨治郁病经验

李士懋先生考虑到六淫七情，饮食劳倦，气血痰湿，正气虚馁等因素均可影响气机的升降出入而致郁，升降散更强调的是郁而入里化火，治当解郁清热。“新加升降散”（栀子、淡豆豉、连翘、薄荷）是李老师在前人所纳效方升降散基础上的灵活创新。升降散加栀子豉汤为老方新用，栀子豉汤源自《伤寒论》太阳、阳明病篇，临床上既用治热扰胸膈证，又用治阳明郁热证。入栀子、淡豆豉，辛开苦降，增其宣泄郁热之力。方中所重用之连翘，性味苦凉，入心经，以取其清热解毒之功，又可散结消肿，更助以调畅气机，透热外达，正如张锡纯言“升浮宣散，流通气血，治十二经血凝气聚”，“治外感风热，用至一两必能出汗，且发汗之力甚柔和，有甚绵长。”薄荷辛以发散，凉以清热，方中少入，取其辛凉宣散，解郁清热之功。李士懋先生用新加升降散主要是取其展布气机之功效。不仅仅用于典型的火郁证，而且不论虚证实证，凡存在气机壅塞不通之时，均可用四味性薄之品升降气机，透邪外出，解除病机。

（赵静洁　王蕾）

参考文献

［1］贯春节．郝万山教授治疗精神抑郁症的思路与经验．光明中医，2001，(3)：54－55.

［2］袁东超，李德新，李可大，李思琦，倪菲，杨茗茜．基于数据挖掘方法初探李德新临床诊疗郁病规律．辽宁中医杂志，2017，44（10)：2017－2021.

［3］谭东宇，王叶，杨阳．国医大师李士懋新加升降散的理论探讨与临床应用．现代中医临床，2016，23（6)：13－16.

第七章 癫 狂

第一节 概 述

癫和狂都是一种精神失常的疾病。癫病以精神活动过度抑制为其特征，临床表现为表情淡漠，沉默木僵，喃喃自语，语无伦次，静而多喜。狂病则以活动过度兴奋为特征，临床表现为狂躁刚暴，喧扰不安，骂詈毁物，动而多怒，甚而伤人或自伤等等，因两者的症状不能截然分开，又可以相互转化，故临床常癫狂并称。本病好发于青壮年，多有家族遗传倾向，为临床常见的精神病证。现代医学中精神分裂症及情感障碍中的抑郁症、躁狂症等，其临床表现与本病类似者，可参考本节辨证论治。

第二节 辨证论治

癫病是一种精神失常疾病。病位在心脑，主要是心脑主神机的功能失常，与肝脾肾有关，而情志所伤、痰气郁结与先天遗传，为主要致病之因；脏气不平，阴阳失调，神机逆乱是其病机所在。临床上以精神抑郁，表情淡漠，沉默痴呆，喃喃自语，语无伦次，静而多喜少动为其特征。治以理气解郁，畅达神机为其大法。同时，移情易性不但是防病治病的需要，也是防止疾病复发或意外发生的措施。本病主要分为痰气郁结和心脾两虚两个证型，分别以理气解郁，化痰醒神；健脾益气，养心安神为主要治法。除药物治疗外，必须注重生活调摄，精神安慰及必要的安全护理。

狂病多由七情所伤或先天因素，致使痰火暴亢，闭塞心窍，神机失司而成，病在心脑，主要是心脑主神机的功能失调，与肝胆脾关系密切。临床上以精神亢奋，狂躁不安，骂詈毁物，动而多怒，甚至持刀杀人为特征。泻火，豁痰，活血，开窍以治其标，调整阴阳，恢复神机以治其本是为大法。同时移情易性，加强妇幼保健工作和护理工作，防止意外，实属重要，也是除药物治疗以外不可缺少的一环。本病主要分为痰火扰神、火盛伤阴两个证型，分别以清心泻火，涤痰醒神；滋阴降火，安神定志为主要治法。

一、痰气郁结证

（一）主症

精神忧郁，表情淡漠，神志痴呆，喃喃自语，语无伦次，不思饮食，消极自悲，舌苔白腻，脉弦滑。

（二）症析

肝郁乘脾，脾失健运，输布失司，聚液成痰，阻于心窍，故见精神抑郁，表情淡漠，沉默痴呆，妄见妄闻；痰迷心窍，则喃喃自语，多疑多虑，喜怒无常，秽浊不分；肝郁不舒，肝气乘脾，脾失健运，则时时太息，不思饮食；舌红苔腻而白，脉弦滑乃气滞痰结之象。

（三）治法

疏肝解郁，行气导滞。

（四）选方

1. 顺气导痰汤（《李氏医鉴》）

组成：橘红、茯苓各三钱（9g），半夏（姜制）三钱（9g），甘草二钱（6g），胆南星二钱（6g），木香二钱（6g），香附二钱（6g）枳实三钱（9g）。

用法：水煎，分2～3次服。

功用：涤痰开窍。

主治：痰浊蒙蔽心窍证。

方解：方中用二陈汤理气调中，燥湿祛痰；加枳实、胆南星祛风涤痰；木香、香附以解郁开窍；甘草调和诸药。诸药相合，共奏行气涤痰开窍之功。

2. 温胆汤（《三因极一病证方论》）

组成：半夏、竹茹、枳实各三钱（9g），陈皮四钱（12g），甘草（炙）二钱（6g），茯苓五钱（15g）。

用法：加生姜、大枣水煎，分2～3次服。

功用：理气化痰，和胃利胆。

主治：胆郁痰扰证。

方解：方中半夏辛温，燥湿化痰；竹茹，取其甘而微寒，清热化痰除烦。半夏与竹茹相伍，一温一凉，增强化痰除烦之功。陈皮辛苦温，理气行滞，燥湿化痰；枳实辛苦微寒，破气消积，化痰导滞。陈皮与枳实相合，亦为一温一凉，而理气化痰之力增。茯苓，健脾渗湿，以杜生痰之源，煎加生姜、大枣调和脾胃，且生姜兼制半夏毒性，甘草调和诸药。

（五）用药特点

常用药物主要有陈皮、橘红、半夏、茯苓、香附等。多有味辛、苦或性温，主归脾、胃、肝经，具有理气健脾、疏肝解郁、行气除痰等特点。陈皮味苦辛、性温，归肺、脾经，具有理气健脾，燥湿化痰等功效。橘红，味辛苦、性温，归肺、脾经，具有理气宽中，燥湿化痰的功效，《本草纲目》谓其“下气消痰”；半夏，味辛，性温，归脾、胃、肺经，具有燥湿化痰，降逆止呕，消痞散结的功效，《名医别录》谓：“消心腹胸膈痰热满结，咳嗽上气，心下急痛坚痞……生，令人吐，熟，令人下。”茯苓，味甘、淡，性平，归心、肺、脾、肾经，具有利水渗湿，健脾，宁心等功效，《本草衍义》谓：“茯苓、茯神，行水之功多，益心脾不可阙也。”香附，辛微苦微甘平，归肝、脾、三焦经，具有疏肝解郁，理气宽中，调经止痛等功效，《本草纲目》谓：“香附之气平而不寒，香而能窜，其味多辛能散，微苦能降，微甘能和。”

二、心脾两虚证

（一）主症

神思恍惚，魂梦颠倒，心悸易惊，善悲欲哭，肢体困乏，饮食锐减，舌淡苔腻，脉沉细无力。

（二）症析

癫病日久，脾失健运，生化乏源，气血两虚，心神失养故见神思恍惚，魂梦颠倒，心悸易惊，善悲欲哭；脾虚血亏，健运失职，故见面色㿠白，肢体困乏，饮食锐减；舌淡，苔薄白，脉沉细无力均乃心脾不足之象。

（三）治法

健脾益气，养心安神。

（四）选方

1. 养心汤（《仁斋直指方论》）

组成：黄芪（炙）、白茯苓、茯神、半夏、当归、川芎各五钱（15g），远志（取肉，姜汁淹焙）、辣桂、柏子仁、酸枣仁（浸，去皮，隔纸炒香）、北五味子、人参各三钱（9g），甘草（炙）四钱（12g）。

用法：加生姜、大枣水煎，分2~3次服。

功用：补益气血，养心安神。

主治：气血不足，心神不宁证。

方解：方中黄芪、人参补脾益气；当归补血养心，与黄芪、人参配伍，以培气血不足，茯神、茯苓养心安神，以治神志不宁；酸枣仁、柏子仁、远志、五味子补心安神定悸，半夏曲和胃消食，配黄芪、人参补脾和中，以资气血生化之源，肉桂引火归原，并可鼓舞气血生长而增本方温养之效，川芎调肝和血，且使诸药补而不滞，煎加生姜、大枣更增加益脾和中、调和气血之功；甘草调和诸药，且与参芪为伍，以增强益气之功。诸药配伍，补益气血，养心安神之功。

2. 归脾汤（《济生方》）

组成：白术、茯神（去木）、黄芪（去芦）、龙眼肉、酸枣仁（炒，去壳）各一两（30g），人参、木香（不见火）各半两（15g），甘草（炙）两钱（6g），当归一钱（3g），远志（蜜炙）一钱（3g）。

用法：上㕮咀，每服四钱（12g），水一盏半，加生姜五片，枣一枚，煎至七分，去滓温服，不拘时候（加生姜、大枣，水煎，分2~3次服）。

功用：益气补血，健脾养心。

主治：心脾气血两虚证。

方解：本方方义已在眩晕章节论述。亦可治气血两虚所致之癫病。

3. 补心汤（《魏氏家藏方》）

组成：党参五钱（15g），枳实三钱（9g），龙齿五钱（15g），当归三钱（9g），桔梗三钱（9g），甘草（炙）三钱（9g），远志三钱（9g），茯苓五钱（15g），茯神三钱（9g），黄芪一两（30g），半夏曲三钱（9g），桂枝三钱（9g）。

用法：加生姜、大枣水煎，分2～3次服。

功用：益气养心，安神定志。

主治：心气虚证。

方解：方用党参、黄芪重在益气养心、安神定志；用龙齿、茯神镇心安神，茯苓、半夏健脾燥湿，降逆化痰；枳实既可行气消积除满，又可与半夏配合，降气而调气机；桔梗之用，既可开宣肺气而化痰，又与枳实、半夏相对，一升一降，使气机升降有度，补气而不滞气；肉桂以温通心脉而调畅气血；甘草、生姜、大枣，补中益气，调和诸药。综观全方，补而不滞，寓补于行，故有养心定志、升降营卫之功。

（五）用药特点

常用药物主要有黄芪、党参、茯神、当归、酸枣仁等。多有甘、酸或温之性味，主归脾、胃、心、肝经，具有健脾益气、宁心安神、行气活血等特点。黄芪，甘温，归肺、脾经，具有补气固表，利尿托毒，排脓，敛疮生肌等功效，《本草纲目》中释其名曰：“耆，长也。黄耆色黄，为补药之长，故名。”党参，甘平，归脾、肺经，具有补中益气，生津等功效，《本草从新》谓其：“补中益气，和脾胃，除烦渴。”茯神，甘淡，归心、脾经，具有宁心、安神、利水等功效，《药性论》谓其：“主惊痫，安神定志，补劳乏；主心下急痛坚满，小肠不利。”当归，味甘辛性温，归肝、心、脾经，具有补血活血，调经止痛，润肠通便等功效，《本草正义》谓其："大约佐之以补则补，故能养荣养血，补气生精，安五脏，强形体，益神志，凡有形虚损之病，无所不宜"。酸枣仁，甘平，归心、脾、肝、胆经，具有宁心安神、养肝、敛汗等功效，《本草纲目》曰："酸枣仁，甘而润，故熟用疗胆虚不得眠，烦渴虚汗之证；生用疗胆热好眠。皆足厥阴、少阳药也，今人专以为心家药，殊昧此理。"

三、痰火扰神证

（一）主症

素有性急易怒，头痛失眠，两目怒视，面红目赤，烦躁，遇较大精神刺激，突然狂乱无知，骂詈号叫，不避亲疏，逾垣上屋，或毁物伤人，气力逾常，不食不眠，小便黄，大便干，舌质红绛，苔多黄燥而垢，脉弦大或滑数。

（二）症析

五志化火，鼓动阳明痰火，上扰清窍，故见急躁易怒，头痛失眠，两目怒视，面红目赤；痰火扰乱神明，神机错乱，故见突然狂乱无知，骂詈叫号，不避亲疏；四肢为诸阳之本，阳盛则四肢实，故逾垣上屋，登高而歌，弃衣而走，打人毁物，气力逾常；不食不眠乃气火有余之象；舌质红绛，苔黄腻或黄燥而垢，脉弦大滑数乃痰火壅盛之象。

（三）治法

清心泻火，涤痰醒神。

（四）选方

1. 生铁落饮（《医学心悟》）

组成：天冬（去心）、麦冬（去心）、贝母各三钱（9g），胆南星、橘红、远志肉、石菖蒲、连翘、茯苓、茯神各一钱（3g），玄参、钩藤、丹参各一钱五分（4.5g），辰砂三分（1g）。

用法：用生铁落煎熬三小时，取此水煎药服。

功用：镇心安神，清热化痰。

主治：痰火扰神证。

方解：癫狂躁扰，无有宁时，多由痰火扰乱心神致病，故其治以清心涤痰为务。贝母、胆南星、连翘、茯苓、茯神、远志、橘红清心涤痰，安神定志；丹参、玄参、天冬、麦冬养心血、滋心液，壮水以济火也；钩藤、朱砂，一以平肝息风，一以重镇宁神；石菖蒲开心孔而通九窍，复其神明之用焉。

2. 礞石滚痰丸（《玉机微义》）

组成：大黄、黄芩各八两（240g），礞石一两（30g），沉香半两（15g）。

用法：上为细末，水丸如梧桐子大。每服四五十丸，量虚实加减服，清茶、温水送下，临卧食后服（现代用法：水泛小丸，每服8～10g，日1～2次，温开水送下）。

功用：降火逐痰。

主治：痰火扰心证。

方解：方中以礞石咸能软坚，质重沉坠，功专下气坠痰，兼可平肝镇惊，为治顽痰之要药；苦寒之大黄荡涤实热，开痰火下行之路；黄芩苦寒泻火，消除痰火之源；沉香降逆下气，亦即治痰必先顺气之法。方中大黄、黄芩用量独重，一清上热之火，一开下行之路，有正本清源之意，“得礞石、沉香，则能迅扫直攻老痰巢穴，浊腻之垢而不少留，滚痰之所由名也”（《医宗金鉴·删补名医方论》）。四药配合，确为降火逐痰之峻剂。

3. 癫狂梦醒汤（《医林改错》）

组成：桃仁八钱（24g），柴胡三钱（9g），香附二钱（6g），木通三钱（9g），赤芍三钱（9g），半夏二钱（6g），大腹皮三钱（9g），青皮二钱（6g），陈皮三钱（9g），桑白皮三钱（9g），苏子四钱（研）（12g），甘草五钱（15g）。

用法：水煎，分2～3次服。

功用：活血理气，解郁化痰。

主治：痰瘀互结上扰证。

方解：本方重用桃仁配赤芍活血化瘀，用香附、柴胡、青皮、陈皮疏肝理气解郁，紫苏子、半夏、桑皮、大腹皮降气消痰，木通清热利湿，一则清解气郁所化之火，二则利湿有助消痰，三则通窍，倍用甘草缓急调药。诸药相伍，活其血，理其气、消其痰。血活则气畅，气畅则郁解，郁解痰亦消，痰消窍则通。故治气血凝滞，痰气郁结，气、血、痰三者互结之癫狂，颇相适宜。瘀甚者，加红花、丹参增强活血之力，痰甚者，加胆南星、石菖蒲化痰醒神，大便闭者，加大黄通腑降浊。

（五）用药特点

常用药物主要有大黄、黄连、黄芩、生铁落、礞石等。多有苦、寒性，主归脾、胃、大肠、肝、心包经，具有清热导滞，平肝镇定，行气除痰等特点。大黄，苦寒，归脾、胃、大肠、肝、心包经，具有泻热通肠，凉血解毒，逐瘀通经等功效，《太平圣惠方》谓："大黄治热病狂语及诸黄。"《本草纲目》谓"主治下痢赤白，里急腹痛，小便淋沥，实热燥结，潮热谵语，黄疸，诸火疮"。黄连，苦寒，归心、脾、胃、肝、胆、大肠经，具有清热燥湿，泻火解毒等功效，《本草新编》谓其："止吐利吞酸，解口渴，治火眼，安心，止梦遗，定狂躁，除痞满。”黄芩，苦寒，归肺、胆、脾、大肠、小肠经，具有清热燥湿，泻火解毒，止血安胎等功效，《滇南本草》谓其：“上行泻肺火，下行泻膀胱火……除六经实火实热。”生铁落，辛凉，归心、肝经，具有平肝镇惊，解毒敛疮，补血等功效，《本草纲目》谓其“平肝去怯，治善怒发狂”，《医林纂要》言其“宁心神，泻妄火，坠涌痰”，《日华子本草》谓其“治惊邪癫痫，小儿客忤，消食及冷气，并煎汁服之”。礞石，甘咸平，归肺、心、肝经，具有坠痰下气，平肝镇惊等功效，《本草问答》言：“礞石，必用火硝煅过，性始能发，乃能坠痰，不煅则石质不化，药性不发，又毒不散，故必用煅。”

四、火盛阴伤证

（一）主症

癫狂久延不愈，时作时止，其势较缓，呼之能自制但有疲惫之象，夜不安寐，烦惋焦躁，面红而垢，形瘦，口干便难，舌尖红无苔，有剥裂，脉细数。

（二）症析

胃肠积热，心肝之火势已渐挫，久病不已，正气被耗，故见癫狂久延不愈，时作时止，其势较缓，呼之能自制但有疲惫之象。虚火扰神，心神不安故见夜不安寐，烦惋焦躁；面红而垢，形瘦，口干便难，舌尖红无苔，有剥裂，脉细数乃阴虚火旺，阴液耗伤之象。

（三）治法

育阴潜阳，交通心肾。

（四）选方

1. 二阴煎（《景岳全书》）

组成：生地黄、麦冬各三钱（9g），酸枣仁二钱（6g），甘草一钱（3g），玄参一钱半（4.5g），黄连二钱（6g），茯苓三钱（9g），木通一钱半（4.5g）。

用法：上药用水400毫升，加灯心草20根，竹叶亦可，煎至280毫升，空腹时服。

功用：清心泻火，养阴安神。

主治：心经有热，水不制火证。

方解：方中以生地黄、麦冬、玄参养阴清热；黄连、木通、淡竹叶清心泻火安神；茯苓、酸枣仁、甘草养心安神定志。

2. 琥珀养心丹（《证治准绳·类方》）

组成：琥珀（另研）二钱（6g），龙齿（煅，另研）一两（30g），远志（黑豆、甘草同煮，去骨）、石菖蒲、茯神、人参、酸枣仁（炒）各五钱（15g），当归、生地黄各七钱（21g），黄连三钱（9g），柏子仁五钱（15g），朱砂（另研）三钱（9g），牛黄（另研）一钱（3g）。

用法：上药共为细末，将牛黄、朱砂、琥珀、龙齿研极细，以猪心血为丸，如黍米大，金箔为衣。每次50丸，用灯心汤送下。

功用：滋阴清热，养血宁神。

主治：阴伤火旺证。

方解：方中人参补心气以宁心，茯神安神定志，酸枣仁、柏子仁滋养心神，远志交通心肾，龙齿、琥珀、朱砂镇心安神，石菖蒲豁痰开窍，牛黄凉心热以定惊，黄连清心火，当归、生地黄滋阴养血，金箔制肝坠热，灯心泄热从小便去。诸药相合，则心火降而神气平。、茯神、酸枣仁、柏子仁、远志益气养心安神；生龙齿、琥珀、朱砂镇心安神；石菖蒲开窍豁痰，理气活血。

3. 黄连阿胶汤（《伤寒论》）

组成：黄连四两（12g），黄芩二两（6g），芍药二两（6g），鸡子黄二枚，阿胶三两（9g）。

用法：上五味，以水六升，先煮三物，取二升，去滓，纳胶烊尽，小冷，纳鸡子黄，搅令相得，温服七合，日三服。

功用：育阴潜阳，交通心肾。

主治：心肾失交证。

方解：药用黄连、黄芩清心泻火；阿胶、白芍、鸡子黄滋阴养血，两组药共呈清心火，滋肾水，以交通心肾。

（五）用药特点

常用药物主要有黄连、黄芩、生地黄、麦冬、酸枣仁等。多有苦、甘、寒之性味，主归脾、肺、心、肝经，具有滋养心阴、育阴潜阳、清心除烦等特点。黄连，苦寒，归心、脾、胃、肝、胆、大肠经，具有清热燥湿，泻火解毒等功效，《本草新编》谓其："止吐利吞酸，解口渴，治火眼，安心，止梦遗，定狂躁，除痞满。"黄芩，苦寒，归肺、胆、脾、大肠、小肠经，具有清热燥湿，泻火解毒，止血安胎等功效，《滇南本草》谓其："上行泻肺火，下行泻膀胱火……除六经实火实热。"生地黄，甘寒，归心、肝、肾经，《妇人良方》谓："生地治产后腹痛，眼见黑花，或发狂如见鬼状。"麦冬，味甘微苦，性微寒，归肺、胃、心三经，具有滋阴润肺，益胃生津，清心除烦等功效，《名医别录》谓："身重目黄，心下支满，虚劳客热……保神，定肺气，安五脏。"

有学者通过对癫狂病古今医案数据统计与分析得出中医药治癫狂的用药概况和用药规律。治疗本病的常用药味有甘草、鸡子黄、半夏、茯苓、川大黄、胆南星、远志、郁金、陈皮、黄连、大枣、牡蛎、白芍、龙骨、丹参、黄芩、石菖蒲、当归、柴胡、枳实、茯神、麦冬、栀子、竹茹、龙胆草、牡丹皮、白术、芒硝、人参、朱砂、生地黄、淮小麦、生铁落、天竺黄、香附、磁石、琥珀、贝母、厚朴、竹沥、瓜蒌、青礞石、珍珠层粉、知母、党参、黄柏、酸枣仁、龙齿、赤芍、莲子、玄参、枳壳、百合共计53味。分属于补虚类、清热类、化痰止咳平喘类、安神类、理气类、活血祛瘀类、泻下类、平肝息风类、利水渗湿类、开窍类、收涩类、芳香化湿类等。其中补虚药在医案方剂中出现频率为22.19%；清热类药17.38%；化痰止咳平喘药15.49%；安神药13.50%；理气药7.49%；活血祛瘀药6.38%，平肝息风药5.42%。从药物分布情况的频数分析，可以看出补虚药的使用频率最高，其次为清热药、化痰止咳平喘药、安神药、理气药、活血祛瘀药、泻下药、平肝息风药、利水渗湿药、开窍药等。由此看见，对于癫狂病的治疗以补虚为主，又会根据证候的变化而随证化裁配伍相应的药物，兼以使用化痰药、清热药、安神药、理气药、活血祛瘀药、泻下药、平肝息风药等。补虚药中鸡子黄、大枣、白芍使用最多，体现养肝阴，兼顾平肝阳的重要地位；当归、麦冬、百合等补血、养阴的药物使用频次居前，补气的党参、人参使用频次紧随其后，充分体现出培补肝肾、益气养血法则在治疗本病中的首要性与重要性。清热类在常用药中出现的比例居于其二，主要集中在黄连、黄芩、柴胡、栀子、龙胆草、牡丹皮、生地黄、知母、黄柏、赤芍、玄参；化痰止咳平喘药则位居其三，反映出此病患者痰气郁结型和痰热上扰型所占比例相对较高，体现清热化痰在治疗中的重要性。这些研究为中药防治癫狂的临床用药提供了参考。

参考文献

[1] 宁式颖．基于古今医案数据分析的癫狂病证治规律研究．黑龙江中医药大学，2009，65－66.

第三节　医论选录

《灵枢·癫狂》曰："癫疾始生，先不乐，头重痛，视举目赤，甚作极，已而烦心"；"狂始发，少卧、不饥，自高贤也，自辩智也，自尊贵也，善骂詈，日夜不休"。

按：本段阐述了癫狂的临床症状，癫病主要表现为精神抑郁，表情淡漠，静而少动，沉默痴呆，或喃喃独语，语无伦次。狂病临床以精神亢奋，躁扰不宁，毁物打骂，动而多怒，狂乱奔走等为特征。

《素问·至真要大论》曰："诸躁狂越，皆属于火。"

《素问·脉解》曰："阳尽在上，而阴气从下，下虚上实，故狂癫疾也"。

《灵枢·癫狂》曰："得之忧饥……得之大怒……得之有所大喜。"

按：此三段分别阐述了癫狂的病因病机，主要为火邪扰心、阴阳失调、情志所伤。

明·王肯堂《证治准绳·癫狂痫总论》："癫者或狂或愚，或歌或笑，或悲或泣，如醉如痴，言语有头无尾，秽洁不知，积年累月不愈”；“狂者病之发时，猖狂刚暴，如伤寒阳明大实发狂，骂詈不避亲疏，甚则登高而歌，弃衣而走，逾垣上屋，非力所能，或与人语所未尝见之事。”

按：这一段描述了癫和狂的临床表现及鉴别。癫病，即精神抑郁，表情淡漠，沉默痴呆，语无伦次，静而多喜为特征；狂病，则以精神亢奋，狂躁不安，喧扰不宁，骂詈毁物，动而多怒为特征。

第四节 病案选录

病案一：

痰热上扰癫狂案（《古今医案按》）

汪石山治一人，年逾三十，形肥色白，酒中为人所折辱，遂病心恙，或持刀，或逾垣，披头大叫。诊其脉濡缓而虚，按之不足，此阳明虚也，宜变例以实之，庶几可免。先有医者，已用二陈汤加紫苏、枳壳等药，进二三帖矣。闻汪言，即厉声曰，吾治将痊，谁敢夺吾功乎。汪告归，医投牛黄清心丸如弹丸者三枚，初服颇快，再服躁甚，三服狂病倍发。抚膺号曰，吾热奈何，得水一桶，满意饮之，狂势减半，其不死幸耳。复请汪治之，以参、甘草甘温之药为君，麦冬、片黄芩甘寒之剂为臣，青皮疏肝为佐，竹沥清痰为使，芍药、茯苓，随其兼证而加减之，酸枣仁、山栀子，因其时令而出入，服之月余，病遂轻，然或目系渐急，即瞀昧不知人，良久复苏。汪曰无妨，此气血未复，神志昏乱而然，令其确守前方夜服安神丸，朝服虎潜丸。年余，熟寝一月而安。

牛黄清心丸：牛黄、当归、川芎、甘草、山药、黄芩、苦杏仁（炒）、大豆黄卷、大枣（去核）、白术（炒）、茯苓、桔梗、防风、柴胡、阿胶、干姜、白芍、人参、六神曲（炒）、肉桂、麦冬、白蔹、蒲黄（炒）、人工麝香、冰片、水牛角浓缩粉、羚羊角、朱砂、雄黄。

虎潜丸：黄柏（酒炒）八两（240g），龟板（酒炙）四两（120g），知母（酒炒）二两（60g），生地黄二两（60g），陈皮二两（60g），白芍二两（60g），锁阳一两半（45g），虎骨（用狗骨代，炙）一两（30g），干姜半两（15g）。

安神丸：槟榔二两（60g），沉香一两（30g），丁香半两（15g），肉豆蔻四钱（12g），木香八钱（24g），广枣七钱（21g），山柰七钱（21g），荜茇半两（15g），黑胡椒六钱（18g），紫硇砂两钱半（7.5g），铁棒锤半两（15g），兔心两钱半（7.5g），野牛心两钱半（7.5g），阿魏一钱半（4.5g），红糖八钱（24g）。

按：本案属于痰热上扰的癫狂病，治疗当以清心化痰，镇惊祛风。病久耗气伤血，伤及肝血肾阴，致心肝血虚，阴虚火旺，治当滋阴降火，益气养血，安神宁心，故予以夜服安神丸，朝服虎潜丸，一年余而愈。

病案二：

心血不足，痰火上扰癫狂案
（《当代名老中医典型医案集》）

萧某，女，29岁，精神失常5月。初诊：5月前因精神受到刺激而致精神失常，经治一度好转。近两个月病情反复，在精神病院就诊，服氯丙嗪、奋乃静、安坦片等药症状控制不明显。刻下烦躁恐惧忧郁，失眠，甚至通宵不寐，多梦，惊惕不安，口干无津，弄舌不已，大便干结，神情呆滞，两目直视。舌质红少津，脉细数。辨证属于情志郁怒，不得宣泄，肝郁化火，扰乱心神。治疗以养心安神，镇惊泻火。处方：百合 12g，生地 12g，甘草 9g，淮小麦 30g，大枣 6g，石菖蒲 9g，姜矾南星 12g，铁落 60g（先煎），生大黄 6g（后下）。水煎服，日 1 剂，一日 2 服。

复诊：服药 3 周后，睡眠明显好转，可睡 7 小时，恐惧感减，奋乃静停，氯丙嗪晚上不服用，多愁善感还有，薄苔，脉细。原方续进。

再诊：睡眠进步，可睡 8 小时，恐惧感消失，仍抑郁不乐，口苦，大便正常，苔薄腻，脉细，原方加疏肝之品郁金 12g。

按：本案属癫狂。患者素体心血不足，又因情志不遂，郁怒伤肝，郁而化火，炼津成痰，痰火上扰心神，而致神志异常，或癫狂，故治宜养心安神，镇惊泻火。以《金匮要略》甘麦大枣汤、百合地黄汤养心之阴血，生铁落重镇肝胆之邪；石菖蒲、远志、南星化痰开窍醒神；生大黄苦寒直折，使上炎之火得降。

第五节　名家治疗癫狂特色

一、李长远名老中医治疗癫狂特色

李长远认为，狂病的主要病因是痰火壅盛，扰及心神，狂为武疯武痴，病在肝胆胃经，暴怒伤肝，涉及阳明，三阳之火邪并而上行，火炽则痰涌，上扰神明；或情志不畅，郁而化火，火郁气结生痰，蒙蔽心窍，故狂乱无知，入夜不眠，骂詈不避亲疏，火属阳，阳主动，四肢为诸阳之本，阳盛则四肢盛，故躁妄打骂，甚或越垣上屋；肝火过旺则面红目赤，动而多怒，痰热壅盛，故气促渴饮，舌质红绛，苔黄腻，脉滑数。癫为文疯文痴，病在心脾包络，多静多呆，病理因素为气为郁（瘀）。针对以上病因病机分析，李长远审证求因，自拟方药，分型治疗，宜行气解郁，降火通腑，涤痰开窍，活血逐瘀，定惊安神，疏调木土，调和脏腑功能。

急重型狂病多为痰火交炽，上扰神明，治疗以通腑泻火，荡涤痰浊。重用大黄，配之甘遂，祛邪止暴，拨乱反正，峻逐痰秽于顷刻，多收捷效。轻型狂病多为肝郁化火，神志逆乱，治疗以清肝泻火，镇静安神。重用金石类药物如生龙骨、生牡蛎、生石决明、珍珠母等以镇肝息风。配以养血柔肝息风药如当归、赤芍、白芍等；息风化痰通络药如天麻、钩藤等。

癫病多见于心境障碍抑郁型精神病、精神分裂单纯型和老年精神障碍。李长远认为癫病的病因病机多因所欲不遂，思虑过度，肝气被郁，脾气不升，痰气郁结，蒙蔽心神，故神志痴呆，情感淡漠，语无伦次，喃喃独语，出言无序，悲喜无常或缄默不语，目瞪不瞬，久立不移，面壁而立，夜不入寐，动作怪异，或幻听幻视，疑人害己，神思恍惚。舌质红，苔白厚腻，脉弦滑。治疗宜行气解郁，化痰开窍，养心安神，治疗以行气解郁，化痰开窍，并须配合精神疗法，多做安慰工作，解决矛盾症结。用佛手、合欢花、郁金以行气解郁，重用瓜蒌、石菖蒲、礞石、胆南星以化痰开窍，喜用远志、茯神、炒酸枣仁以养心安神。对于久病不愈，脾肾阳虚，治疗上则遵《金匮要略·百合狐惑阴阳毒病证治》“见于阴者，以阳法救之”之意，温肾健脾，益精强神，温壮元阳，养心开窍，善用附子、干姜、肉桂、淫羊藿、巴戟天、鹿角胶、五味子、炙黄芪、党参、炒白术、砂仁、石菖蒲、龙眼肉、炙甘草。诸药合用，共奏温肾健脾、益精强神、温壮元阳、养心开窍之功。

李长远认为，以中医药对因治疗为主，即治病必求其本，配以小剂量西药控制症状，则相得益彰，扬长避短。中西药结合既治其本，又顾其标，可缩短疗程，愈后复发率低，基本无后遗症发生。症状消除后，改用中成药以巩固疗效，最终达到根治目的。

二、徐必达老中医治疗癫狂特色

徐必达老中医认为，癫狂病常由郁怒伤肝，气失疏泄，郁而化火，津液被熬，积成痰火，上扰心神而致。针对癫狂病的病因病机为气郁痰火，徐必达习惯运用郁矾温胆汤加减治疗癫狂病，且多用于痰气郁结型癫病与痰火上扰型狂病。徐老的郁矾温胆汤实为白金丸与温胆汤合用再加远志、石菖蒲、生铁落而成，白金丸主治痰气壅阻，闭塞心窍所致的惊痫、癫狂。温胆汤主治胆胃不和、痰热内扰所致的虚烦不眠，惊悸不宁、癫痫等；远志、石菖蒲祛痰开窍；生铁落平肝镇惊。诸药合用，具有理气解郁、祛痰开窍醒神之功。徐老认为该方可较长时间服用，若出现脾胃受损时，可去明矾与生铁落，加白术、干姜等健脾温胃之药，或用六君子汤调理脾胃。

三、陈映山老中医治疗癫狂特色

陈映山认为癫狂病的病因病机是以阴阳失调，七情内伤，痰气上扰，气血凝滞为主要因素。在治疗癫狂中遵《内经》用生铁落为饮，意在取生铁落为金石之品，质重下沉，有重镇安神功效。陈老具有以下用药特点：①“三家磨刀水”入药，三家磨刀水顾名思义就是取三家人的磨刀水来煎煮中药，操作方法就是找大面盆，盆中倒入适量水，正中放一磨刀石，取铁菜刀，在其上磨，反复取盆中水磨刀，收集三家人的磨刀水大概七碗，然后用来煮中药，首次用四碗水，翻渣用三碗水。其用意有二，一是取锈铁水的重镇安神作用；二是有心理暗示之用，让病人本人或家属怀着真诚心、恭敬心来找磨刀水入药，在这过程中调动病人的积极性，使其对疗法充满期待，于是便可增加疗效，这就体现心病还需心药医。②通腑醒神，善用大黄，泻法是具有荡涤肠胃、泻下积滞的作用，使停留于肠胃的宿食、燥屎、瘀血、痰饮、火热之邪从下而解，以消除疾病的一种方法。因大黄气味浓重，直降下行，走而不守，有斩关夺门之力，故号将军。陈老治癫狂，不管大便干结与否，皆使用下法，谓其祛邪以安正，临床陈老常用大黄、柴胡，通过下法，使患者腹中空空，邪无从生，癫而无精神，狂而无力气，稳定情绪，利于康复。③心病宜吃麦，遵《灵枢·五味》云“心病者，宜食麦”，心病者一方面指的是脏腑上的心病；另一方面指的是精神上的心病。张仲景创制“甘麦大枣汤”治疗妇女脏躁证。陈老临床也善于用麦芽，谓之能疏肝柔肝，安神助眠，常用于失眠症、狂躁症、自主神经功能紊乱之多汗症等精神神经疾病。④善用虫类药，陈老认为癫狂主要病因病机在于痰瘀窍络，化痰通络非虫类药物不能奏效。虫类药具有活血化瘀，通经活络，搜剔逐邪之功，在行走攻窜、通经达络方面胜于植物药。

（查青山　谷凌云）

参考文献

［1］李振爽，李飞．李长远治疗癫狂证经验．山东中医杂

志，2010，29（1）：54－56.

［2］周伟琴．徐必达治疗癫狂病经验．实用中医药杂志，2001，（8）：34－35.

［3］陈润东．陈映山治疗癫狂证经验．吉林中医药，2011，31（8）：724－726.

第八章
痫　　病

第一节　概　　述

痫病是由先天或后天因素，使脏腑受伤，神机受损，元神失控所导致的，以突然意识丧失，发则仆倒，不省人事，两目上视，口吐涎沫，四肢抽搐，或口中怪叫，移时苏醒，醒后一如常人为主要临床表现的一种发作性疾病。又称为“痫证”“癫痫”“羊痫风”等。自新生儿至老年均可发病。痫病早在《内经》即有论述，称之为“胎病”，属“癫疾”范畴。《素问·奇病论》云，“人生而有病癫疾者……病名为胎病，此得之在母腹中时，其母有所大惊，气上而不下……故令子发为癫疾也”。西医学的癫痫包括原发性癫痫和继发性癫痫，出现大发作、小发作、局限性发作、精神运动性发作等不同类型，可参考本节辨证论治。

第二节　辨证论治

先天遗传与后天所伤为两大致病因素，多由痰、火、瘀为内风触动，致气血逆乱，蒙蔽清窍而发病。以心脑神机受损为本，脏腑功能失调为标，其脏气不平，阴阳偏胜，心脑所主之神明失用，神机失灵，元神失控是病机的关键所在。其病位在心脑，与肝脾肾关系密切。病发即急以开窍醒神豁痰治其标；平时病缓则去邪补虚以治其本，是谓本病之大法。临证时前者多以豁痰息风，开窍定痫法，后者宜健脾化痰，补益肝肾，养心安神法治之。而且调养精神，注意饮食，劳逸适度实属重要。

一、风痰闭阻证

（一）主症

发病前有眩晕，头昏，胸闷，乏力，痰多，心情不悦，喜欠伸，发作呈多样性，或突然跌倒，神志不清，抽搐吐涎，或伴尖叫与二便失禁；或短暂神志不清，双目发呆，茫然若失，谈话中断，持物落地；或精神恍惚而无抽搐。舌质红，苔白腻，脉弦滑有力。

（二）症析

痰浊素盛，肝阳化风，痰随风动，风痰闭阻，上干清窍。风痰上逆，气机不畅，故见眩晕，头昏，胸闷，乏力，痰多，心情不悦，喜欠伸；肝风痰浊蒙神，故见突然跌倒，神志不清，抽搐吐涎；脏腑受损，见尖叫与二便失禁；痰浊蒙蔽心神脑窍，故见短暂神志不清，双目发呆，茫然若失，谈话中断，持物落地，精神恍惚而无抽搐；舌质红，苔白腻，脉弦滑有力，乃痰浊或痰热内盛之象。

（三）治法

涤痰息风，开窍定痫。

（四）选方

1. 定痫丸（《医学心悟》）

组成：明天麻、川贝母、半夏（姜汁炒）、茯苓（蒸）、茯神（去木，蒸）各一两（30g），胆南星（九制者）、石菖蒲（杵碎，取粉）、全蝎（去尾，甘草水洗）、僵蚕（甘草水洗，去咀，炒）、真琥珀（腐煮，灯草研）各五钱（15g），陈皮（洗，去白）、远志（去心，甘草水泡）各七钱（21g），丹参（酒蒸）、麦冬（去心）各二两（60g），辰砂（细研，水飞）三钱（9g）。

用法：用竹沥一小碗，姜汁一杯，再用甘草四两煮膏，和药为丸，如弹子大，辰砂为衣，每服一丸（现代用法：共为细末，用甘草 120g 煮膏，加竹沥汁 100mL 与生姜汁 50mL 为丸，每次 9g）；亦可作汤剂，加甘草水煎，去渣，入竹沥、姜汁、琥珀，朱砂冲服，用量按原方比例酌定。

功用：涤痰息风，开窍安神。

主治：风痰蕴热之痫病。

方解：本方证由风痰蕴热，上蒙脑窍所致。每因惊恐恚怒，气机逆乱，阳亢化风，触动积痰，痰随风动，上蒙脑窍而卒然眩仆倒地；肝风内动，故见目睛上视，甚或手足抽搐；痰涎壅盛则口吐白沫，喉中痰鸣；舌脉为风痰蕴热之象。急当涤痰息风，开窍安神。方中竹沥、川贝母、胆南星苦凉性降，清热化痰，其中竹沥尚能镇惊利窍，川贝母功擅开郁散结，胆南星兼具息风解痉；半夏、陈皮、茯苓相合，温燥化痰，理气和中，是取二陈汤之义；全蝎、僵蚕、天麻功专平肝息风而止痉。以上为本方涤痰息风的主要组成部分。又伍石菖蒲、远志、茯神祛痰开窍，宁心安神；丹参、麦冬偏凉清心，麦冬甘润又能养阴润燥，合川贝母可防半夏、陈皮、全蝎、僵蚕辛烈伤阴；琥珀、朱砂镇心安神；甘草调和诸药。加入姜汁者，意在温开以助化痰利窍，并防竹沥、胆星、川贝母寒凉有碍湿痰之消散。

2. 涤痰汤（《奇效良方》）

组成：南星（姜制）、半夏（汤洗七次）各二钱半（7.5g），枳实（麸炒）二钱（6g），茯苓（去皮）二钱（6g），橘红一钱半（4.5g），石菖蒲、人参各一钱（3g），竹茹七分（2g），甘草半钱（1.5g）。

用法：上作一服。水二盅，生姜五片，煎至一盅，食后服。

功用：涤痰开窍。

主治：痰迷心窍证。

方解：陈皮、茯苓、半夏燥湿祛痰；天南星化痰散结，竹茹清热化痰，枳实破痰利膈，人参、甘草益气扶正，石菖蒲开窍通心，使痰消痫止。

3. 除痰丸（《御药院方》）

组成：天南星（炒）二两（60g）、半夏（汤洗七次）二两（60g）、蛤粉（微炒）一两（60g）、皂角刺（去皮弦子，用水一大盏揉汁）大一挺（10g）。

用法：上除皂角汁，三味共为细末，调面糊和丸，如梧桐子大。每服30丸，渐加至50丸，食后以生姜汤送下，临卧更进一服。

功用：清热除痰。

主治：痰热上阻证。

方解：方中天南星燥湿化痰，祛风定痫；半夏燥湿化痰，降逆止呕，二药相合，则燥湿化痰，祛风定痫作用更强；蛤粉清热利湿，化痰软坚；皂角刺除痰排脓，诸药相合，共奏清热除痰之功。

（五）用药特点

常用药物主要有胆南星、半夏、礞石、石菖蒲、天麻等。多有辛温之性，主归肺、肝、脾经，具有除痰开窍等特点。胆南星味苦辛，性温，归肺、肝、脾经，具有燥湿化痰，祛风止痉，散结消肿等功效，《本草纲目》谓其可“治惊痫，口眼㖞斜，喉痹，口舌疮糜，结核，解颅”。半夏味辛性温，归脾、胃、肺经，具有燥湿化痰，降逆止呕，消痞散结等功效，《本草纲目》谓其“除腹胀，目不得瞑，白浊，梦遗，带下”。礞石甘咸平，归肺、心、肝经，具有坠痰下气，平肝镇惊等功效，《本草问答》谓“礞石，必用火硝煅过，性始能发，乃能坠痰，不煅则石质不化，药性不发，又毒不散，故必用煅”。石菖蒲辛温，入心、肝、脾经，具有开窍豁痰，化湿和中等作用，《普济方》言其“治少小热风痫，兼失心者”。天麻性味甘平，入肝经，具有息风定惊等作用，《本草汇言》谓其“主头风，头痛，头晕虚旋，癫痫强痉，四肢挛急，语言不顺，一切中风，风痰”。

二、痰火扰神证

（一）主症

发作时昏仆抽搐，吐涎，或有吼叫，平时急躁易怒，心烦失眠，咯痰不爽，口苦咽干，便秘尿赤；病发后，症情加重，彻夜难眠，目赤；苔黄腻，脉滑数。

（二）症析

痰浊蕴结，气郁化火，痰火内盛，上扰脑神而发病。肝风痰火，上扰脑神，故见发作时昏仆抽搐，吐涎，或有吼叫。肝火偏盛，扰动心神，耗伤津液，炼液为痰，故平时急躁易怒，心烦失眠，咯痰不爽，口苦咽干，便秘尿赤；痰火加重，故病发后，症情加重，彻夜难眠，目赤；苔黄腻，脉滑数乃痰火内盛之象。

（三）治法

清热泻火，化痰开窍。

（四）选方

1. 龙胆泻肝汤（《医方集解》）

组成：龙胆草（酒炒）9g，黄芩（炒）9g，栀子（酒炒）

9g，泽泻12g，木通6g，车前子9g，当归（酒洗）3g，柴胡9g，生甘草6g，生地黄（酒炒）9g。

用法：水煎服，亦可制成丸剂，每服6~9g，日两次，温开水送下。

功用：清泻肝胆实火。

主治：肝胆实火上炎证。

方解：方中龙胆草大苦大寒，清利肝胆实火；黄芩、栀子苦寒泻火，燥湿清热；泽泻、木通、车前子渗湿泻热，导热下行；实火所伤，损伤阴血，当归、生地黄养血滋阴，邪去而不伤阴血；柴胡舒畅肝经之气，引诸药归肝经；甘草调和诸药。临床应用可加石菖蒲、远志等以涤痰开窍。

2. 滚痰丸（《玉机微义》引《泰定养生主论》）

组成：大黄（酒蒸）、片黄芩（酒洗净）各八两（240g），礞石一两，捶碎，同焰硝一两，投入小砂罐内盖之，铁线缚定，盐泥固济，晒干，火煅红，候冷取出（30g），沉香半两（15g）。

用法：上为细末，水丸如梧桐子大。每服四五十丸，量虚实加减服，清茶、温水送下，临卧食后服（现代用法：水泛小丸，每服6~9g，日1~2次，温开水送下）。

功用：降火逐痰，息风定痫。

主治：痰热上扰证。

方解：方中以礞石为君，取其咸能软坚，质重沉坠，功专下气坠痰，兼可平肝镇惊，为治顽痰之要药。臣以苦寒之大黄，荡涤实热，开痰火下行之路。佐以黄芩苦寒泻火，消除痰火之源；沉香降逆下气，亦即治痰必先顺气之法。方中大黄、黄芩用量独重，一清上热之火，一开下行之路，有正本清源之意。顽痰得除，清阳得升，脑窍得养，而病自除。

3. 竹沥达痰丸（《医方集解》）

组成：青礞石一两（30g），沉香五钱（15g），大黄（酒蒸）二两（60g），黄芩二两（60g），橘红二两（60g），半夏二两（60g），甘草一两（30g）。

用法：先将磁石打碎，用朴硝一两，同入瓦罐，盐泥固济，晒干火煅，石色如金为度，研末，和诸药，竹沥、姜汁为丸，姜汤送下。

功用：清热逐痰。

主治：痰热上扰证。

方解：方中黄芩清上，大黄导下，沉香升降诸气，礞石消痰散结，橘红、半夏理气化痰，并可匡礞石之不逮，人参、甘草以健脾益气，助正气之运行，竹沥化皮里膜外之痰，姜汁豁痰和胃，又解竹沥之寒，诸药相合，苦辛咸并用，以达荡涤痰涎之功，尤适于实热老痰所致之惊痫之证。

（五）用药特点

常用药物主要有礞石、大黄、黄芩、橘红、石菖蒲、半夏等。多有咸寒或辛凉之性，主入少阴、厥阴经脉，具有平肝息风、解痉舒筋等特点。礞石，甘咸平，归肺、心、肝经，具有坠痰下气，平肝镇惊等功效，《本草问答》："礞石，必用火硝煅过，性始能发，乃能坠痰，不煅则石质不化，药性不发，又毒不散，故必用煅。"大黄，味苦性寒，归脾、胃、大肠、肝、心包经，具有泻热通肠，凉血解毒，逐瘀通经等功效，《本草纲目》："主治下痢亦白，里急腹痛，小便淋沥，实热燥结，潮热谵语，黄疸，诸火疮。"黄芩，苦寒，归肺、胆、脾、大肠、小肠经，具有清热燥湿，泻火解毒，止血安胎等功效，《滇南本草》谓其："上行泻肺火，下行泻膀胱火……除六经实火实热。"橘红，性味辛苦温，归肺、脾经，具有理气宽中，燥湿化痰等功效，《药品化义》谓：“橘红，辛能横行散结，苦能直行下降，为利气要药。盖治痰须理气，气利痰自愈，故用入肺脾，主一切痰病，功居诸痰药之上。”石菖蒲，辛温，入心、肝、脾经，具有开窍豁痰，化湿和中等作用，《普济方》谓其“治少小热风痫，兼失心者”，《本草纲目》谓“石菖蒲治惊痫”。天麻，性味甘平，入肝经，具有息风，定惊等作用。半夏味辛性温，归脾、胃、肺经，具有燥湿化痰，降逆止呕，消痞散结等功效，《本草纲目》谓其：“除腹胀，目不得瞑，白浊，梦遗，带下。”另外，竹茹、枳实也是常用药。

三、瘀阻脑络证

（一）主症

平素头晕头痛，痛有定处，常伴单侧肢体抽搐，或一侧面部抽动—肝风内动；颜面口唇青紫，舌质黯红或有瘀斑，舌苔薄白，脉弦或涩。

（二）症析

瘀血阻窍，脑络闭塞，脑神失养而风动发为本病。瘀血阻窍，脑络不通，故见平素头晕头痛，痛有定处。肝风内动，故见单侧肢体抽搐，或一侧面部抽动。颜面口唇青紫，舌质黯红或有瘀斑，舌苔薄白，脉弦或涩，乃瘀血内阻之象。

（三）治法

活血化瘀，息风通络。

（四）选方

1. 通窍活血汤（《医林改错》）

组成：赤芍一钱（3g），川芎一钱（3g），桃仁（研泥）三钱（9g），红花三钱（9g），老葱（切碎）三根（6g），鲜姜（切碎）三钱（9g），红枣（去核）七个（5g），麝香（绢包）五厘（0.15g），黄酒半斤（250g）。

用法：用黄酒250毫升，将前七味煎至150毫升，去滓，将麝香入酒内，再煎二沸，临卧服。

功用：活血化瘀，通窍活络。

主治：瘀血阻络之痫病。

方解：方中麝香味辛性温，芳香走窜，通行十二经，开通诸窍，和血通络；桃仁、红花、赤芍、川芎活血消瘀，推陈致新；姜、枣调和营卫，通利血脉；老葱、黄酒通阳入络。诸药合用，共奏活血通窍之功。

2. 血府逐瘀汤（《医林改错》）

组成：桃仁四钱（12g），红花三钱（9g），当归三钱（9g），生地黄三钱（9g），川芎一钱半（4.5g），赤芍两钱（6g），牛膝三钱（9g），桔梗一钱半（4.5g），柴胡一钱（3g），枳壳二钱（6g），甘草二钱（6g）。

用法：水煎服。

功用：活血化瘀，行气止痛。

主治：气滞血瘀证。

方解：方中桃仁破血行滞而润燥，红花活血祛瘀以止痛；赤芍、川芎助桃仁、红花活血祛瘀，牛膝活血通经，祛瘀止痛，引血下行；生地黄、当归养血益阴，清热活血；桔梗、枳壳，一升一降，宽胸行气；柴胡疏肝解郁，升达清阳，与桔梗、枳壳同用，尤善理气行滞，使气行则血行；桔梗并能载药上行；甘草调和诸药；合而用之，使血活瘀化气行，则诸症可愈。

3. 补阳还五汤（《医林改错》）

组成：黄芪（生）四两（30～120g），当归尾二钱（6g），赤芍一钱半（4.5g），地龙（去土）一钱（3g），川芎一钱（3g），桃仁一钱（3g），红花一钱（3g）。

用法：水煎服。

功用：补气，活血，通络。

主治：气虚血瘀证。

方解：本方重用生黄芪，补益元气，意在气旺则血行，瘀去络通；当归尾活血通络而不伤血，赤芍、川芎、桃仁、红花协同当归尾以活血祛瘀，地龙通经活络，力专善走，周行全身，以行药力。临床应用治疗痫病可加石菖蒲、郁金、远志等以化痰开窍；或加半夏、天竺黄以清热化痰。

（五）用药特点

常用药物主要有赤芍、川芎、桃仁、红花、当归等。多有辛温之性，主心、肝经，具有活血化瘀通经活络等特点。赤芍味苦，性微寒，归肝经，具有清热凉血，散瘀止痛等功效，《神农本草经》曰："芍药，味苦平。主邪气腹痛，除血痹、破坚积寒热疝瘕、止痛。"川芎，性味辛温，归肝、胆、心包经，具有活血行气，祛风止痛的功能，《神农本草经》谓其："主中风入脑头痛，寒痹，筋挛缓急，金创，妇人血闭无子。"桃仁，性味苦甘平，归心、肝、大肠经，具有活血祛瘀，润肠通便等功能，《名医别录》言其："止咳逆上气，消心下坚，除卒暴击血，破癥瘕，通脉，止痛。"红花，性味辛温，归心、肝经，具有活血通经，散瘀止痛等功效，《本草纲目》谓其可"活血，润燥，止痛，散肿，通经"。当归，性味甘辛温，归肝、心、脾经，具有补血活血，调经止痛，润肠通便等功效，《名医别录》谓其“温中止痛，除客血内塞，中风痉、汗不出，湿痹，中恶客气、虚冷，补五脏，生肌肉”。其他如地龙等息风止痉也为常用。

四、心脾两虚证

（一）主症

反复发作不愈，神疲乏力，面色苍白，体瘦，纳呆，大便溏薄，舌质淡，苔白腻，脉沉弱。

（二）症析

痫发日久，耗伤气血，心脾两虚，心神失养。脾胃虚弱，脾气不升，故见反复发作，神疲乏力，心悸气短，失眠多梦；脾虚后天生化之源不足，故见面色苍白，形体消瘦；脾气亏虚，运化失职；故见纳呆，大便溏薄；舌质淡，苔白腻，脉沉细而弱乃心脾亏虚之象。

（三）治法

补益气血，健脾养心。

（四）选方

1. 归脾汤（《济生方》）

组成：白术、茯神（去木）、黄芪（去芦）、龙眼肉、酸枣仁（炒，去壳）各一两（30g），人参、木香（不见火）各半两（15g），甘草（炙）两钱（6g），当归一钱（3g），远志（蜜炙）一钱（3g）。

用法：上㕮咀，每服四钱（12g），水一盏半，加生姜五片，枣一枚，煎至七分，去滓温服，不拘时候（加生姜、大枣，水煎，分2～3次服。）

功用：益气补血，健脾养心。

主治：心脾气血两虚证。

方解：本方方义已在眩晕章节论述。亦可治气血两虚所致之痫病。

2. 八珍汤（《正体类要》）

组成：人参、白术、白茯苓、当归、川芎、白芍药、熟地黄各一钱（3g），甘草（炙）五分（1.5g）。

用法：上㕮咀，每服9g，水一盏半，加生姜五片，大枣一枚，煎至七分，去滓，不拘时候，通口服。

功用：益气补血。

主治：气血两虚证。

方解：方中人参与熟地黄相配，益气养血；白术、茯苓健脾渗湿，助人参益气补脾，当归、白芍养血和营，助熟地黄滋养心肝；川芎活血行气，使地、归、芍补而不滞；炙甘草；益气和中，调和诸药。

3. 人参养荣汤（《三因极一病证方论》）

组成：黄芪、当归、桂心、陈皮、甘草（炙）、橘皮、白术、人参各一两（30g），白芍药三两（90g），熟地黄、五味子、茯苓各三分（4g），远志（去心，炒）半两（15g）。

用法：上锉为散，每服四大钱（12g），用水一盏半，加生姜三片，大枣二煎至七分，去滓，远食服（现代用法：水煎服，早晚各一次）。

功用：益气补血，养心安神。

主治：积劳虚损，气血不足证。

方解：方中人参、白术、茯苓、甘草甘温之品以补气为主；当归、白芍、熟地黄质润之品以补血为主；并配伍五味子、远志化痰宁心安神，陈皮理气，使之补而不滞。

（五）用药特点

常用药物主要有黄芪、当归、人参、白术、熟地黄等。多有甘温之性，主入心、脾经，具有健脾益胃、益气养血等特点。黄芪，味甘性微温，归肺、脾、肝、肾经，具有补中益气、止汗、利水消肿、除毒生肌作用。当归，性味甘辛温，归肝、心、脾经，具有补血活血，调经止痛，润肠通便等功效，《名医别录》谓其“温中止痛，除客血内塞，中风痉、汗不出，湿痹，中恶客气、虚冷，补五藏，生肌肉”。人参，味甘微苦，性温、平，归脾、肺、心经，具有补气固脱，生津安神，益智等功效，《神农本草经》曰：“主补五脏，安精神，定魂魄，止惊悸，除邪气，明目，开心益智。”白术，味苦甘，性温，归脾、胃经，具有健脾益气，燥湿利水，止汗，安胎等功效，《长沙药解》言其：“味甘、微苦，入足阳明胃、足太阴脾经。补中燥湿，止渴生津，最益脾精，大养胃气，降浊阴而进饮食，善止呕吐，升清阳而消水谷，能医泄利。”熟地黄，味甘性温，归肝、肾经，具有补血滋润，益精填髓等功效，《本草纲目》谓：“填骨髓，长肌肉，生精血，补五脏、内伤不足，通血脉，利耳目，黑须发，男子五劳七伤，女子伤中胞漏，经候不调，胎产百病。”其他如远志、茯苓、赤芍等也为常用。

五、心肾亏虚证

（一）主症

痫病频作，神思恍惚，面色晦黯，头晕目眩，两目干涩，耳轮焦枯不泽，健忘失眠，腰膝酸软，大便干燥，舌红苔薄黄，脉沉细而数。

（二）症析

痫病日久，心肾精血亏损，髓海不足，脑失所养痫病反复发作，或肝火亢盛，必伤肝肾阴液，致神失所养，故痫病频发，神思恍惚；肾精不足，脑失所养，故心悸，健忘失眠，头晕目眩；肝肾阴液亏耗，面窍失养，故两目干涩，面色晦黯，耳轮焦枯不泽；腰为肾之府，肝肾阴虚，腰府失养，故腰膝酸软；大肠液亏，故大便干燥；舌质淡红，脉沉细而数乃心肾阴虚内热之象。

（三）治法

补益心肾，潜阳安神。

（四）选方

1. 天王补心丹（《校注妇人良方》）

组成：生地黄（洗净）四两（120g），人参、玄参（炒）各五钱（15g），丹参、远志肉、桔梗、白茯苓各五钱（15g），五味子（炒）、当归（酒洗）、麦冬（炒）、天冬（炒）、柏子仁（炒）、酸枣仁（炒）各一两（30g）。

用法：上为末，炼蜜为丸，如梧桐子大，用朱砂为衣，每服二三十丸（6～9g），临卧，竹叶煎汤送下（现代用法：上药共为细末，炼蜜为小丸，用朱砂（9～15g）水飞为衣，每服6～9g，温开水送下，或用桂圆肉煎汤送服；亦可改为汤剂，用量按原方比例酌减）。

功用：滋阴清热，养血安神。

主治：心阴亏虚证。

方解：方中重用甘寒之生地黄，入心能养血，入肾能滋阴，故能滋阴养血，壮水以制虚火；天冬、麦冬滋阴清热，酸枣仁、柏子仁养心安神，当归补血润燥，共助生地黄滋阴补血，并养心安神；玄参滋阴降火，茯苓、远志养心安神，人参补气以生血，并能安神益智，五味子之酸以敛心气，安心神，丹参清心活血，合补血药使补而不滞，则心血易生，朱砂镇心安神，以治其标；桔梗为舟楫，载药上行以使药力缓留于上部心经。

2. 左归丸（《景岳全书》）

组成：大怀熟地黄八两（24g），山药（炒）四两（12g），枸杞子四两（12g），山茱萸肉四两（12g），川牛膝（酒洗，蒸熟，精滑者不用）三两（9g），菟丝子（制）四两（12g），鹿胶（敲碎，炒珠）四两（12g），龟胶（切碎，炒珠）四两（12g）。

用法：先将熟地黄蒸烂，杵膏，余为细末，炼蜜丸，梧桐子大。每食前用滚汤或淡盐汤送下百余丸（现代用法：蜜丸，每服9g，日2～3次；亦可作汤剂，水煎服）。

功用：补益肾阴，填精补髓。

主治：肾精亏虚证。

方解：本方方义已在中风章节论述。亦可治疗痫病日久，肾精亏损，髓海不足之证。

3. 六味地黄丸（《金匮要略》）

组成：熟地黄（蒸捣）八两（240g），山萸肉四两（120g），山药（炒）四两（120g），泽泻三两（90g），白茯苓三两（90g），丹皮三两（90g）。

用法：以上六味，粉碎成细粉，过筛，混匀。每100g粉末加炼蜜35～50g与适量的水，泛丸，干燥，制成水蜜丸；或加炼蜜80～110g制成小蜜丸或大蜜丸，即得。口服，水蜜丸一次6g，小蜜丸一次9g，大蜜丸一次1丸，一日2次。

功用：滋阴补肾。

主治：肝肾阴虚证。

方解：方中熟地黄滋肾填精；以山茱萸养肝肾而涩精、山药补益脾肾而固精，三药同用，以达到三阴并补之功；并配以茯苓淡渗脾湿，助山药之益脾，且防山药敛邪，泽泻清泄肾浊，防熟地黄之滋腻敛邪，且可清降肾中虚火；牡丹皮清泄肝火，制山茱萸之温，且防酸涩敛邪。各药合用，三补三泻，大开大合，使滋补而不留邪，降泄而不伤正，乃补中有泻，寓泻于补，相辅相成之剂。

（五）用药特点

常用药物主要有：熟地黄、山药、枸杞子、茯苓、山茱萸等。多有甘温之性，主入肝、肾、脾经，具有益肾填精，健脾益心等作用。熟地黄，味甘性温，归肝、肾经，具有补血滋润、益精填髓等功效，《本草纲目》谓其："填骨髓，长肌肉，生精血，补五脏、内伤不足，通血脉，利耳目，黑须发，男子五劳七伤，女子伤中胞漏，经候不调，胎产百病。"山药，性味甘平、无毒，归脾、肺、肾经，具有补脾养胃，生津益肺，补肾涩精等功效，《本草纲目》谓："山药治诸虚百损、疗五劳七伤、去头面游风、止腰痛、除烦热、补心气不足、开达心孔、多记事、益肾气、健脾胃、止泻痢、润毛皮，生捣贴肿、硬毒能治。"枸杞子，性味甘平，归肝、肾经，具有滋补肝肾，益精明目等功效。茯苓性味甘淡平，归心、肺、脾、肾经，具有利水渗湿，健脾，宁心等功效，《本草纲目》谓："茯苓气味淡而渗，其性上行，生津液，开腠理，滋水源而下降，利小便，故张洁古谓其属阳，浮而升，言其性也；东垣谓其为阳中之阴，降而下，言其功也。"山茱萸，味酸涩，性微温，归肝、肾经，具有补益肝肾，收涩固脱等作用，《医学入门》谓："山茱萸，本涩剂也，何以能通发邪？盖诸病皆系下部虚寒，用之补养肝肾，以益其源，则五脏安和，闭者通而利者止，非若他药轻飘疏通之谓也。"其他如牡丹皮、泽泻、远志、麦冬等药也为常用。

有学者对《中医方剂大辞典》中治疗癫痫病证的方药进行统计研究，总结了中药治疗癫痫病的用药规律。研究表明，出现频次最高的药物为朱砂，补虚药是中医治疗癫痫最常用的配伍药类，而安神药、平肝息风药、清热药、化痰药、开窍药是癫痫临证的主要增效配伍药类。其中朱砂共计 184 次，所占比例为 7.28%。朱砂性甘寒，质重，归心经，具有镇心安神、清热解毒之功，治疗心悸、失眠、癫痫、惊风等，在癫痫急性发作期，朱砂的抗癫痫作用尤为显著。常用的补虚药有人参、甘草、当归、麦冬、白术、白芍，占比率为 19.56%。

亦有学者通过采用关键词检索的方法收集中医治疗癫痫 280 首方中，共涉及 212 味，提到的药物类型 39 种。经过统计，单味药物使用频率排在前五位的有：天南星，使用次数 145 次，使用频率 51.79%；石菖蒲，使用次数 128 次，使用频率 45.71%；全蝎，使用次数 115 次，使用频率 41.07%；半夏，使用次数 113 次，使用频率 40.36%；天麻，使用次数 108 次，使用频率 38.57%。得出结论：一般而言，在中医治疗中，主要以平肝息风、化痰、安神、补虚以及活血化瘀类药物为主，其中平肝息风类药物主要包括全蝎、蜈蚣、僵蚕、天麻以及地龙等，此类药物包含了平肝息风、控制痉挛抽搐、清热解毒、明目等；化痰平喘类药物主要包括有：天南星以及半夏等，天南星主要用于祛痰、抗惊厥以及镇静催眠等，半夏主要用于止咳、镇静、镇痛以及降低血脂等。除此之外，用于补虚的药物有党参、甘草等，用于补血的药物有白芍、当归等，用于开窍的药物有石菖蒲等，这些都是治疗癫痫疾病常用的药物。

参考文献

[1] 何乐，陈浩方，赵文君，等. 基于古籍文献分析癫痫临证方剂用药规律的研究 [J]. 甘肃中医学院学报，2013，12(30)：56－59.

[2] 彭怀仁. 中医方剂大辞典 [M]. 北京：人民卫生出版社，1993.

[3] 鞠波，李善友，刘向阳. 中医治疗癫痫用药规律分析 [J]. 河南中医，2016，36 (2)：352－354.

第三节 医论选录

《素问·奇病论》曰："人生而有病癫疾者……病名为胎病，此得之在母腹中时，其母有所大惊，气上而不下……故令子发为癫疾也。"

按：本段强调了本病与先天因素有关，即，胎儿在母腹期间，母亲受惊吓，惊则气乱，胎气便随之而逆乱，致小儿脏气不能平衡协调，脾肾虚而生痰，肝气旺而生风。若母亲怀孕受恐，恐则精却而肾亏，母体肾亏则小儿出生后易患痫证。若父母患痫证则因其脏气不平，影响小儿先天禀赋而易患痫证。

《三因极一病证方论·癫痫叙论》指出："癫痫病，皆由惊动，使脏气不平……或在母胎中受惊，或少小感风寒暑湿，或饮食不节，逆于脏气。"

按：本段阐述了痫病的发病病因，多是因为受惊致脏腑气机紊乱所致。或是胎气受损，当在母腹时，母亲或受惊而精却，或过分劳累而体虚导致小儿禀赋不足；或是年幼感受外邪；或是饮食不节，使得脏腑之气失衡逆乱。

《古今医鉴·五痫》言：“发则卒然倒仆，口眼相引，手足搐搦，背脊强直，口吐涎沫，声类畜叫，食顷乃苏。”

按：本段是对痫病急性发作的典型临床表现的确切描述，即突然意识丧失，发则仆倒，不省人事，两目上视，口吐涎沫，四肢抽搐，或口中怪叫，短时间内就可苏醒。

第四节 病案选录

病案一：

曹氏痫厥案（《临证指南医案》）

曹（十四），春病及长夏，痫厥屡发。前用龙荟丸意，苦泄肝胆，初服即泻。此久病阴分已虚，议理阴和阳，入酸以约束之。

阿胶鸡子黄汤：陈阿胶（烊冲）6g，生白芍 9g，石决明 15g，双钩藤 6g，生地黄 12g，清炙草 2g，生牡蛎 12g，络石藤 9g，茯神木 12g，鸡子黄（先煎带水）2 个。

按：本案属阴虚血亏、肝风内动而致痫病。治疗之初误认为肝阳上亢证，予龙荟丸以苦泄肝胆。刚开始服药就出现腹泻。其实，病久耗气伤阴，阴不制阳，因此治疗当以调和阴阳，滋阴息风。阿胶、鸡子黄滋阴血，息风阳，为君药，以养血滋阴。生地黄、白芍、甘草酸甘化阴，柔肝息风，为臣药。钩藤、石决明、牡蛎平肝潜阳息风；茯神平肝安神，共为佐药。络石藤舒筋通络，为使药。

病案二：

痰火扰心癫痫案（《王国三治疗癫痫经验》）

患者某，男，41岁，工人。2009年5月20日初诊。主诉患癫痫病3年，近日癫痫症状发作频繁，要求中药调治。患者发时神志不清，四肢抽搐，口吐涎沫，5～10分钟能缓解，醒后如常。脑电图诊断为癫痫，头颅CT未见异常。睡眠易惊易醒，大便干，查舌质尖红，舌苔白根部稍腻，脉弦细。王教授认为该患者中医诊断痫病，辨证为痰火扰心，西医诊断癫痫。治疗宜清心开窍，潜镇安神。处方：太子参18g，当归10g，白芍18g，栀子18g，石菖蒲24g，远志18g，酸枣仁30g，龙眼肉10g，柏子仁10g，龙骨30g，牡蛎30g，紫贝齿40g，磁石30g，合欢皮30g，首乌藤30g，瓜蒌10g。7剂，水煎服。复诊：服药后患者睡眠明显好转，但梦多，其间无癫痫大发作发生，一过性失神发作2次，大便偏干，舌质黯红，苔白，左侧舌苔有剥脱。王教授认为患者有郁火伤阴之征，于上方加枸杞15g，玄参15g以养阴。14剂，水煎服。三诊：患者药后述其间仅有1次失神发生，现白天偶感有股气上冲，但无神志不清发作，舌质已不红，苔白，脉弦细。王教授认为患者心火已减，故减栀子、石菖蒲、远志至10g，并加补骨脂10g，巴戟天10g补肾以使精气充足，根本得固。28剂，水煎服。四诊：患者述已无癫痫任何症状发生，坚持服上方加减调理治疗后随访半年内未复发。

按：该患者属痰火扰心型痫病，治则当清心开窍，潜镇安神。故用栀子、石菖蒲、远志、瓜蒌等药清心开窍，体现“急则治其标”之法；太子参、当归、白芍益气养血；龙眼肉、柏子仁、酸枣仁养心安神，体现“缓则治其本”之法；用龙骨、牡蛎、紫贝齿、磁石、龙齿、珍珠母等药以潜镇安神、平降逆气，体现在治疗癫痫时，潜镇安神贯彻始终。

第五节　名家治疗痫病特色

一、田维柱教授治疗痫病特色

田老认为痫病的发病机制总体来说是本虚标实。本虚多为先天不足或后天失养，标实多为风、痰、瘀作祟。田老指出痫病一病虽变化多端，难以揣摩，但此病不外乎发作与缓解两期，只要抓住发作期以治标为主，应平肝息风、镇静安神，缓解期宜标本兼治，应化痰祛瘀、益气健脾，临床即可取得良好的效果；同时，田老强调肾精不足、脑髓失养为痫病发病的根本，故特别强调补肾益髓在整个治疗过程中的重要性。用药特点是既重视平肝息风、镇静安神、祛痰化瘀药物的合理配伍运用，又善于顾护正气，调和气血，补肾益脑以防过度伤正。平肝息风，镇定安神时善用天麻、钩藤、地龙、全蝎、蜈蚣、僵蚕以平肝息风止痉；缓解期善用半夏、胆南星、枳实燥湿化痰，砂仁、竹茹清热化痰；红花、三七活血化瘀药以加强豁痰之力。同时，喜用龟板、鳖甲、地黄补肾益髓，茯苓、白术健脾祛湿，以顾护正气，调和气血，防过度伤正。

二、陈百平老中医治疗癫痫的特色

陈老认为，癫痫虽然病因复杂，症状多样，但其因痰而作则一。痰为阴邪，黏腻胶着。若痰浊凝聚，阻于胸隔气机，瘀阻脉络，进一步可引起风、火、气、瘀等病理变化，并与之搏结，可蒙闭清窍，冲扰心神，因此发生癫痫。婴幼儿痫证，多由惊、热等引起，亦不外痰作祟。孩婴神气未充，气机易乱，卒受惊恐，或热邪肆虐，则痰涎为之生，神不守舍，舍空则痰乘之。因此，痰邪实是癫痫发病之根源。

治疗时，若痰阻心阳宜以通阳开窍，痰热内盛佐以泻热通腑，扶本求源注重健脾化痰。通阳开窍，陈老善用桂枝、石菖蒲、胆星、法半夏、陈皮、僵蚕、炒黄芩、钩藤、天竺黄、生牡蛎、枳壳、木香、甘草。对于痰热内盛者，宜用泻热降浊，通腑气之法，使其内郁之痰浊、热邪泄利下势。对其气火偏盛者，多选黄芩、黄连、栀子等清其上焦心火。陈老说，心为君火，肝属相火，直清心火泻上焦，则心火降肝火亦降，此为清心平木法，同时可用生大黄“泄壅滞、除痰实、通腑道”。若患者痰热腑滞较甚，痫证发作频剧，陈老则用巴星散，即巴豆霜、胆南星、黄连以导滞泻热止痫；对痰热灼伤津液，多用麻仁丸缓润下。

陈老在治疗癫痫时，注重扶正祛邪，健脾化痰。盖痰之内生，多责之于脾。脾虚精微物质失于输化，则聚而为痰。因此，理脾是治痰的根本之法，陈老喜用六君子汤为基本方，血虚气滞者合逍遥散，气虚血瘀者配补阳还五汤，阳气不足者加人参、附子等，肾精亏损者入熟地黄、益智之辈。

三、王国三治疗癫痫的特色

王教授认为癫痫的病因病机不外乎先天及后天因素，虽然多端，但在急性发作期应抓住痰扰心窍的关键，正如《丹溪心法·痫》所说：“痫证有五……无非痰涎壅塞，迷闷心窍。”非急性发作期多为脏气虚弱、气血失和，正虚涉及脾肾等多脏腑功能的衰退。王教授认为尤以肾虚是癫痫发病之根。癫痫在急性发作期以痰扰心窍为关键，非急性发作期尤以肾虚是癫痫发病之根。总结其治法与用药特点：急性发作期重在清心豁痰开窍，善用栀子、石菖蒲、远志、瓜蒌、生半夏等，潜镇安神法贯彻始终，常用龙骨、牡蛎、紫贝齿、磁石、龙齿、珍珠母等；非急性发作期以调补气血为主，喜用太子参、当归、白芍、龙眼肉、柏子仁、酸枣仁等，并注重温阳补肾，善用补骨脂、巴戟天、肉苁蓉、淫羊藿等。若患者病程已久，或久服抗癫痫西药有副作用，切勿一味疏肝理气，或一派虫类息风止痉，必须时时顾护正气。

（查青山　谷凌云）

参考文献

［1］吴博，海英．田维柱教授应用中药治疗痫病经验总结．辽宁中医药大学学报，2016，3（3）：198－200.

［2］杨杏林．陈百平老中医治疗癫痫的经验．辽宁中医杂志，1988（7）：1－2.

［3］赵立新，张春丽，赵建新．王国三治疗癫痫经验．中华中医药杂志，2011，6（26）：1324－1326.

第九章
痿　病

第一节 概　　述

痿病系指外感或内伤，使精血受损，肌肉筋脉失养以致肢体弛缓、软弱无力，甚至日久不用，引起肌肉萎缩或瘫痪的一种病证。痿，萎也，枯萎之义，此指多发生在下肢的痿弱无力，肌肉萎缩，故又称“痿躄”。《素问·痿论》认为其病因病机多与“肺热叶焦”、筋脉失润、“湿热不攘”、筋脉弛缓有关。宋·陈无择《三因极一病证方论·五痿叙论》指出情志、劳逸致“内脏精血虚耗，荣卫失度……故致痿躄”，元·朱丹溪《丹溪治法心要·痿》指出病因“有热、湿痰、血虚、气虚”，清·叶天士《临证指南医案·痿》指出本病为“肝肾肺胃四经之病”。治疗方面，有“治痿者独取阳明”和“各补其荥而通其俞，调其虚实，和其逆顺”等治痿原则。西医学的运动神经元病、重症肌无力、肌营养不良、多发性硬化、视神经脊髓炎、感染性多发性神经炎等病，符合本病证候特征者，可参考本病辨证论治。

第二节 辨证论治

痿病的病因有外感、内伤。病位虽在肌肉筋脉，但关乎五脏，尤以肝、肾、肺、胃最为密切，因肝藏血主筋，肾藏精生髓，津生于胃，肺通调布散津液。其病机则为热伤肺津，津液不布；湿热浸淫经络，气血不运；脾胃受损，气血精微生化不足；肝肾亏损，髓枯筋痿。而且这些病机常可互相传变，如肺热叶焦，津失敷布，则五脏失濡，内热互起；肾水不亏，水不制火，则火灼肺金，导致肺热津伤；脾虚与湿热更是互为因果，湿热亦能下注于肝肾，伤及肝肾之阴。归根结底，痿病是由五脏内伤，精血受损，肌肉筋脉失于滋养所致。故其病理性质有虚有实，一般是热证、虚证居多，虚实夹杂者亦不少见。热证以虚热为多，湿热为患则属实；虚证为精血亏虚，亦有气虚者；因虚不运，痰湿、瘀血、湿热、湿邪、积滞等，都可兼夹发生。故《证治汇补·痿躄》说："内热成痿，此论病之本也，若有感发，必因所夹而致。"

一、肺热津伤证

（一）主症

病起发热之时，或热退后突然肢体软弱无力，皮肤枯燥，心烦口渴，咽干，呛咳，少痰，小便短少，大便秘结，舌红苔黄，脉细数。

（二）症析

温热毒邪，侵犯肺卫，肺失宣肃，故发热，头痛，咳嗽；热淫肌腠，则全身肌肉疼痛；邪热虽已退减，但因肺津胃液耗伤，津液不能敷布以濡养筋脉肌肤，故肢体痿软，皮肤干燥；津不上乘，则咽干呛咳，心烦口干；小便黄少，大便干结，舌质红，苔黄，脉细，均为邪热伤津耗液之征。

（三）治法

清热润肺，濡养筋脉。

（四）选方

1. 清燥救肺汤（《医门法律》）

组成：桑叶（经霜者，去枝、梗，净叶）三钱（9g），石膏（煅）二钱五分（8g），甘草一钱（3g），人参七分（2g），胡麻仁（炒，研）一钱（3g），真阿胶八分（3g），麦门冬（去心）一钱二分（4g），杏仁（泡，去皮尖，炒黄）七分（2g），枇杷叶（刷去毛，蜜涂，炙黄）一片（3g）。

用法：水煎，分2次服。

功用：清热润肺，濡养筋脉。

主治：肺热津伤证。

方解：方中以生石膏、霜桑叶、杏仁、炙枇杷叶宣肺清热，润燥降逆；阿胶、炒胡麻仁润肺滋阴清燥；人参、麦冬、生甘草甘润生津，益气养阴。若壮热，口渴，汗多，则重用生石膏，还可加银花、连翘以清热解毒，养阴生津。若咳呛少痰，加瓜蒌、桑白皮、川贝母、知母润肺止咳化痰。咽干不利者，加天花粉、玉竹、百合养阴生津。本证肺热而津已伤，勿滥用苦寒、香燥、辛温之品重亡津液，可佐养胃清火之药，如沙参、玉竹、山药之类，胃火清则肺金肃，体现“治痿独取阳明”之法。

2. 沙参麦冬汤（《温病条辨》）

组成：沙参三钱（9g），玉竹二钱（6g），生甘草一钱（3g），冬桑叶一钱五分（4.5g），麦冬三钱（9g），生扁豆一钱五分（4.5g），花粉一钱五分（4.5g）。

用法：水五杯，煮取二杯，日再服。（现代用法：水煎，分2次服。）

功用：清养肺胃，生津润燥。

主治：肺热津伤证。

方解：方中沙参、麦冬清养肺胃，玉竹、天花粉生津解渴，生扁豆、生甘草益气培中、甘缓和胃，配以桑叶轻宣燥热，合而成方，共奏清养肺胃、生津润燥之功。

3. 麦门冬汤（《金匮要略》）

组成：麦门冬七升（9g），半夏一升（9g），人参三两（9g），甘草二两（6g），粳米三合（9g），大枣十二枚。

用法：水煎，分2次服。

功用：清养肺胃，降逆下气。

主治：肺热津伤证。

方解：方中重用麦冬，甘寒清润，既养肺胃之阴，又清肺胃虚热。人参益气生津为臣。以甘草、粳米、大枣益气养胃，合人参益胃生津，胃津充足，自能上归于肺，此正是“培土生金”之法。肺胃阴虚，虚火上炎，不仅气机逆上，而且进一步灼津为涎，故又配以半夏降逆下气，化其痰涎，虽属温燥之品，但用量很轻，与大剂麦冬配伍，则其燥性减而降逆之用存，且能开胃行津以润肺，又使麦冬滋而不腻，相反相成。甘草并能润肺利咽，调和诸药。

（五）用药特点

常用药物主要有人参、沙参、麦冬、桑叶等，能够滋养阴液，纠正阴液亏虚，生津润燥。人参，味甘性微寒，归脾、肺、心经，功效大补元气，生津止渴，安神益智，《神农本草经》谓之“主补五脏，安精神，定魂魄，止惊悸，除邪气，明目，开心益智”。北沙参，甘苦味淡而性微寒，主入肺、脾经，功效养阴清肺，祛痰止咳，《本草从新》谓之“专补肺阴，清肺火，治久咳肺痿”。麦冬，味甘微苦而性寒，功效生津止渴，润肺止咳，《本草纲目》谓之“久服轻身，不老不饥”。桑叶，味苦甘，性微寒，归肺、肝经，功效疏散风热，清肺润燥，清肝明目，《得配本草》谓之“清西方之燥，泻东方之实。去风热，利关节，疏肝，止汗。得生地黄、麦冬，治劳热。配生地黄、阿胶，治嗽血”。

二、湿热浸淫证

（一）主症

四肢痿软，肢体困重，或微肿麻木，尤多见于下肢，或足胫热蒸，或发热，胸脘痞闷，小便赤涩。舌红苔黄腻，脉细数而濡。

（二）症析

湿热浸淫肌肤，流注经脉，气血阻滞，故见肢体痿软无力；湿性趋下，故以下肢不用为多；湿热壅滞筋脉，则局部有热感，喜凉，或有发热；湿热中阻，则见胸脘痞闷；湿热下注，则小便短赤灼热；舌红，苔黄腻，脉细数，皆为湿热之征。

（三）治法

清热燥湿，通利筋脉。

（四）选方

1. 加味二妙散（《医略六书》）

组成：苍术（炒）一两（10g），黄柏（盐水炒）二两（20g），龟板（盐水炒）二两（20g），萆薢二两（20g），知母（盐水炒）二两（20g）。

用法：上为散。每服三钱（9g），人中白煎汤调下。（现代用法：可调整药物用量，水煎，分2次服。）

功用：清热燥湿，通利筋脉。

主治：湿热浸淫证。

方解：方中苍术燥湿健脾，黄柏苦寒清热燥湿，知母清热壮水，萆薢利湿分清，导湿热从小便而出，龟板滋阴潜阳，养肾壮骨。全方合用，有清化下焦湿热，而又不伤阴之效。若湿盛，伴胸脘痞闷，肢重且肿者，可加厚朴、薏苡仁、茯苓、泽泻理气化湿。若长夏雨季，酌加藿香、佩兰芳香化浊。若形体消瘦，自觉足胫热气上腾，心烦，舌红或苔中剥，脉细数，为热甚伤阴，上方去苍术加生地黄、麦冬以养阴清热。如肢体麻木，关节运动不利，舌质紫，脉细涩，为夹瘀之证，加赤芍、丹参、红花活血通络。本证重在清热燥湿，不可急于填补，以免助湿恋邪，或热已伤阴，则应清养，仍需注意养阴而不得碍湿。

2. 四妙丸（《成方便读》）

组成：黄柏、薏苡仁各八两（24g），苍术、怀牛膝各四两（12g）。

用法：上药为细末，泛水为丸（现代用法：按比例水煎，分2次服）。

功用：清热利湿，舒筋壮骨。

主治：湿热浸淫证。

方解：方中以黄柏苦寒，擅清下焦湿热，苍术苦温燥湿健脾，薏苡仁独入阳明，渗湿舒筋缓急，牛膝补肝肾，强筋骨，引药下行。诸药相合，共奏清热利湿，舒筋壮骨之功。

（五）用药特点

常用药物主要有苍术、黄柏、牛膝、薏苡仁等，能够清热燥湿，通利筋脉。苍术，性温，味甘辛苦，归脾、胃经，功效健脾燥湿，解郁，辟秽，《本草纲目》谓“苍术治湿，上中下皆可用……故苍术为足阳明经药，气味辛烈，强胃健脾，发谷之气”。黄柏，味苦，性寒，归肾、膀胱经，功效清热燥湿，泻火除蒸，解毒疗疮，《本草备要》谓之“泻相火，补肾水。苦寒微辛，沉阴下降。泻膀胱相火，足太阳引经药。补肾水不足，坚肾润燥”。牛膝，味苦酸性平，入肝、肾经，功能逐瘀通经，通利关节，利尿通淋，引血下行，《神农本草经》云：“主治寒湿痿痹，四肢拘挛，膝痛不可屈伸，逐血气，伤热火烂，堕胎。”薏苡仁，归脾、胃、肺经，功效健脾渗湿、除痹止泻、清热排脓。《本草经疏》云：“薏苡仁正得之燥气，兼禀乎天之秋气以生，故味甘淡，微寒无毒。阳中阴，降也。经曰：地之湿气，感则害人皮肉筋脉。又曰：风寒湿三者合而成痹。此药性燥能除湿，味甘能入脾补脾，兼淡能渗泄，故主筋急拘挛不可屈伸及风湿痹，除筋骨邪气不仁，利肠胃，消水肿，令人能食。久服轻身。”总之，湿邪去则脾胃安，脾胃安则中焦治，中焦治则能荣养乎四肢而通利乎血脉也。甘以益脾，燥以除湿，脾实则肿消，脾强则能食，湿去则身轻，如是则以上诸疾不求其愈而自愈矣。

三、脾胃亏虚证

（一）主症

肢体痿软无力日重，食少纳呆，腹胀便溏，面浮不华，神疲乏力，舌淡，舌体胖大，苔薄白，脉沉细或沉弱。

（二）症析

脾胃虚弱，气血化源不足，不能充养肌体、筋脉，故肢体痿软，肌肉痿瘦逐渐加重；脾虚失健，则神疲气短，纳少便溏；气虚不能运化水湿则面浮；脾胃虚弱，气血化源不足，故面色不华；苔薄白，脉细，为脾气虚弱之征。

（三）治法

健脾益气。

（四）选方

1. 参苓白术散（《太平惠民和剂局方》）

组成：莲子肉（去皮）一斤（10g），薏苡仁一斤（10g），缩砂仁一斤（10g），桔梗（炒令深黄色）一斤（10g），白扁豆（姜汁浸，去皮，微炒）一斤半（15g），白茯苓二斤（20g），人参二斤（20g），甘草（炒）二斤（20g），白术二斤（20g），山药二斤（20g）。

用法：古代作细末，每服二钱（6g），枣汤调下。现代可作汤剂，用量按原比例酌减，水煎，分2次服。

功用：健脾益气。

主治：脾胃亏虚证。

方解：方中人参、白术、山药、炒扁豆、莲子肉甘温健脾益气；茯苓、薏苡仁健脾渗湿；陈皮、砂仁和胃醒脾。若肥人多痰，可配合六君子汤补脾化痰；中气不足者，可与补中益气汤配合使用。心悸气短者，加黄芪、当归益气生血。如肌肉麻木不仁，苔白腻者，加橘络、白芥子化痰通络；消瘦，舌质紫黯者，可加桃仁、红花、牛膝活血化瘀。

2. 补中益气汤（《内外伤辨惑论》）

组成：黄芪一钱（18g），甘草（炙）五分（9g），人参（去芦）、升麻、柴胡、橘皮三分（6g），当归身（酒洗）各三分（6g）。

用法：上㕮咀，都作一服，水二盏，煎至一盏，去滓，食远稍热服（现代用法：水煎，分2～3次服）。

功用：补中益气。

主治：脾胃气虚证。

方解：方中重用黄芪，味甘微温，入脾、肺经，补中益气。

配伍人参、炙甘草、白术补气健脾，与黄芪合用，以增强其补益中气之功。血为气之母，气虚时久，营血亦亏，故用当归养血和营，协人参、黄芪以补气养血；陈皮理气和胃，使诸药补而不滞，共为佐药。并以少量升麻、柴胡升阳举陷，协助君药以升提下陷之中气，《本草纲目》谓“升麻引阳明清气上升，柴胡引少阳清气上行，此乃禀赋虚弱，元气虚馁，及劳役饥饱，生冷内伤，脾胃引经最要药也”。炙甘草调和诸药。诸药合用，使气虚得补，则诸症自愈。

3. 清暑益气汤（《脾胃论》）

组成：黄芪、苍术、升麻各一钱（6g），人参、泽泻、神曲、橘皮、白术各五分（3g），麦门冬、当归身、炙甘草各三分（2g），青皮二分半（1.5g），黄柏三分（2g），葛根二分（1g），五味子九枚（3g）。

用法：水煎，分2次服。

功用：益气健脾，除湿清热。

主治：脾虚湿滞证。

方解：脾胃气虚，湿浊阻滞，则阳明经脉空虚，可致肌肉痿弱无力，甚至瘫痪。在治痿独取阳明理论的指导下，宜健脾燥湿为主。方中人参、黄芪补益脾气，苍术、白术健脾燥湿，黄柏泻热滋水，麦冬、五味子保肺生津，陈皮、青皮理气，泽泻利湿降浊，当归养血和阴，神曲化食而消积，升麻、葛根解肌升清，甘草和中。诸药相合，共奏益气健脾，除湿清热之功。

（五）用药特点

常用药物主要有人参、党参、黄芪、白术、茯苓、甘草、当归等。人参，味甘微苦性平，归脾、肺、心经，功效为大补元气，复脉固脱，补脾益肺，生津，安神益智，《神农本草经》云

"味甘，微寒，主补五脏，安精神，定魂魄，止惊悸，除邪气，明目，开心益智"。党参，味甘性平，归脾、肺经，功效为补中益气、生津养血。《本草纲目拾遗》认为党参"虽无甘温峻补之功，却有甘平清肺之力。不似沙参之性寒，专泄肺气也。味甘性平，治肺虚，能益肺气"。黄芪，味甘性温，归肺、脾经，功效补气固表、利尿托毒、排脓、敛疮生肌。《名医别录》言其"又主妇人子脏风邪气，逐五脏恶血者，血不自行，随气而行，参合血药则能之矣。补丈夫虚损，五劳羸瘦者，通指因劳阳气乏绝所生病也。甘温益元气，甘温除大热，故通主之。气旺则津液生，故止渴。血虚则腹痛，中焦不治亦腹痛，脾胃之气不足则邪客之而泄痢，补中气则诸证自除矣。益气利阴气者，阳生阴长也"。白术，味苦甘性温，归脾、胃经，功效为健脾益气，燥湿利水，止汗安胎。《开宝本草》云其"主大风在身面，风眩头痛，目泪出，消痰水，逐皮间风水结肿，除心下急满，及霍乱、吐下水止，利腰脐间血，益津液，暖胃，消谷"。茯苓，味甘淡性平，归心、肺、脾、肾经，功效为利水渗湿、健脾宁心。《开宝本草》谓之"止消渴，好唾，大腹淋沥，膈中痰水，水肿淋结，开胸腑，调脏气，伐肾邪，长阴，益气力，保神守中。其有抱根者，名茯神。茯神，味甘平，主辟不祥，疗风眩、风虚，五劳、七伤，口干，止惊悸，多恚怒，善忘，开心益智，安魂魄，养精神"。甘草，味甘性平，归心、肺、脾、胃经。生甘草补脾益气、清热解毒、祛痰止咳、调和诸药；蜜炙甘草补脾和胃，缓急止痛，益气复脉。《开宝本草》云其"味甘平，无毒，温中下气，烦满短气，伤脏咳嗽，止渴，通经脉，利血气，解百药毒"。当归，味甘辛性温，归肝、心、脾经，功效为补血活血，调经止痛，润肠通便。《本草备要》谓其"补血，润燥滑肠。甘温和血，辛温散内寒，苦温助心散寒。诸血属心，凡通脉者，必先补心，当归苦温助心。入心肝脾，心生血，肝藏血，脾统血。为血中之气药。治虚劳寒热，咳逆上气，血和则气降”。

四、肝肾亏损证

（一）主症

起病缓慢，四肢痿弱无力，腰脊酸软，不能久立，或伴眩晕、耳鸣、遗精早泄，或月经不调，甚至步履全废，腿胫大肉渐脱，舌红少苔，脉沉细数。

（二）症析

肝肾亏虚，精血不能濡养筋骨经脉，渐致成痿。腰为肾之府，肾主骨，精髓不足，则腰脊酸软，两膝无力，肌肉消瘦；精血亏虚，不能上注耳目，则耳鸣目眩；肾虚固摄无权，而见遗精、遗尿；肝肾亏虚，冲任失调，故月经不调；舌红，脉细数，均为阴血亏虚之象。

（三）治法

补益肝肾，滋阴清热。

（四）选方

1. 虎潜丸（《丹溪心法》）

组成：熟地黄三两（9g），龟甲四两（12g），知母、黄柏各三两（9g），虎胫一两（3g），牛膝、陈皮、白芍各二两（6g），锁阳、当归各一两半（4.5g），干姜一两（3g）。

用法：水煎，分2次服。

功用：补益肝肾，滋阴清热。

主治：肝肾亏损证。

方解：方中虎骨（可用狗骨代）、牛膝壮筋骨利关节；锁阳温肾益精；当归、白芍养血柔肝荣筋；黄柏、知母、熟地黄、龟板滋阴补肾清热；少佐陈皮以利气，干姜以通阳。本方治肝肾阴亏有热的痿病，为肝肾亏损证的基本方。热甚者去锁阳、干姜，或用六味地黄丸加牛骨髓、猪骨髓、鹿角胶、枸杞子、砂仁治之。若兼见面色萎黄不华，心悸，舌淡红，脉细弱者，加黄芪、党参、当归、鸡血藤以补养气血。若久病阴损及阳，症见怕冷，阳痿，小便清长，舌淡，脉沉细无力者，不可用凉药以伐生气，虎潜丸去黄柏、知母，酌加鹿角片、补骨脂、肉桂、附子等补肾壮阳。此外，也可加紫河车粉，或用牛骨髓、猪骨髓煮熟，捣烂和入米粉，再用白糖或红糖调服。本证以阴虚夹热者为多，但应分清有热无热，虚火当滋肾，无火当填精，若阳虚者则又当温煦为治。

2. 地黄饮子（《圣济总录》）

组成：熟干地黄，巴戟天（去心），山茱萸（炒）、肉苁蓉（酒浸切焙）、附子（炮裂，去皮脐）、石斛（去根）、五味子（炒）、桂（去粗皮）、白茯苓（去黑皮）各一两（30g），麦门冬（去心焙）、远志（去心）、菖蒲各半两（15g）。

用法：上一十二味，剉如麻豆，每服三钱匕，水一盏，生姜三片，枣二枚，劈破，同煎七分。去滓食前温服。

功用：滋肾阴，补肾阳。

主治：肾虚不能上承之证。

方解：本方方义已在中风章节论述。亦可治肾阴阳俱虚所致之痿病。

3. 大补阴丸（《丹溪心法》）

组成：熟地黄（酒蒸）、龟板（酥炙）各六两（18g），黄柏（炒褐色）、知母（酒浸，炒）各四两（12g）。

用法：上为末，猪脊髓蒸熟，炼蜜为丸。每服七十丸（6 ~

9g）空心盐白汤送下（现代用法：上为细末，猪脊髓适量蒸熟，捣如泥状；炼蜜，混合拌匀和药粉为丸，每丸约重15g，每日早晚各服1丸，淡盐水送服；或作汤剂，水煎服，用量按原方比例酌减）。

功用：滋阴降火。

主治：阴虚火旺证。

方解：方中重用熟地黄、龟甲滋阴潜阳，壮水制火，即所谓培其本；继以黄柏苦寒泻相火以坚阴，知母苦寒而润，上能清润肺金，下能滋清肾水，与黄柏相须为用，苦寒降火，保存阴液，平抑亢阳，即所谓清其源；猪脊髓、蜂蜜乃血肉甘润之品，填精益髓，既能助熟地黄、龟甲以滋阴，又能制黄柏之苦燥。本证若仅滋阴则虚火难清，单清热则犹恐复萌，故须培本清源，使阴复阳潜，虚火降而诸症悉除。正如《删补名医方论》中说："是方能骤补真阴，以制相火，较之六味功用尤捷。"

（五）用药特点

常用药物主要有：生地黄、熟地黄、山茱萸、鳖甲、牛膝等。生地黄，味甘苦性寒，归心、肝、肾经，功效为清热凉血、养阴生津。《本草经疏》云"干地黄禀仲冬之气以生，黄者，土之正色，兼禀地之和气，故味甘气寒而无毒"。《名医别录》又云"苦者，以其兼入心脾也。此乃补肾家之要药，益阴血之上品"。熟地黄，味甘性温，归肝、肾经，功效为补血滋阴，益精填髓，《景岳全书》谓之"味甘微苦，味厚气薄，沉也，阴中有阳。《本草》言其入手足厥、少阴经，大补血衰，滋培肾水，填骨髓，益真阴，专补肾中元气，兼疗藏血之经。此虽泛得其概，亦岂足以尽是之妙"。山茱萸，味酸性温，归肝、肾经，功效为补益肝肾，收敛固涩，《本草备要》称其可"补肝肾，涩精气，辛温酸涩，补肾温肝，入二经气分，固精秘气，强阴助阳，安五脏，通九窍”。鳖甲，味咸性微寒，归肝、肾经，功效为滋阴潜阳，软坚散结，退热除蒸，《本草经疏》谓“鳖甲全禀天地至阴之气，故其味咸平无毒。润下作咸，象水明矣。本乎地者亲下，益阴何疑？甲主消散者，以其味兼乎平，平亦辛也。咸能软坚，辛能走散，故《神农本草经》主癥瘕坚积寒热，去痞疾、息肉、阴蚀、痔核、恶肉”。牛膝，味苦酸性平，入肝、肾经，功能为逐瘀通经，通利关节，利尿通淋，引血下行。《神农本草经》云其“味苦，主治寒湿痿痹，四肢拘挛，膝痛不可屈伸，逐血气，伤热火烂，堕胎”。

我们归纳和总结了中医药治疗痿病（如多发性硬化）的用药概况和用药规律，得出了滋补肝肾和补气化痰通络治疗多发性硬化的两大主要用药思路。滋补肝肾以白芍、北沙参、山茱萸、枸杞子、知母为核心；健脾燥湿以陈皮、茯苓、半夏、白术为核心；祛痰通络以浙贝母、水蛭、全蝎、僵蚕为核心。治疗多发性硬化主要配伍是滋补肝肾和补气化痰通络，以甘味，归肝肾和脾胃经的药物居多。根据药物使用频次得出使用频率最多的前3味中药依次是黄芪、生地黄和甘草。高频药物主要分为3群，依次是侧重于滋补肝肾的生地黄、山茱萸和枸杞子；侧重于补气健脾的黄芪、白术和茯苓；活血的当归、牛膝。结合药物使用模式和关联规则表，最终形成了山茱萸、生地黄；山茱萸、枸杞子；党参、黄芪；黄芪、白术；当归、牛膝；当归、白芍；半夏、茯苓等治疗多发性硬化的高频药对。

参考文献

[1] 王永强，王蕾. 基于数据挖掘的中医药治疗多发性硬

化组方用药规律分析 [J]. 中华中医药杂志, 2016, 31 (8): 3049-3052.

第三节 医论选录

《素问·痿论》曰:“黄帝问曰:五脏使人痿,何也?岐伯对曰:肺主身之皮毛,心主身之血脉,肝主身之筋膜,脾主身之肌肉,肾主身之骨髓。故肺热叶焦,则皮毛虚弱急薄,着则生痿躄也。心气热,则下脉厥而上,上则下脉虚,虚则生脉痿,枢折挈,胫纵而不任地也。肝气热,则胆泄口苦,筋膜干,筋膜干则筋急而挛,发为筋痿。脾气热则胃干而渴,肌肉不仁,发为肉痿。肾气热则腰脊不举,骨枯而髓减,发为骨痿。帝曰:何以得之?岐伯曰:肺者脏之长也,为心之盖也,有所失亡,所求不得则发肺鸣,鸣则肺热叶焦。故曰:五脏因肺热叶焦发为痿躄,此之谓也。悲哀太甚,则胞络绝,胞络绝则阳气内动,发则心下崩,数溲血也,故《本病》曰,大经空虚,发为肌痹,传为脉痿。思想无穷,所愿不得,意淫于外,入房太甚,宗筋弛纵,发为筋痿,及为白淫。故《下经》曰:筋痿者,生于肝,使内也。有渐于湿,以水为事,若有所留,居处相湿,肌肉濡渍,痹而不仁,发为肉痿。故《下经》曰:肉痿者,得之湿地也。有所远行劳倦,逢大热而渴,渴则阳气内伐,内伐则热舍于肾,肾者水脏也,今水不胜火,则骨枯而髓虚,故足不任身,发为骨痿。故《下经》曰:骨痿者,生于大热也。……论言治痿者,独取阳明,何也?岐伯曰:阳明者,五脏六腑之海,主润宗筋,宗筋主束骨而利机关也,冲脉者,经脉之海也,主渗灌溪谷,与阳明合于宗筋,阴阳总宗筋之会,会于气街,而阳明为之长,皆属于带脉而络于督脉，故阳明虚则宗筋纵，带脉不引，故足痿不用也。帝曰：治之奈何？岐伯曰：各补其荥而通其俞，调其虚实，和其逆顺，筋脉骨肉各以其时受月，则病已矣。”

按：《素问·痿论》对痿病作了专门的论述。在病因病机方面，主张是由于“肺热叶焦”，筋脉失润；“湿热不攘”，而致筋脉弛缓。在病证分类方面，根据五脏与五体的关系，提出了“痿躄”“脉痿”“筋痿”“肉痿”“骨痿”的五种痿病。在治疗方面，提出了“治痿者独取阳明”和“各补其荥而通其俞，调其虚实，和其逆顺”的治痿原则。为后世认识痿病奠定了理论基础。

《丹溪治法心要·痿》言：“有热、湿痰、血虚、气虚。专主养肺气，养血清金，不可作风治。湿热，东垣健步丸，加芩、柏、苍术。湿痰，二陈加苍术、白术、芩、柏、姜汁、竹沥。血虚，四物加芩、柏、苍，下补阴丸。气虚，四君子加芩、柏、苍术之类……肺热则不能管摄一身，脾热则四肢不为用，而诸痿之病作矣。泻南方肺金清，而东方不实，何脾伤之有？补北方则心火降，而西方不虚，何肺伤之有？故阳明实，则宗筋润，能束骨而利机关矣。”

按：《丹溪治法心要·痿》不但立专篇论述痿病，而且指出病因“有热、湿痰、血虚、气虚”，明确提出痿病“不可作风治”，从而与张子和一起纠正了“风痿混同”之弊，还通过对脏腑生克补泻之阐述，说明了“泻南方、补北方”的治痿法则。

《临证指南医案·痿》言：“经云，肺热叶焦则生痿，又云，治痿独取阳明，以及脉痿筋痿肉痿骨痿之论，内经于痿证一门，可谓详审精密矣。奈后贤不解病情，以诸痿一症，或附录于虚劳，或散见于风湿，大失经旨。赖丹溪先生，特表而出之……夫痿证之旨，不外乎肝肾肺胃四经之病。盖肝主筋，肝伤则四肢不为人用，而筋骨拘挛；肾藏精，精血相生，精虚则不能灌溉诸末，血虚则不能营养筋骨；肺主气，为高清之脏，肺虚则高源化绝，化绝则水涸，水涸则不能濡润筋骨……肺热叶焦而成痿者，用甘寒清上热为主；邪风入络而成痿者，以解毒宣行为主；精血内夺，奇脉少气而成痿者，以填补精髓为主。”

按：清·《临证指南医案·痿》指出本病为“肝肾肺胃四经之病”，较为详细论述了痿病的病机特点，并提出相应治法，对后世启示较大。

第四节 病案选录

病案一：

肺热叶焦之痿躄案（《柳选四家医案》）

素患鼻衄，入夏又发，下体酸软无力，咳嗽口干，溺黄肤热。想是鼻衄屡发，上焦阴液久耗，而胃中湿热之邪熏蒸于肺，肺热叶焦，则生痿躄也。

清燥汤，参、芪、草、术、归、橘、柴、麻、羌、地、连、猪、茯、麦、味、苍、柏、泻。去术、升、柴，加白芍、茅花、枇杷叶。

按：此证病机为肺热叶焦，胃中湿热。盖肺为相傅之官，治节出焉，为气之主，肺热叶焦，则气无所主，而失其治节，不能输布津液以润泽五脏；胃主纳水谷，化精微以滋养表里，故为五脏六腑之海，而下润宗筋，主束骨而利机关。今上焦阴亏，胃中湿热上熏于肺，肺热叶焦而致筋脉失养，痿弱不用。当以东垣清燥汤滋液清燥。以东垣清燥汤减术、升、柴之燥烈升发之性，加白芍滋液，茅花、枇杷叶清肺止血。

病案二：

气血不足、风痰瘀阻之痿病医案

（湖南中医杂志，2009）

范某，男，42 岁。2004 年 12 月发现左手无力，2005 年 10 月诊断为肌萎缩侧索硬化症，2006 年右手出现无力，9 月颈转僵硬，2008 年 4 月构音困难，言语不清，行走无力。近来两手上抬无力，胸闷，二便不能自控，汗多，怕热，大便正常，肌肉时有跳动，舌苔淡黄腻，质紫黯，舌肌萎缩、跳动，脉小滑。查肺通气功能障碍。周仲瑛教授认为该患者的病机要素是气血不足，风痰瘀阻，湿热浸淫。处方：制白附子 10g，制南星 10g，僵蚕 10g，广地龙 10g，炙蜈蚣 3 条，汉防己 12g，赤芍 10g，白芍 10g，木瓜 15g，炒苍术 10g，白术 15g，黄柏 10g，生苡仁 20g，生黄芪 50g，川断 20g，炮山甲 10g（先煎），党参 15g，当归 10g，鬼箭羽 15g，煅龙骨 20g，煅牡蛎 25g，葛根 20g，石斛 10g。服上药 2 月后，复查肺通气功能有明显改善，胸闷明显减轻，四肢力量增强，原方改生黄芪 80g，加乌梢蛇 10g。

按：本病辨证为气血俱虚，精血亏耗，筋脉肌肉失养，并兼有湿热浸淫。治疗上以党参、黄芪、白术、生薏苡仁健脾补气，气血津液充足，则筋脉肌肉得以营养；用当归、石斛、川续断补养精血；用黄柏、苍术、防己、制天南星以清热除湿，祛风化痰，并重用虫类药物如穿山甲、僵蚕、广地龙、蜈蚣、全蝎等搜风通络，以增补气活血、舒筋通脉之功，本方用药清补并用，并初获良效。

第五节　名家治疗痿病特色

一、邓铁涛教授治疗痿病（重症肌无力、肌萎缩侧索硬化症等）特色

邓铁涛教授认为重症肌无力，肌萎缩侧索硬化症等病可归属于中医的“痿病”范畴，其基本病机以脾胃虚损为主，兼以影响他脏，故立“重补脾胃，益气升陷，兼治五脏”为治疗大法。故在选方上，多以李东垣的补中益气汤为基本方随症加减。主要由补益药、理气药、解表药三大类药物组成，黄芪补中益气并能固本升阳，党参（太子参），白术，甘草健脾益气，使元气旺盛，清阳得升；陈皮理气调中，使补气而不滞气；当归补气和营，以助补气养血；升麻、柴胡升举下陷之阳。因痿病患者虚损之重，邓铁涛教授在用药上，会大剂量使用补益药，其中以补气药为主，黄芪用量一般在30～150g；血瘀明显者，多合用补阳还五汤以补气、活血、通络等。痿病患者，会表现出不同程度的阳气不足，故肌肤、筋脉无以濡养，则出现肌痿无力，四肢不温，或肌束颤动，在用药上，邓老在用补益药为主的基础上加巴戟天、菟丝子或肉苁蓉等补肾药。同时痿病患者多长期使用激素治疗，出现痤疮，皮肤潮红，口干等一派虚热之象，故邓老多选用赤芍、生地黄以清热凉血。另外，针对表现为肌无力、肌萎缩、肌束颤动和肌张力增高等症状的运动神经元病类患者，邓老在治疗上以补脾益肾，兼活血化瘀、祛痰通络为法，常选用僵蚕、全蝎、地龙等虫类药物，取其气血之质，跃动攻冲之性，能钻透搜剔，破瘀散结。

二、樊永平教授治疗痿病（多发性硬化）特色

多发性硬化是好发于青壮年的中枢神经系统自身免疫性脱髓鞘疾病，其临床症状多变，常表现为视力下降、肢体瘫痪、感觉障碍、二便障碍等，高级神经功能也常受累。中医理论认为本病主要属“痿病”范畴。疾病急性复发时以肝肾阴虚兼夹痰瘀内热为主，而大剂量激素的应用则更是助火伤阴，使肝肾之阴益亏。随着疾病的不断反复和缓慢进展，阴损及阳，终致阴阳两亏。因此，除以补益肝肾，化痰活血为治疗大法外，还应注意个体化治疗，在辨证的基础上，根据疾病损伤的不同侧重点，相应配以清热、温阳、行气、通腑、养血、疏肝之品以收全功。他在临证过程中，不断总结经验，创立了补肾益髓胶囊，主要药物生地黄、熟地黄、制何首乌、天麻、连翘、水蛭、全蝎、酒大黄、益母草等药物，共奏补肾化痰活血通络之功效。樊永平教授提倡治疗痿病应针药并用，充分发挥针灸在痿病治疗中的作用，使针灸与药物有机结合。治疗痿病临床上除了中医辨证以外，还应该结合西医的辨病，只有病证结合，不断吸取现代研究成果，才能使治疗更加有的放矢。比如临床治疗重症肌无力从脾胃入手的多，盖脾主四肢肌肉，补中益气是主要的治疗方法，符合“独取阳明”的经旨；而多发性硬化引起的下肢痿软无力，则每从补益肝肾入手效果更佳。痿病虽然以肢体痿软无力为主症，（与痹病）以有无疼痛为鉴别要点，但也并非绝对，临床上有些疾病痿软的同时伴有疼痛，如多发性硬化患者，在下肢痿软无力的同时可以伴有肢体局部疼痛，所以内经以来常有痿痹同称，不可轻易否认，而应从实际出发，尊重临床实际。古人治疗痿病强调不用风药，恐风药生燥热而伤及阴血，临床也不是一概禁用风药，滋

阴或益气养血的同时佐以息风、祛风之品，有助于改善症状。

（李康宁　王蕾）

参考文献

[1] 李郡，汪双双，杨晓军，等．从86例处方浅谈邓铁涛教授治疗脾胃肌肉疾病用药规律特点．时珍国医国药，2015，26（7）：1742－1743.

[2] 樊永平．多发性硬化中医病因病机和治疗．环球中医药，2013，6（9）：668－670.

第十章
耳鸣耳聋

第一节 概　述

耳鸣是指患者自觉耳中鸣响而周围环境并无相应的声源，既可以发于单侧也可以发于双侧，有时候患者自觉鸣声来自头颅内部。在中医古籍中还有“蝉鸣”“暴鸣”等不同名称。耳聋是指不同程度的听力减退。程度较轻者也称“重听”，如《杂病源流犀烛·卷二十三》云：“耳聋者，声音闭隔，竟一无所闻者也，亦有不至不闻，但闻之不真者也，名为重听。”在中医古籍中又名“渐聋”“聩聋”等不同名称。耳鸣与耳聋在临床上同时或先后出现，二者的病因病理及中医辨证施治原则也基本相似，故本节将耳鸣耳聋合在一章讨论，他们既是一些疾病的常见症状，有时候也可以单独成为一种疾病。西医学的突发性耳聋、传染中毒性耳聋、老年性耳聋等均可参考本章进行辨证施治。

第二节 辨证论治

目前普遍认为耳鸣耳聋有虚实之分，虚为肾精亏虚及气血不足导致清窍失养；实为风、火、痰、瘀等病理因素蒙蔽清窍。在发病过程中，风、火、痰、瘀可因虚而生，诸邪又进一步耗伤阴精气血。本病的病位在脑，和肝脾肾的关系密切。该病基本病机分为虚实两大类，一般起病急、病程短以实证多见，常见于风热侵袭、肝火上扰、痰火郁结等证型，治疗原则当以疏风清热、清肝泻热、祛痰降火为主；而另一类起病缓慢、病程较长兼有年老体弱以虚证常见，多属于肾精亏损、气血不足等，治疗当补肾填精，益气养血，调补阴阳为主，兼以通窍。

一、风热侵袭证

（一）主症

突起耳鸣，如吹风样，昼夜不停，听力下降，或伴有耳胀闷感，全身可伴有鼻塞，流涕，咳嗽，头痛，发热恶寒，舌质红，苔薄黄，脉浮数。

（二）症析

风热外袭，外邪循经上犯，蒙蔽清窍，故出现耳聋耳鸣；风热上犯，经气滞塞，则耳内胀闷；肺经受袭，失于宣降故咳嗽；舌质红，苔薄黄，脉浮数等均系风热侵袭之征象。

（三）治法

疏风清热，宣肺通窍。

（四）选方

1. 银翘散（《温病条辨》）

组成：连翘一两（12g），金银花一两（12g），苦桔梗六钱（6g），薄荷六钱（6g），竹叶四钱（5g），生甘草五钱（5g），荆芥穗四钱（5g），淡豆豉五钱（5g），牛蒡子六钱（6g）。

用法：水煎，分2~3次服。

功用：疏风透表，清利通窍。

主治：风热袭表，蒙蔽清窍证。

方解：方中金银花、连翘用量独重，其质地清扬，辛而能透，疏风透表；淡豆豉、荆芥穗药性虽辛而微温，但在大队寒凉药中，温性被制，而存其发表散邪之用；淡竹叶、牛蒡子祛上焦余热；桔梗引药上行。临床应用可加蔓荆子清利头目，石菖蒲豁痰开窍。

2. 蔓荆子散（《东垣十书》）

组成：蔓荆子四钱（12g），菊花五钱（15g），升麻五钱（15g），麦冬四钱（12g），赤芍五钱（15g），木通五钱（15g），生地黄五钱（15g），桑白皮五钱（15g），路路通五钱（15g）。

用法：水煎，分2~3次服。

功用：疏风清热，通经开窍。

主治：风热袭表，闭阻清窍证。

方解：方中以蔓荆子、菊花、升麻、桑白皮轻清上浮；善疏散风热，清利头目；生地黄、赤芍、麦冬清热养阴，木通清热通利，使热邪从下焦而去；路路通通经开窍，诸药相合，可治风热上攻引起的耳鸣耳聋。

3. 普济消毒饮（《重订广温热论》）加减

组成：连翘三钱（9g），黄芩三钱（9g），板蓝根四钱（12g），僵蚕一钱半（4.5g），金银花四钱（12g），桃仁二钱（6g），玄参三钱（9g），川连一钱（3g），牛蒡子三钱（9g），桔梗钱半（4.5g），炒苍耳子钱半（4.5g），蝉衣钱半（4.5g）。

用法：水煎服，分2~3次服。

功用：清泄热毒，散结开窍。

主治：风热上壅耳窍。

方解：方中连翘、金银花质地清扬，辛而能透，疏风透表，为君药；黄芩、板蓝根、黄连、牛蒡子清泄热毒；玄参凉血滋阴，泻火解毒；蝉蜕、僵蚕、苍耳子通经散结开窍；桔梗引诸药上行。

（五）用药特点

常用药物主要有金银花、连翘、蔓荆子、石菖蒲等。多有辛凉宣散之性，主入手太阴经脉，具有辛凉宣散，疏风散热等特点。金银花，性味甘寒，归肺、心、胃、大肠经，辛凉透表，长于疏风清热，清解热毒，《滇南本草》谓其可“清热、解疮毒、痈疽发背、丹流瘰疬”。连翘，苦而微寒，主入手太阴、手少阴经，主清热泻火，凉血解毒，《神农本草经》谓其可“去寒热、鼠瘘、瘰疬、痈肿恶疮、瘿瘤、结热”；二药为本证最多选用，取其轻清宣透以清宣肺卫之邪；蔓荆子，味辛苦性微寒，归肺、膀胱、肝经，其主要功效是疏散风热，清利头目，除湿利关节。石菖蒲，性味辛苦温，归心、胃经，功能为化湿开胃，开窍豁痰，醒神益智，用于脘痞不饥，神昏癫痫，健忘耳聋。可配伍其他药物，如柴胡、升麻升举清气，僵蚕、路路通等通经开窍，也为常用。

二、肝火上扰证

（一）主症

耳鸣如潮声或风雷声，耳聋时轻时重，多在情志抑郁或恼怒之后耳鸣耳聋加重，伴有口苦咽干或面红目赤，尿黄，便秘，夜寐不宁，头痛，眩晕，舌红，苔黄，脉弦数。

（二）症析

肝胆互为表里，足少阳胆经入耳中，肝火循经上扰耳窍，则耳鸣耳聋，情志抑郁或恼怒则肝气郁结，气郁化火故耳鸣耳聋加重；肝火上炎则面红目赤，头痛眩晕；肝火内炽，灼伤津液则口苦，便秘；肝火扰神，则夜寐不宁；舌红，苔黄，脉数主热，脉弦主肝，属于肝火上扰之征象。

（三）治法

清肝泻热，开郁通窍。

（四）选方

1. 龙胆泻肝汤（《医方集解》）加减

组成：龙胆草（酒炒）9g，黄芩（炒）9g，栀子9g（酒炒），泽泻12g，木通6g，车前子9g，当归（酒洗）3g，生地黄（酒炒）9g，柴胡9g，甘草（生用）6g。

用法：水煎服，分2~3次服。

功用：清肝泻火，开郁通窍。

主治：风热上壅耳窍。

方解：方中龙胆草、栀子、黄芩、黄连苦寒直折清泄肝胆，柴胡疏肝利胆，车前子、泽泻、木通清利湿热，引热下行，当归、生地黄滋阴养血，甘草调和诸药，加石菖蒲祛湿涤痰开窍，共奏清肝泻热，开郁通窍之功。

2. 聪耳芦荟汤（《重订通俗伤寒论》）

组成：生大黄二钱（6g），熟大黄二钱（6g），芦荟五钱（15g），青黛一钱（3g），柴胡二钱（6g），龙胆草四钱（12g），黄芩四钱（12g），山栀四钱（12g），当归四钱（12g），青皮二钱（6g），青木香二钱（6g），石菖蒲二钱（6g）。

用法：水煎服，分2~3次服。

功用：苦寒清利，解毒开窍。

主治：肝火炽热上壅耳窍。

方解：方中龙胆草、栀子、黄芩、青黛、苦寒直折清泄肝胆，柴胡疏肝利胆，大黄、芦荟通便泻热，釜底抽薪，青皮、木香理郁结之肝气，当归养血，石菖蒲开窍，诸药并用，共奏苦寒清利，解毒开窍之功。

3. 羚角钩藤汤（《通俗伤寒论》）

组成：羚角片（先煎）钱半（4.5g），霜桑叶二钱（6g），京川贝（去心）四钱（12g），鲜生地黄五钱（15g），双钩藤（后入）三钱（9g），滁菊花三钱（9g），茯神木三钱（9g），生白芍三钱（9g），生甘草八分（2.4g），淡竹茹（鲜刮，与羚角先煎代水）五钱（15g）。

用法：水煎服，分2～3次服。

功用：平肝泻热，化痰开窍。

主治：肝风上扰耳窍。

方解：方中羚羊角、钩藤、桑叶、菊花平肝息风，清热降逆，生地黄凉血滋阴，白芍养血柔肝，川贝母、竹茹清热化痰，茯神平肝宁心安神，加黄芩清热，石菖蒲开窍，生甘草调药。诸药并用，共奏平肝泻热，化痰开窍之功。

（五）用药特点

常用药物主要有龙胆草、黄芩、栀子、石菖蒲等。多有苦寒降火之性，主入足厥阴经脉，具有平肝降火的特点。龙胆草性味苦寒，入肝经和胆经，善于清热燥湿，泻肝胆之火；《本草正》早有论述："龙胆草乃足厥阴、足少阳之正药，大能泻火，但引以佐使则诸火皆治，凡肝肾有余诸火皆其所宜。"黄芩，性味苦而寒，主入足少阳、手太阴经，主清热泻火，凉血解毒，最擅解热，《珍珠囊》谓之："除阳有余，凉心去热，通寒格。"二药为本证最多选用；栀子，味苦性寒，归心、肺、三焦经，功效为泻火除烦，清热利湿，凉血解毒。也可配伍其他药物，如柴胡疏肝理气，白芍养血柔肝等。

三、痰火郁结证

（一）主症

耳鸣耳聋，耳中胀闷，头重头昏，或见头晕目眩，胸脘满闷，咳嗽痰多，口苦淡而无味，二便不畅，舌红，苔黄腻，脉滑数。

（二）症析

痰火郁结，蒙蔽清窍，故耳鸣耳聋、耳中胀闷、头重头昏，头晕目眩；痰湿中阻，气机不利，则胸脘满闷，二便不畅；痰火犯肺，肃降失常，则咳嗽痰多；痰湿困脾，则口淡无味，内热则口苦；舌质红，苔黄腻，脉滑数等均系痰火郁结之征象。

（三）治法

化痰清热，散结通窍。

（四）选方

黄连温胆汤（《六因条辨》）加味。

组成：半夏（汤洗七次）、竹茹、枳实（麸炒，去瓤）各二两（6g），陈皮三两（9g），甘草（炙）一两（3g），茯苓一两半（4.5g），黄连三两（9g），胆南星（6g），石菖蒲（6g），郁金（6g）。

用法：水煎服，分2～3次服。

功用：清热降火，豁痰开窍。

主治：痰火郁结，蒙蔽耳窍。

方解：方中半夏燥湿化痰，茯苓健脾利湿，竹茹清热化痰，陈皮、枳实行气解郁，黄连清热除烦，炙甘草调和药性，加胆南星清热化痰，石菖蒲、郁金化痰开窍。诸药并用，共奏化痰开窍之功。

（五）用药特点

常用药物主要有：胆南星、竹茹、石菖蒲等。多有清热化痰，散结开窍等特点。胆南星，性凉，味苦微辛，归肺、肝、脾经，清热化痰，息风定惊。《本草正》论其“较之天南星味苦性凉，故善解风痰热滞”。竹茹，性微寒味甘，归肺、胃经，功能清热止呕，涤痰开郁，《本草再新》谓其能“泻火除烦，润肺开郁，化痰凉血”，与黄连配伍，可清心胆，化痰浊之功；石菖蒲，味辛苦性温，归心、胃经，功能化湿开胃，开窍豁痰，醒神益智，用于脘痞不饥，神昏癫痫，健忘耳聋。也可配伍其他药物，如陈皮、半夏、茯苓等。

四、肾失所养证

（一）主症

耳鸣如蝉，昼夜不息，安静时尤甚，听力逐渐下降，或见头昏眼花，腰膝酸软，虚烦失眠，夜尿频多，发脱齿摇，舌红少苔，脉细弱或细数。

（二）症析

肾开窍于耳，肾失所养，不能上奉于耳，则耳鸣耳聋，肾主骨生髓，脑为髓之海，齿为骨之余，肾元亏损，髓海空虚则头昏眼花，发脱齿摇；肾主水，肾气不固则夜尿频多；腰为肾之府，肾虚则腰膝酸软；肾阴不足，虚火内扰心神，则虚烦失眠；舌红少苔，脉细弱或细数均系肾失所养之征象。

（三）治法

补肾填精，滋阴潜阳。

（四）选方

1. 耳聋左慈丸（《重订广温热论》）

组成：熟地黄八两（240g），山茱萸四两（120g），山药四两

（120g），牡丹皮三两（90g），泽泻三两（90g），茯苓三两（90g），磁石二两（60g），石菖蒲两半（45g），五味子两半（45g）。

用法：上药共研细末，炼蜜为丸，如梧桐子大。每服 6 ~ 9g，日服 2 ~ 3 次，温开水或淡盐汤送服。

功用：滋阴补肾，潜阳聪耳。

主治：肾精亏虚，精血不足。

方解：方中熟地黄、山药、山茱萸补肾填精，茯苓、泽泻、牡丹皮泄肾浊，磁石重镇潜阳，五味子固涩肾精，石菖蒲化痰开窍，诸药并用，共奏补肾填精开窍之功。

2. 右归丸（《景岳全书》）

组成：熟地黄八两（24g），山药（炒）四两（12g），枸杞子（微炒）四两（12g），山茱萸（微炒）三两（9g），菟丝子（制）四两（12g），鹿角胶（炒珠）四两（12g），杜仲（姜汁炒）四两（12g），肉桂二两（6 ~ 12g），当归三两（9g），制附子自二两渐可加至五六两（6g ~ 18g）。

用法：将熟地蒸烂杵膏，余为细末，加炼蜜为丸，如弹子大。每服嚼二三丸，以滚白汤送下（现代用法：蜜丸，每服 9g，日 2 次；亦可作汤剂，水煎服）。

功用：温补肾阳，填精通窍。

主治：肾阳亏虚，精血不足。

方解：方中熟地黄、山药、山茱萸、杜仲补肾，肉桂、菟丝子、鹿角胶、黑附片温肾阳，当归、枸杞滋阴润燥。诸药并用，共奏温肾填精通窍之功。

3. 金匮肾气丸（《金匮要略》）

组成：干地黄八两（24g），山药、山茱萸各四两（12g），泽泻、茯苓、牡丹皮各三两（9g），桂枝、附子各一两（3g）。

用法：上药共研细末，炼蜜为丸，如梧桐子大。每服6～9g，日服2～3次，温开水或淡盐汤送服。

功用：补肾益阳，填精通窍。

主治：肾之阳气不足。

方解：方中地黄、山药、山茱萸补肾，茯苓、泽泻、牡丹皮泄肾浊，桂枝、附子温肾阳。临床应用可将生地黄改为熟地黄，桂枝改为肉桂，加磁石重镇潜阳，石菖蒲开窍，诸药并用，增强滋阴益阳，填精通窍之功。

（五）用药特点

常用药物主要有熟地黄、山药、山茱萸、磁石、石菖蒲等。多有滋阴养血，固涩填精之性，主入足少阴肾经，具有滋补肾阴，养血填髓等特点。熟地，甘微温，归肝、肾经，主治功效为补血养阴，填精益髓。《本草从新》有云："滋肾水，封填骨髓，利血脉，补益真阴，聪耳明目，黑发乌须……一切肝肾阴亏，虚损百病，为壮水之主药。"山药，性味甘平，归脾、肺、肾经，主补脾肾之精气，《神农本草经》谓之："主伤中，补虚，除寒热邪气，补中益气力，长肌肉，久服耳目聪明。"山茱萸，性味酸微温，归肝、肾经，主治功能补肝肾，涩精气，固虚脱，为固涩肾精不可缺少之要药，《雷公炮炙论》称其"壮元气，秘精"。磁石，性味辛咸平，无毒，归肾、肝、肺经。主治功效平肝潜阳，聪耳明目。也可配伍其他药物，如五味子酸敛固涩，肉桂温通肾阳，也为常用。

五、气血亏虚

（一）主症

耳鸣耳聋，每遇疲劳后加重，或见倦怠乏力，声低气怯，面色无华，食欲不振，脘腹胀满，大便溏薄，心悸失眠，舌质淡红，苔薄白，脉细弱。

（二）症析

脾失健运，气血生化之源不足，耳窍失养，则耳鸣耳聋；气虚则倦怠乏力，声音低怯；血虚则面色无华；脾虚湿蕴则食少腹胀，便溏；血虚心神失养则心悸失眠；舌淡红，苔薄白，脉细弱或细数均系气血不足之征象。

（三）治法

健脾益气，养血通窍。

（四）选方

1. 益气聪明汤（《东垣试效方》）

组成：黄芪、甘草各半两（15g），芍药一钱（3g），黄柏（酒制，锉，炒黄）一钱（3g），人参半两（15g），升麻、葛根各三钱（9g），蔓荆子一钱半（4.5g）。

用法：上㕮咀，每服三钱（9g），水二盏，煎至一盏，去滓温服，临卧近五更再煎服之（现代用法：水煎，分2~3次服）。

功用：益气升阳，聪耳明目。

主治：清阳不升，耳窍失养。

方解：方中人参、黄芪、甘草配伍升麻、葛根以补中益气，升举清阳于头面耳窍，并配伍蔓荆子清利头目，黄柏清热降火，芍药敛阴和血,。诸药合用共奏健脾、升阳、开窍之功，适宜于中气虚弱，清阳不升，清窍失荣之头晕眼花、耳聋目障者。

2. 归脾汤（《济生方》）

组成：白术、茯神（去木）、黄芪（去芦）、龙眼肉、酸枣仁（炒，去壳）各一两（30g），人参、木香（不见火）各半两（15g），甘草（炙）两钱（6g），当归一钱（3g），远志（蜜炙）

一钱（3g）。

用法：上㕮咀，每服四钱（12g），水一盏半，加生姜五片，枣一枚，煎至七分，去滓温服，不拘时候（现代用法：加生姜、大枣，水煎，分 2 ~ 3 次服）。

功用：健脾补气，补血通窍。

主治：气血亏虚。

方解：本方方义已在眩晕章节论述。亦可治气血两虚所致之耳鸣。

3. 人参养荣汤（《三阴极一病证方论》）

组成：白术三钱（9g），当归三钱（9g），白茯苓三钱（9g），黄芪五钱（15g），白芍三钱（9g），远志三钱（9g），熟地黄五钱（15g），人参四钱（12g），五味子二钱（6g），甘草二钱（6g）。

用法：水煎服，分 2 ~ 3 次服。

功用：健脾补气，补血通窍。

主治：气血亏虚。

方解：方中黄芪、人参、白术、甘草、茯苓健脾补气，白芍、熟地黄、当归养血安神。远志通九窍安神，五味子酸涩敛阴，诸药合用共奏健脾、养血、开窍之功。

（五）用药特点

常用药物主要有黄芪、人参、葛根、芍药等。多有益气养血等补益之性，主入足太阴经脉，具有益气健脾，养血开窍等特点。黄芪，健脾益气，升举清阳，补气固表，利尿托毒，排脓，敛疮生肌。用于气虚乏力，食少便溏，中气下陷，久泻脱肛，便血崩漏，表虚自汗（《中国药典》）；人参，性味甘微苦温，入手足太阴经，大补元气，固脱生津，治疗一切气血津液不足之证，

《神农本草经》谓之："主补五脏，安精神，定魂魄，止惊悸，除邪气，明目，开心益智。"葛根，又称粉葛，性味甘辛平，入足太阴、足阳明经，主治功效为解肌退热，生津止渴，益气升阳。金元医家李杲早有论述："干葛，其气轻浮，鼓舞胃气上行，生津液，又解肌热。"其升清之性濡养耳窍，则其症自消。芍药，性味酸苦微寒，归足厥阴、足太阴经，主治功效为养血柔肝，敛阴润燥。可配伍其他药物，如石菖蒲，通利耳窍；当归，活血养血……也为常用。

有学者归纳和总结国内中文数据库中治疗耳鸣的相关临床文献，筛选符合纳入标准的临床随机对照试验，运用中医传承辅助系统对药物进行频次及关联规则的分析，提取高频药物及高关联规则药组。结果发现，最终纳入的231首处方所涉及227味药物中，提取出13味临床常用药物，分别是柴胡、葛根、石菖蒲、茯苓、熟地黄、山药、丹参、磁石、川芎、当归、甘草、泽泻、半夏。再进一步筛选，最终得出柴胡、葛根、石菖蒲3味核心用药。通过调查中所分析的药物频次、高频药组、常用药物与核心药物等，可以明确中医在临床治疗耳鸣的配伍规律，即在柴胡、葛根、石菖蒲3味核心药物基础之上，兼见肝火上炎者，酌情配以泻火、解郁、通窍药物，如木通、竹叶、龙胆草、栀子、黄芩等，以加强清肝泻火通窍的功效；兼见痰湿盛者，配伍利湿、化痰、活血、通窍药物，如白芷、陈皮、半夏、茯苓、乌梅、桃仁、红花等；兼见脾肾亏虚者，配伍健脾、滋阴、益肾等药物，如升麻、白术、生地黄、五味子、女贞子、磁石、桔梗等，不仅滋补先天之本，且也顾护了后天之本。兼见阴虚阳亢者，则配伍以镇肝、息风、育阴、潜阳药物，如龙骨、牡蛎、代赭石、鳖甲等。这些研究为防治耳鸣临床用药提供了参考。

参考文献

[1] 于莹，张功，黄海星，等. 中药治疗耳鸣的组方用药规律分析. 山东中医药大学学报，2016，9（6）：433－435.

第三节 医论选录

《外科证治全书·卷二》言："耳鸣者，耳中有声，或若蝉鸣，或若钟鸣，或若熇熇然，或若流水声，或若簸米声，或睡着如打战鼓，如风入耳。"

按：本段形象地阐述了耳鸣的特点，耳鸣的临床症状复杂多变，辨证不可不细。耳鸣分实证和虚证，实证主要以肝火上扰、痰火郁结为主，一般发病急，鸣声不断，按之不减，多伴有头痛，烦躁易怒，脉弦等；虚证以脾胃虚弱、心血不足、肾精不足为主，发病慢，鸣声时作时止，按之减弱，多见失眠，腰膝酸软，劳累后则加剧，脉虚细等。临床上往往虚实夹杂，临证应辨证准确，才能提高疗效。

《诸病源候论·卷二十九》言："劳动经血，而血气不足，宗脉体虚，风邪趁虚，随脉入耳，与气相击，故为耳鸣。"

按：本段阐述了耳鸣虚症的发病机制。"劳动经血"以至于"气血不足"，最后"宗脉体虚"，风邪入耳，与正气相搏，发为耳鸣。本段对耳鸣虚症的病机做了详细论述，故此种耳鸣多从补益气血论治。

《名医杂著·卷三》言："耳鸣者，或鸣甚如蝉，或左或右，或时闭塞，世人多做肾治不效，殊不知此是痰火上升，郁于耳中为鸣，郁甚则壅闭矣。"

按：本段阐述了耳鸣痰火实证的发病机制。发病以“或鸣甚如蝉，或左或右，或时闭塞”为主要临床表现，其病机为痰火互结，郁于耳中，发而为鸣。此种耳鸣应辨清证因，以清热祛痰法论治，不可采取补肾法治疗而犯虚实之戒。

第四节 病案选录

病案一：

肺火壅盛致耳鸣案（《续名医类案》）

柴屿青治汪谨堂夫人，两耳蝉鸣，昕夕不歇，服过人参、熟地黄四两，无少效。柴曰：肾开窍于耳，心亦寄窍于耳，治耳必责之肾固矣。但诊得两尺尚属有神，决非肾虚，左寸亦平缓无，惟右寸关洪大，此肺胃两部风热所壅而致，遂不治病而治脉。用清解之剂，不数服而右耳已愈，再服数剂两耳全愈。

按：本案属肺火所壅而致的耳鸣案，风热外袭，外邪循经上犯，蒙蔽清窍，故出现耳聋耳鸣。风热上犯，经气滞塞，则耳内胀闷。治法当以疏风、清热、降火为主。此病以青壮年多见，病程短，发病急骤，为该病主要特点。

病案二：

心肾失养致耳鸣、耳聋案（《续名医类案》）

叶天士治丁某。肾开窍于耳，心亦寄窍于耳，心肾两亏，肝阳亢逆，故阴精走泄，阳不行根据，是以耳鸣时闭。但病在心肾，其原实由于郁，郁则肝阳独亢，胆火上炎。清晨服丸药，以补心肾，午服汤药，以清少阳，以胆经亦终于耳也。

丸药：水煮熟地黄四两，麦冬一两半，龟板二两，牡蛎两半，白芍两半，北五味一两，建莲两半，磁石一两，茯神两半，沉香五钱，辰砂五钱为衣。

煎方：夏枯草二钱，丹皮一钱，生地三钱，山栀一钱，女贞子三钱，赤苓钱半，生甘草四分。

按：本案属心肾失养、阴精走泄而致的耳鸣、耳聋。肾开窍于耳，心亦寄窍于耳，心肾失所养，不能上奉于耳，则耳鸣耳聋，治当补益心肾之精、养血敛阴为主，阴血荣则耳鸣自消。丸药重在滋阴养血、收敛固涩，煎方重在养阴化痰，通络开窍，二者相配，标本兼顾。此病以中老年多见，病程长，呈进行性加重，故治疗周期宜长。

病案三：

气血亏虚致耳聋案（《古今医案按》）

石山治一人，年近六十，面色苍白，病左耳聋，三十年矣。近年来，或头左边及耳皆肿溃脓，脓从耳出甚多，时或又肿复脓，今则右耳亦聋。屡服祛风去热逐痰之药不效，汪诊左手心脉浮小而快，肝肾沉小而快，右脉皆虚散而数，此恐乘舆远来，脉未定耳，来早脉皆稍敛，不及五至，非比日前之甚数也，夫头之左边及耳前后皆属于少阳也。经曰：少阳多气少血，今用风药痰药，类皆燥剂，少血之经，又以燥剂燥之，则血愈虚少矣，血少则涩滞，涩滞则壅肿。且血逢冷则碍，今复以寒剂凝之，愈助其壅肿，久则郁而为热，腐肉成脓从耳中出矣，渐至右耳亦聋者。脉络相贯，血气相根据，未有血病而气不病也，故始则左病而终至于右亦病矣，是为病久气血两虚。且年六十，气血日涸，而又出外劳伤气血，又多服燥剂以损其气血，脓又大泄以竭其气血，则虚而又虚可知矣，以理论之，当滋养气血，气血健旺，则营运有常而病自去矣。否则不惟病不除，而脑痈耳疽，抑亦有不免矣，人参二钱，黄芪三钱，归身、白术、生姜各一钱，鼠粘子、连翘、柴胡、陈皮各六分，川芎、片芩、白芍各七分，甘草五分，煎服十数帖而愈。

按：本案属气血亏虚致的耳聋。该患者头左边及耳皆肿溃脓，各医家皆以热病治不效，久病耗伤气血，且年近六旬，气血日涸，当属本虚标实，治法以滋养气血为主，佐以清热、通络、活血等药物，以求标本兼顾。

第五节　名家治疗耳聋耳鸣特色

一、冯世纶教授以六经辨证治疗耳鸣耳聋的经验

经方名家冯世纶教授认为，耳聋耳鸣应先辨六经继辨方证，强调辨证论治，经方辨证治病，主要依据“症状反应”，使方证相应，方可收到良效。经方诊治耳鸣，辨证不出六经，辨证多从少阳、太阴论治。少阳证半表半里之邪无出路，郁久化热，故半表半里之证多伴有一定郁热，火性炎上，热上扰清窍，可出现清窍之症，如口苦、咽干、目眩，口、咽、目皆为人体上部孔窍之症，耳朵也为孔窍，因此孔窍之病的耳鸣，从经方来看，也多属于半表半里证的少阳病。而太阴病病机为里虚寒，正如《伤寒论》第277条所言“属太阴，以其脏有寒故也”，机体功能衰弱则容易导致水饮内停，郁遏气机，气机不利则夹饮上逆，侵犯清窍而导致耳鸣。

冯教授认为耳鸣多见邪气上扰清窍，其中属半表半里热者（少阳病）居多，但太阴病水饮上犯者亦不少见，对于属于半表

半里证的少阳热扰所致耳鸣，给予和解少阳之法常可获效，对于太阴里虚寒水饮上逆所致耳鸣，给予温胃降逆利饮，则可据证选用苓桂术甘汤、真武汤、茯苓饮等，可获满意疗效。

二、陈家礼老中医辨治耳鸣、耳聋注重脾胃的学术经验

耳鸣、耳聋二者在临床上常常同时或先后出现，中医认为二者病因病机基本相似，所以多一并论治。因肾开窍于耳，认为与肾关系密切，形成了医家多从肾论治的诊治特点。陈家礼老中医认为治病讲求整体辨证，推崇东垣“内伤脾胃，百病始生”观点，认为脾胃健旺则百病不生。陈老在治疗本病时，不忘脾胃，注意到脾胃功能失调及其病理产物痰湿郁火对本病的影响。陈老秉承金元四大家之一李东垣以“内伤脾胃，百病由生”的观点。认为耳鸣耳聋的病因与脾胃关系密切。李东垣认为脾胃虚弱，精气不足，耳窍失养；清阳不升，浊阴不降，耳窍闭塞；阴火上乘，耳窍受困均可引起耳鸣耳聋。

陈老在治疗本病时注意胃气的顾护，注意药物对脾胃的影响，认为药物发挥作用依赖于脾胃的运化，故有些治法虽在滋补肾阴，但不忘顾护脾胃。同时注意脾胃及其病理产物痰湿及郁火对其的影响，脾胃弱不能化生气血上充于耳；脾胃弱则肝木乘，痰、湿、郁火蒙蔽清窍皆可导致本病发生。温病大家薛生白论述湿温云：“太阴内伤，湿停饮聚，客邪再至，内外相引，故病湿热。此皆先有内伤，再感客邪。”说明脾胃弱，内有湿邪易招致外湿。同时外湿为患亦易伤脾。所以陈老在治疗本病时，从脾胃论治并注重其病理产物痰、湿造成的影响，采取顾护脾胃，健脾化痰除湿方法治疗，取得了较好的效果。

三、赵玉庸教授审虚实治疗耳鸣耳聋经验

赵教授认为耳鸣、耳聋的病因病机无外虚实两端。外感因素主要有风、寒、暑、湿、燥等；内伤包括痰浊、血瘀、血虚、气虚、气滞等，涉及脏腑虚实、气血逆乱、经脉失调等方面。赵玉庸教授以《内经》“所谓聋者，水衰火实，热郁于上”及“少阳之厥，则暴聋”为理论指导，认为耳鸣、耳聋与肝肾的关系最为密切。肾藏精，主骨生髓，上通于脑，开窍于耳。肾气充沛，髓海得濡则听觉正常。若肾精耗损，髓海空虚，则发为本病。此外，少阳经脉上入于耳，肝胆火盛，循经上扰，夹火生风，冲塞玄府，亦成鸣、聋之患。又肝肾同源，肝阳上亢或因肾水不济所致，且肝火内郁，尤易汲伤肾阴，导致耳鸣耳聋更甚。故赵玉庸教授在治疗上常以清泄肝火、补肾填精、益气活血、聪耳明目为治疗大法。

对耳鸣、耳聋首辨病之新久及病性虚实。虚者补之，实者泻之，此乃调治大法。虚者多责之于脾肾。脾气虚弱，清气不升，患者耳鸣、耳聋时重时轻，面色萎黄，神疲纳少，大便易溏，以黄芪、白术、山药、扁豆、陈皮、砂仁健脾益气；肾阴亏虚，相火妄动，患者见腰酸遗精，以熟地黄、山药、茯苓、泽泻、牡丹皮、山茱萸调补肾阴；肾阳不足，命门火衰，患者腰冷肢软，阳痿早泄，以桑寄生、续断、杜仲、金樱子、芡实补肾固涩；实者多责之于肝热及风邪：肝胆火盛，循经上扰，患者头痛目赤，口苦咽干，以龙胆草、大黄、栀子、黄连苦寒泻火；肝气郁结，患者心烦易怒，以柴胡、白芍、夏枯草柔肝理气解郁；肝火扰动心神，患者夜寐不宁，以酸枣仁、知母、茯神、龙骨、牡蛎、珍珠母镇肝宁心安神。外邪袭肺，若有咳嗽、咯痰、咽痛者，用金银

花、连翘、桔梗、牛蒡子清热解毒，苦杏仁、浙贝母、前胡、枇杷叶宣肺止咳；若口舌生疮，腮颊肿胀，疼痛甚者，宜加用紫花地丁、大青叶、板蓝根等清热解毒之品。赵玉庸在临床治疗上以虚实为纲，补泻并用，随症加减变化。

（陈溆　谷凌云）

参考文献

[1] 马家驹，张广中，陶有强．冯世纶利用六经辨证治疗耳鸣经验．河南中医，2013，33（8）：1223－1224.

[2] 苗建英，陈家礼．陈家礼老中医辨治耳鸣、耳聋注重脾胃的学术经验．山西中医学院学报，2012，13（5）：50－51.

[3] 王筝，王聪慧，梁丽娟，等．赵玉庸教授审虚实治疗耳鸣耳聋经验．新中医，2013，45（8）：224－225.

第十一章
不　寐

第一节　概　　述

不寐即一般所称谓的“失眠”。是指以经常不能获得正常睡眠为特征的一类病证。主要表现为睡眠时间深度的不足，轻者入睡困难，或寐而不酣，时寐时醒，或醒后不能再寐，重则彻夜不寐。古代文献中亦有称为“不寐”“目不瞑”“不得眠”等。本病多因饮食不节，情志失常，劳倦，思虑过度，大病、久病后等多种致病因素长期影响所致，导致阳盛阴衰，阴阳失交。西医学的神经官能症、更年期综合征等以不寐为主要临床表现时，可参考本篇内容辨证论治。

第二节　辨证论治

本病的辨证要点当先辨别虚实。如急躁易怒而不寐，多为肝郁化火；脘闷苔腻而不寐，多为胃腑宿食，痰热内扰；心烦心悸，头晕健忘而不寐，多为阴虚火旺，心肾不交；面色少华、肢倦神疲而不寐，多属脾虚不运，心神失养，心脾两虚；心烦不寐，触事易惊，多属心胆气虚。治疗原则当以补虚泻实，调整阴阳，安神定志为原则。实证泻其有余，如疏肝泻火，清热化痰，消导和中；虚证补其不足，如益气养血，健脾养心，补益肝肾。

虚实夹杂者当先去其实，后补其虚，或补泻兼顾。在此基础上配合养血安神，镇惊安神，清心安神等安神定志之法，另外还要配合精神治疗。

一、肝郁化火证

（一）主症

不寐多梦，甚则彻夜不眠，急躁易怒，伴头晕头胀，目赤耳鸣，口干而苦，不思饮食，便秘溲赤，舌红苔黄，脉弦而数。

（二）症析

因恼怒伤肝，肝郁化火，上扰心神，则不寐；肝气郁结，则胸闷胁痛；肝气犯胃则不思饮食；肝郁化火犯胃，胃热则口渴喜饮；火热上扰，则口苦，目赤，耳鸣。舌质红，舌苔黄，脉弦数皆为肝郁化火之征象。

（三）治法

疏肝泻火，镇心安神。

（四）选方

1. 龙胆泻肝汤（《医方集解》）加减

组成：龙胆草（酒炒）9g，黄芩（炒）9g，栀子（酒炒）9g，泽泻 12g，木通 6g，车前子 9g，当归（酒洗）3g，生地黄（酒炒）9g，柴胡 9g，甘草（生用）6g，生龙骨（先煎）20g，生牡蛎（先煎）20g，生磁石（先煎）20g。

用法：水煎，分早晚 2 次服。

功用：平肝泻火，重镇安神。

主治：肝火郁滞，上扰心神。

方解：方中龙胆草、黄芩、栀子清肝泻火；泽泻、木通、车前子清肝经湿热，导热下行，使邪热从水道而去；当归、生地黄养阴血和肝，使邪不伤正；柴胡疏肝胆之气，使肝气调达。加生龙骨、生牡蛎、生磁石以平肝潜阳，重镇安神，甘草调和诸药，护胃安中。诸药合用，共奏平肝泻火，重镇安神之功。

2. 柴胡加龙骨牡蛎汤（《伤寒论》）

组成：柴胡四两（12g），龙骨、牡蛎、生姜、人参、桂枝、茯苓各一两半（4.5g），半夏（洗）二合半（9g），黄芩一两（3g），铅丹一两半（1g），大黄二两（6g），大枣（擘）六枚（2枚）。

用法：上十二味，以水八升，煮取四升，纳大黄，切如棋子，更煮一两沸，去滓，温服一升（现代用法：每日1剂，水煎，早晚2次分服）。

功用：和解清热，镇惊安神。

主治：少阳郁滞，神志不安。

方解：方中柴胡、桂枝、黄芩和里解外，调和阴阳，解郁泻火；龙骨、牡蛎、铅丹重镇安神，潜镇摄纳；半夏、生姜和胃降逆；大黄泻里热，和胃气；茯苓安心神，利小便；人参、大枣益气养营，扶正祛邪。共成和解清热，镇惊安神之功。临床应用可减去铅丹，加疏肝理气，解郁除烦之香附、郁金、合欢皮等。

3. 羚角钩藤汤（《通俗伤寒论》）

组成：羚角片钱半（4.5g），霜桑叶二钱（6g），川贝三钱（9g），鲜生地五钱（15g），钩藤三钱（9g），滁菊花三钱（9g），茯神木三钱（9g），生白芍三钱（9g），生甘草一钱（3g），淡竹茹五钱（15g）。

用法：水煎服，早晚2服。

功用：清热凉肝，养阴安神。

主治：肝经热盛证。

方解：方中羚羊角清热息风；钩藤平肝定惊，二药相合，则清热凉肝、镇静作用更强；桑叶、菊花散风热、除肝热；白芍、生地黄、甘草，酸甘化阴，养阴柔肝；邪热亢盛，灼津为痰，配伍竹茹、川贝母清热化痰；邪热内盛，上扰心神，合茯神安神定志，甘草调和诸药。诸药合用，共奏平肝养阴安神之功。

（五）用药特点

常用药物主要有黄芩、柴胡、白芍、龙胆草等。黄芩，性味苦寒，入手太阴、少阴、阳明，足少阳经，功能为泻实火，除湿热，止血，安胎，主治壮热烦渴，肺热咳嗽，湿热泻痢，黄疸，热淋，吐、衄、崩、漏，目赤肿痛，胎动不安，痈肿疔疮。《珍珠囊》古称其："除阳有余，凉心去热，通寒格。"柴胡，性味苦凉，入足厥阴、足少阳两经，和解表里，疏肝，升阳，主治寒热往来，胸满胁痛，口苦耳聋，头痛目眩，疟疾，下利脱肛，月经不调，子宫下垂。《本草纲目》称其："治阳气下陷，平肝、胆、三焦、包络相火。"白芍，性味酸苦，微寒，入足太阴、厥阴经，养血柔肝，缓中止痛，敛阴收汗，配伍柴胡疏肝敛阴。龙胆草，性味苦寒，有清热，消肿，止血，解毒，退黄之功。可配伍其他药物，如茯神养心安神；龙骨、牡蛎等重镇潜阳。

二、痰热内扰证

（一）主症

心烦不寐，胸闷脘痞，泛恶嗳气，伴口苦，头重，目眩，舌偏红，苔黄腻，脉滑数。

（二）症析

因宿食内停，土壅木滞，肝郁不舒，因郁致热，痰热上扰，故不寐心烦，口苦目眩；痰热郁阻，气机不畅，胃失和降，则头重，胸闷，呕恶等；舌质红，舌苔黄腻，脉滑数皆为痰热内扰之征象。

（三）治法

清化痰热，和中安神。

（四）选方

1. 黄连温胆汤（《六因条辨》）

组成：黄连二钱（6g），竹茹四钱（12g），枳实二钱（6g），半夏二钱（6g），橘红二钱（6g），甘草一钱（3g），胆南星二钱（6g），茯苓三钱（9g），瓜蒌二钱（6g），郁金二钱（6g）。

用法：水煎服，早晚2服。

功用：清热降火，祛痰化湿。

主治：痰火郁结，心神受扰。

方解：方中胆南星、竹茹、瓜蒌清热化痰，半夏燥湿化痰，茯苓健脾利湿，黄连苦寒清热，橘红、枳实行气解郁，郁金凉血活血，甘草调和药性，诸药并用，共奏清热化痰之功。

2. 清火涤痰汤（《医醇賸义》）

组成：丹参三钱（9g），麦冬三钱（9g），茯神三钱（9g），柏仁三钱（9g），贝母三钱（9g），黄连三钱（9g），胆南星一钱（3g），僵蚕二钱（6g），菊花三钱（9g），杏仁四钱（12g）。

用法：水煎服，早晚2服。

功用：清火涤痰，养阴安神。

主治：痰火郁结，上扰心神。

方解：方中黄连清心降火，胆南星、贝母清热化痰，麦冬、柏子仁、茯神养阴安神，丹参、僵蚕活血通络开窍，菊花清肝热，杏仁引火下行，诸药并用，共奏清火涤痰，养阴安神之功。

（五）用药特点

常用药物主要有黄芩、黄连、半夏、陈皮等。多有苦寒清热及燥湿化痰之性，黄芩，性味苦寒，入手太阴、少阴、阳明，足少阳经。功效为泻实火，除湿热，止血，安胎。治壮热烦渴，肺热咳嗽，湿热泻痢，黄疸，热淋，吐、衄、崩、漏，目赤肿痛，胎动不安，痈肿疔疮。黄连，苦寒，归心、脾、胃、肝、胆、大肠经，功效为清热燥湿，泻火解毒，用于湿热痞满，呕吐吞酸，泻痢，黄疸，高热神昏，心火亢盛，心烦不寐，血热吐衄，目赤，牙痛，消渴。半夏，辛温，有毒，归脾、胃、肺经。功用为燥湿化痰，消痞散结，《外台秘要》有云："燥胃湿，化痰，益脾气，消肿散结，除胸中痰涎。"陈皮，苦辛性温，归肺、脾经，功效为理气燥湿，《名医别录》谓之"下气，止呕"；其他如茯苓、竹茹以及胆南星等也为常用。

三、心脾两虚证

（一）主症

不易入睡，多梦易醒，心悸健忘，神疲食少，伴头晕目眩，四肢倦怠，腹胀便溏，面色少华，舌淡苔薄，脉细无力。

（二）症析

因心脾两虚，营血不足，不能奉养心神，致使心神不安，而生不寐、多梦、健忘，醒后不易入睡；血不养心则心悸；气血虚弱，不能上奉于脑，清阳不升，则头晕目眩；心主血，其华在面，血虚不能上荣于面，所以面色少华，脾气虚则饮食无味；生化之源不足，血少气虚，故肢倦神疲；舌质淡，苔薄白，脉细无力，属于心脾两虚之征象。

（三）治法

补益心脾，养血安神。

（四）选方

1. 归脾汤（《济生方》）

组成：白术、茯神（去木）、黄芪（去芦）、龙眼肉、酸枣仁（炒，去壳）各一两（30g），人参、木香（不见火）各半两（15g），甘草（炙）两钱（6g），当归一钱（3g），远志（蜜炙）一钱（3g）。

用法：上㕮咀，每服四钱（12g），水一盏半，加生姜五片，枣一枚，煎至七分，去滓温服，不拘时候（加生姜、大枣，水煎，分2～3次服。）

功用：补气健脾，养心安神。

主治：心脾两虚之不寐。

方解：本方方义已在眩晕章节论述。亦可治气血两虚所致之不寐。

2. 甘麦大枣汤（《金匮要略》）

组成：甘草三两（9g），小麦一升（15g），大枣十枚（5枚）。

用法：水煎服，早晚2服。

功用：补气健脾，养心安神。

主治：心脾两虚，脏燥之不寐。

方解：方中小麦为君药，养心阴，益心气，安心神，除烦热。甘草补益心气，和中缓急为臣药。大枣甘平质润，益气和中，润燥缓急，为佐使药。诸药并用，共奏补益心脾之功。

（五）用药特点

常用药物主要有人参、黄芪、白术、茯苓等药物。多有甘温补益之性，主入太阴、阳明经脉，具有益气养脾、濡养脑窍等特点。人参，味甘微苦性温，入手足太阴经，大补元气，固脱生津，治疗一切气血津液不足之证，《神农本草经》谓之："主补五脏，安精神，定魂魄，止惊悸，除邪气，明目，开心益智。"黄芪，性味甘温，主入手足太阴经，功效健脾益气，升举清阳，补气固表，利水消肿，托毒排脓，敛疮生肌。用于气虚乏力，食少便溏，中气下陷，久泻脱肛，便血崩漏，表虚自汗。白术，苦甘温，归脾、胃经，功效为健脾益气，燥湿利水，止汗安胎，用于脾虚食少，腹胀泄泻，痰饮眩悸，水肿，自汗，胎动不安。《本草衍义补遗》谓之"能消虚痰"。茯苓，甘淡平，归心、肺、脾、肾经，功效利水渗湿，健脾宁心。《本草衍义》谓其："茯苓、茯神，行水之功多，益心脾不可阙也。"可配伍其他药物，如白芍平肝益阴，养血荣经，平肝安神；百合、甘草、龙眼肉等也为常用。

四、心肾不交证

（一）主症

心烦不寐，入睡困难，心悸多梦，伴头晕耳鸣，腰膝酸软，潮热盗汗，五心烦热，咽干少津，男子遗精，女子月经不调，舌红少苔，脉细数。

（二）症析

肾阴不足，心肾不交，水火失于既济，心肾阴虚，相火上炎，扰动神明，则心烦不寐，心悸不安。肾阴不足，脑髓失养，相火妄动，故眩晕、耳鸣、梦遗。腰为肾之府，肾阴虚则腰失所养，故腰酸；舌质红，少苔，脉细数，均系心肾不交之征象。

（三）治法

滋阴降火，交通心肾。

（四）选方

1. 六味地黄丸（《小儿药证直诀》）合交泰丸（《韩氏医通》）

组成：熟地黄四两（12g），山萸肉三两（9g），山药三两（9g），泽泻二两（6g），茯苓二两（6g），牡丹皮二两（6g），川黄连（15g），肉桂心（1.5g）。

用法：六味地黄丸的用法为上药共研细末，炼蜜为丸，如梧桐子大。每服6～9g，日服2～3次，温开水或淡盐汤送服。交泰丸的用法为煎百沸，入蜜，空心服（现代用法：两丸药合用，或水煎服亦可）。

功用：滋阴降火，养心安神。

主治：阴虚火旺之不寐。

方解：方中熟地黄、山萸肉、山药补肾填精，泽泻、茯苓、牡丹皮泻肾浊，黄连清心火使心火下移，肉桂引火归原，配伍应用可使心火降、肾水滋，肾阳复，心肾相交，水火既济，心神得安。

2. 黄连阿胶汤（《伤寒论》）

组成：黄连四两（12g），黄芩二两（6g），芍药二两（6g），鸡子黄二枚，阿胶三两（9g）。

用法：上五味，以水六升，先煮三物，取二升，去滓，纳胶烊尽，小冷，纳鸡子黄，搅令相得，温服七合，日三服。

功用：滋阴降火，养心安神。

主治：心肾不交之不寐。

方解：方中黄芩、黄连清相火使其下移，除热以坚阴，鸡子黄、阿胶、芍药滋肾阴养血，配伍应用交通心肾，诸药合用，使阴复火降，心肾相交而神安。

（五）用药特点

常用药物主要有：黄连、肉桂、茯苓等。多有苦寒之性或甘温之性，主入手足少阴经脉，具有清心安神、引火归原等特点。肉桂，补元阳，暖脾胃，除积冷，通血脉，治命门火衰，肢冷脉微，亡阳虚脱，腹痛泄泻，寒疝奔豚，腰膝冷痛，经闭癥瘕，阴疽，流注，及虚阳浮越，上热下寒。王好古称其："补命门不足，益火消阴。"茯苓可利水渗湿，健脾宁心。可配伍其他药物，如熟地黄、阿胶、鸡子黄滋阴养血以安神；石菖蒲、远志、首乌藤等交通心肾，也为常用。

五、心胆气虚证

（一）主症

虚烦不寐，触事易惊，终日惕惕，胆怯心悸，伴气短自汗，倦怠乏力，舌淡，脉弦细。

（二）症析

心胆气虚，痰浊内扰清窍故心神不安，不寐多梦，易于惊恐而心悸，气虚则气短倦怠，小便清长；舌质淡，脉弦细，均系心胆气虚之征象。

（三）治法

益气镇惊，安神定志。

（四）选方

1. 安神定志丸（《医学心悟》）

组成：茯苓、茯神、人参、远志各一两（30g），石菖蒲、龙齿各五钱（15g）。

用法：炼蜜为丸，如桐子大。辰砂为衣。每服二钱（6g），开水下（现代用法：水煎服）。

功用：益气宁心，重镇安神。

主治：心气虚惊悸之不寐。

方解：方中茯苓、茯神安神定志，人参配茯苓健脾益气，石菖蒲、远志化痰开窍，醒脑安神，朱砂、龙齿重镇安神，适用于有惊恐不安卧者，其人梦中惊跳怵惕者。

2. 酸枣仁汤（《金匮要略》）

组成：酸枣仁二升（15g），甘草一两（3g），知母二两（6g），茯苓二两（6g），川芎二两（6g）。

用法：水煎服，日2次。

功用：养血安神，清热除烦。

主治：虚烦不寐。

方解：方中重用酸枣仁养血安神，茯苓宁心安神，知母滋阴润燥，清热除烦，川芎辛散，调肝血，疏肝气，炙甘草和中缓急，调和诸药，诸药合用，共奏养心安神之功。

3. 十味温胆汤（《世医得效方》）

组成：半夏（汤洗七次）、枳实（去瓤切，麸炒）、陈皮（去白）各三两（9g），白茯苓（去皮）两半（4.5g），酸枣仁（微炒）、大远志（去心，甘草水煮，姜汁炒）、北五味子、熟地黄（酒炒）、条参各一两（3g），粉草五钱（1.5g），生姜五片，大枣一枚。

用法：上锉散，每服四钱（12g）水盏半，姜五片、枣一枚煎，不以时服。（现代用法：水煎服，日2次）。

功用：化痰宁心，益气养阴。

主治：痰浊内扰，心胆虚怯，神志不宁。

方解：方中半夏、陈皮、茯苓、枳实、甘草化痰和胃，人参、熟地黄、五味子、酸枣仁、远志益气养血，补心安神。

（五）用药特点

常用药物主要有酸枣仁、熟地黄、人参、半夏等。多有甘温补益之性，主入手足少阴、厥阴经脉，具有补益心脾、养血安神等特点。酸枣仁，性味甘平，归心、脾、肝、胆经，主治虚烦不眠，惊悸怔忡，体虚自汗、盗汗。《名医别录》谓其“主烦心不得眠，脐上下痛，血转久泄，虚汗烦渴，补中，益肝气，坚筋骨，助阴气，令人肥健”，《本草汇言》曰：“酸枣仁，均补五藏，如心气不足，惊悸怔忡，神明失守，或腠理不密，自汗盗汗；肺气不足，气短神怯，干咳无痰；肝气不足，筋骨拳挛，爪甲枯折；肾气不足，遗精梦泄，小便淋沥；脾气不足，寒热结聚，肌肉羸瘦；胆气不足，振悸恐畏，虚烦不寐等症，是皆五藏偏失之病，得酸枣仁之酸甘而温，安平血气，敛而能运者也。”熟地黄，性味甘微温，归肝、肾经，功效补血养阴，填精益髓，《珍珠囊》谓其：“大补血虚不足，通血脉，益气力。”人参，性味甘微苦温，入手足太阴经，大补元气，固脱生津，治疗一切气血津液不足之证，《神农本草经》谓之：“主补五脏，安精神，定魂魄，止惊悸，除邪气，明目，开心益智。”可配伍其他药物，如半夏、茯神、五味子、石菖蒲、远志等药物。

有学者归纳和总结和分析了 192 例不寐医案中的用药规律并探讨不寐的证治规律。以 192 例古代不寐医案为研究对象，进行频数分析和关联规则分析。不寐医案中共涉及药物 270 种，主要分类为健脾类、安神类、养血类、化痰类等。而不寐医案所用药物频数中以茯神、酸枣仁、半夏等最高，为该调查的核心药物。酸枣仁和茯神均有宁心安神的功效，茯神，味甘淡性平，归心、脾、肾经，有宁心安神之功，主治心悸、失眠、健忘等，《本草纲目》曰“后人治心病必用茯神”。酸枣仁，味甘酸性平，归心、肝、胆经，有养心益肝、安神、敛汗之功，主治心悸失眠、体虚多汗等，是治疗心肝血虚之心悸、失眠的要药。《本草图经》曰："酸枣仁，《神农本草经》主烦心不得眠。"在不寐医案中，安神类、养血类、化痰类药常联合运用。根据医案的数据挖掘关联规则分析以核心药物为主体组成一个新的不寐基本方：茯神、酸枣仁、远志、白芍、当归、半夏、陈皮、生地黄、甘草。该方可作为治疗不寐的基础方。该方中酸枣仁养肝血、宁心神兼和营，茯神益心脾、宁心神，和远志助酸枣仁养心安神，当归、白芍养血和营、助生血，使肝有所藏，魂有所依附。此方中诸药重在营血分。从"天人合一"的理论来认识人体"入夜则寐，入昼则寤"的睡眠与觉醒现象，是人体适应自然界阴阳消长规律(即昼夜节律)的一种自我调节的生理功能表现。不寐为阳不入阴，阴阳不和之象，唯半夏一味在此有携药由阳气入阴中、佐助安神药、养血药的功效，全方乃取养血柔肝、宁心安神、调和阴阳之效。

参考文献

[1] 周莺，刘晓红，温惠贤，等.192例不寐医案用药规律数理分析[J].新中医，2011，43(12)：126-127.

第三节　医论选录

《素问·逆调论》曰："阳明者胃脉也，胃者，六腑之海，其气亦下行，阳明逆，不得从其道，故不得卧也。下经曰：胃不和则卧不安，此之谓也。"

按：本段阐述了不寐的发病机制。胃为六腑之一，归属足阳明经。其性以通为用，以降为顺。故"阳明逆，不得从其道"。胃不和，则不得卧，上扰心神，心神受阳明经逆行上扰，不得安眠。

《类证治裁·不寐》言："阳气自动而之静，则寐；阴气自静而之动，则寤；不寐者，病在阳不交阴也。"

按：本段阐述了不寐的原因。卫属阳主脉外，营主阴于脉内，阳入于阴则寐，阳出于阴则寤。不寐的原因在于阳不入阴。

《景岳全书·不寐》引徐东皋曰："痰火扰乱，心神不宁，思虑过伤，火炽痰郁而致不眠者多矣……有体气素盛偶为痰火所致，不得眠者，宜先用滚痰丸，次用安神丸清心凉膈之类。有体素弱，或因过劳，或因病后，此为不足，宜用养血安神之类。凡病后及妇人产后不得眠者，此皆气虚而心脾二脏不足，虽有痰火，亦不宜过于攻，治仍当以补养为君，或佐以清痰降火之药。"

按：此段阐述了不寐的病因病机及治疗原则。不寐病机不过虚实两种，有因痰火互结，上扰心神而至不寐，宜给予滚痰丸、安神丸等清心凉膈，痰火一去，眠自安矣。有因素体虚弱或过劳后而至的心脾两虚，宜予养血安神之法，心神得养，故眠安。

第四节　病案选录

病案一：

心肾不交致不寐（《冷庐医话》）

韩飞霞谓黄连、肉桂能交心肾于顷刻，震泽毛慎夫茂才元勋，尝用之而奏效。某年四十余，因子女四人痧痘连绵，辛勤百日，交小暑后，忽然不寐，交睡则惊恐非常，如坠如脱，吁呼不宁，时悲时笑，毛诊之，谓由卫气行于阳，不得入于阴，乃心肾不交之症，用北沙参、生地黄、麦冬、当归、远志、炙草、白芍、茯神、川连二分，肉桂一分，以甘澜水先煮秫米一两，去渣，将汤煎药，服之愈。

按：本例失眠乃心肾不交所致。盖心与肾，心主火在上，肾主水在下，肾水上升，心火下降，水火相济，则寤寐正常。肾水亏于下，心火亢于上，心肾不交故失眠。方中黄连泻心火以下降；生地黄、阿胶、白芍、麦冬、当归养阴血以上潮；茯神、远志交通心肾，少佐肉桂引火归原。诸药相合，滋阴降火，心肾相交，病情乃愈。

病案二：

肝郁化火而致不寐（《续名医类案》）

一人烦躁发热，肌体骨立，目不得瞑，已三年矣。医与清热养阴化痰安神之药，及千剂勿效，一宵不得安卧。诊之，肝脉独沉而数。此怒火久伏，而木郁宜达，用柴胡四钱，白芍二钱，丹皮、栀子各二钱五分，甘草五分，桂枝四分，药进熟寐至一昼夜。后用逍遥散加人参丸服而愈。

按：该病属肝郁化火而致不寐。患者形体偏瘦，心烦失眠三年。前医给与清热养阴化痰安神之药“千剂勿效”，可排除阴虚、火热、痰扰所致。后医凭肝脉独沉而数，辨识为气郁化火，治宜疏达郁火。先予柴胡疏肝理气，桂枝“下气散逆，止痛除烦”，后予遥散疏肝解郁。可见，本案主要针对肝郁化火证型制定以疏肝为主的治疗手段。

病案三：

痰热内扰致不寐（《古今医案按》）

汪石山治一女，年十五，病心悸，常若有人捕之。欲避而无所，其母抱之于怀，数婢护之于外，犹恐恐然不能安寐。医者以为病心，用安神丸，镇心丸，四物汤，不效，汪诊之，脉皆细弱而缓，曰：此胆病也，用温胆汤，服之而安。

按：该病属痰热内扰而致不寐，患者心悸，常若有人捕之，众医家以心气虚治疗不效，后医凭脉辨为胆病。胆失疏泄，气郁生痰，痰浊内扰，蒙蔽清窍。胆为清净之府，性喜宁谧而恶烦扰。若胆为邪扰，失其宁谧，则胆怯易惊、心烦不眠、夜多异梦、惊悸不安；治宜理气化痰，和胃利胆，故以温胆汤服之即愈。

第五节　名家治疗不寐特色

一、吉中强教授治疗不寐的临床经验

吉中强教授认为不寐主要病位在心、肝，与脾、肾相关。心主血，藏神，若劳心过度，耗伤心血，或崩漏、术后失血，或生化不足，均可导致阴亏血少、无以奉养心神而不寐。肝藏血、藏魂，肝的阴血不足，会导致魂无所附，可致不寐；肝阴不足会导致肝阳上亢，扰动心神而不寐；肝主疏泄，忧虑、抑郁可使肝失条达，久则气郁化火，扰动心神而致不寐。肾主水，若先天肾精不足，或劳乏过度，或久病伤肾，会使肾阴亏损，肾水不足上济于心，心火独亢于上而致不寐。脾为气血生化之源，若脾失健运，可致气血不足、心失所养而不寐。临床上，不寐多见于老年人、妇女、长期精神紧张及情志致不畅者。《灵枢·营卫生会》云：“老者之气血衰，其肌肉枯，气道涩，五脏之气相搏，其营气衰少而卫气内伐，昼不精，夜不寐。”可见老年人阴血不足是

引起不寐的主要原因。围绝经期的妇女，“肾气衰、天癸竭”，肝肾亏虚，可致心失所养及虚火上扰，引起虚烦不得眠。长期受到紧张、焦虑、抑郁等不良情绪困扰的人，肝气不舒、阴血耗伤，可引起肝郁气滞、脾失健运、阴血亏耗、虚热内生等病理变化导致不寐。基于上述原因，吉教授认为不寐一病常常虚实夹杂，但心肝两脏的阴血不足是不寐的主要病机，在此基础上可兼见阴虚火旺、肝火扰心（上炎、炽盛）、肝肾亏虚、心脾两虚等证。

治疗上特别注重心肝两脏之阴血，以补血养心、养血柔肝为主法，对证兼予清热除烦、疏肝解郁、滋补肝肾、健脾益气等，清热方面不用苦寒直折的药物，而多用百合、知母、生地黄等清润之品，寓清于补、清心除烦而不伤正。吉教授治疗不寐的常用方剂有酸枣仁汤、逍遥散、甘麦大枣汤、百合知母（地黄）汤等，临证灵活运用。

二、冯明清教授治疗不寐经验

冯明清教授在临床诊疗中提出，脾胃失司是不寐证的主要病因病机。认为不寐证是临床中常见的内科疾病。《内经》论述该病产生的原因不外乎两个方面：一是营卫运行失常。如《灵枢·邪客》云：“今厥气客于五藏六腑，则卫气独行于外，行于阳，不得入于阴。行于阳则阳气盛，阳气盛则阳跷陷，不得入于阴，阴虚，故不瞑”。二是营卫虚衰。如《灵枢·营卫生会》中记载：“老者之气血衰，其肌肉枯，气道涩，五脏之气相搏，其营气衰少而卫气内伐，故昼不精，夜不瞑”。因此“营卫失常”是导致不寐证的根本所在。但是什么原因导致人体内“营卫失常”的呢？冯教授认为随着现代生活节奏的加快，社会环境的变化、饮食习惯的改变等，临床中无论是饮食失宜、情志刺激、年高体弱还是外邪侵袭等原因而致的脾胃脏腑运化失司，进而影响营卫气血的生成、运行，产生营卫气血偏胜偏衰的病机。因此，不寐证的根本病因病机应为脾胃失司导致营卫失常而至。

冯教授认为不寐一证的治疗上应根据《内经》中提出的"补其不足，泻其有余，调其虚实，以通气道，而去其邪"的治疗原则。在病位在脾胃，病机为营卫失常认识指导下，确定治疗不寐证的治则治法应以顾护脾胃，调理营卫，使其平和为总纲。因此在方药使用中总以参苓白术散、桂枝汤为基础方，以行使健脾行气、营卫调理之功效，并根据其他兼见症候如肝郁、痰火，或血虚、肾亏等进行辨治。

三、李敬林辨证治疗不寐证经验

李教授认为，不寐的病因繁多，病理复杂，不外乎阳盛阴衰，阴阳失交。一为阴虚不能纳阳，一为阳盛不得入于阴。其病位主要在心，与肝脾肾密切相关。《灵枢·大惑论》说："卫气不得入于阴，常留于阳，留于阳则阳气满，阳气满则阳跷盛。不得入于阴，则阴气虚，故目不瞑矣。"随着现代生活节奏的加快，生活压力的增加，因饮食不节、情志失常所致的肝郁气滞，郁久化火，炼液为痰，痰火扰心，从而导致不寐的发生越来越多。李教授治疗不寐多从肝郁、痰火入手，调整阴阳，每每疗效显著。

李敬林老师治疗不寐有丰富经验。李老师认为不寐的病因虽多，但其病理变化，总属阳盛阴衰，阴阳失交，辨证论治基本分为5法，即调肝泻火，镇心安神法；清化痰热，和中安神法；补益心脾，养血安神法；滋阴降火，交通心肾法；益气镇惊，安神定志法。调肝泻火，镇心安神法，此法应用于肝火扰心证，症状为不寐多梦，甚则彻夜不眠，急躁易怒，伴头晕头胀，目赤耳鸣，口干而苦，不思饮食，便秘溲赤，舌红苔黄，脉弦而数。此时主要调肝泻火佐以镇心安神，方中不可过用补益之药，以免加重肝郁之症状，调肝同时注意养血柔肝，使气血调和，阴平阳秘；清化痰热，和中安神法，此法应用于痰热扰心证，症状为心烦不寐，胸闷脘痞，泛恶嗳气，伴口苦，头重，目眩，大便秘结，舌偏红，苔黄腻，脉滑数。治疗给予清热化痰为主，常用黄连温胆汤加减；补益心脾，养血安神法，此法应用于心脾两虚证，常见于老年不寐，症状为不易入睡，多梦易醒，心悸健忘，神疲食少，伴头晕目眩，四肢倦怠，腹胀便溏，面色少华，舌淡苔薄，脉细无力。治以补益心脾，佐以醒脾运脾，补其不足，调其虚实，滋阴潜阳。方用归脾汤加减；滋阴降火，交通心肾法，此法应用于心肾不交证，症状为心烦不寐，入睡困难，心悸多梦，伴头晕耳鸣，腰膝酸软，潮热盗汗，五心烦热，咽干少津，男子遗精，女子月经不调，舌红少苔，脉细数。治疗当滋补肾阴，水火既济。方用六味地黄丸合交泰丸加减；益气镇惊，安神定志法，此法应用于心胆气虚证，症状为虚烦不寐，触事易惊，终日惕惕，胆怯心悸，伴气短自汗，倦怠乏力，小便清长，舌淡，脉弦细，治以益气镇惊，需健脾醒脾，慎用滋阴之品。方用安神定志丸合酸枣仁汤加减。在临床工作中，治疗不寐用法得当，调理阴阳，疗效显著。

（陈溆　谷凌云）

参考文献

［1］聂颖颖，纪文岩．吉中强教授治疗不寐的临床经验．中

国医药指南，2015，13（25）：184－185.

［2］张超，任彬彬．冯明清教授治疗不寐经验．中医中医药现代远程教育2015，13（11）：27－28.

［3］刘广学．李敬林辨证治疗不寐证经验．山东中医杂志，2014，33（4）：314－416.

结　语

本书阐述了脑的生理功能、脑与五脏的关系，概括脑病证治特点，并重点探析了脑病常用治法和方药。中医脑病包含了现代医学的中枢神经系统的不同疾病，既有共同的辨证论治规律，又有各自的用药特点，根据中医药理论，结合中医药对脑病的研究进展，对中医脑病的理、法、方、药进行层层深入阐释，针对疑难脑病辨证论治当从肾虚痰瘀着手，补充和完善了脑病方药运用体系。因此在今后研究中，应该充分发挥中医药及中西医结合优势，以中医药理论为指导，将中医辨证施治与西医辨病论治相结合，不断总结中医脑病辨证论治规律与中西医结合治疗方法，从而为中医药治疗脑病提供参考依据。